Fortschritte der Onkologie · Band 11

Jürgen Milleck

Immunologische Abwehr und Krebs

Fortschritte der Onkologie · Band 11

Jürgen Milleck

Immunologische Abwehr und Krebs

Herausgegeben am Zentralinstitut für Krebsforschung
der Akademie der Wissenschaften der DDR, Berlin-Buch
von
S. Eckardt, Budapest; A. Graffi, Berlin-Buch;
E. Magdon, Berlin-Buch; Th. Matthes, Berlin-Buch;
St. Tanneberger, Berlin-Buch; H. Wrba, Wien

Mit 19 Abbildungen und 19 Tabellen

AKADEMIE-VERLAG · BERLIN
1984

Dr. sc. nat. Jürgen Milleck
Zentralinstitut für Krebsforschung
der AdW der DDR, Berlin-Buch

ISSN 0323-5084

Erschienen im Akademie-Verlag, DDR-1086 Berlin, Leipziger Straße 3—4

Lizenznummer: 200 · 100/484/83
Einbandgestaltung: Rolf Kunze
Printed in the German Democratic Republic
Gesamtherstellung: VEB Druckhaus „Maxim Gorki", 7400 Altenburg
Lektor: Christiane Grunow
LSV 2725
Bestell-Nr.: 763 210 1 (2165/11)

03600

Abkürzungen

Immunologische Abwehr und Krebs

ADCC	antibody dependent cellular cytotoxicity
AFP	Alpha-1-Fetoprotein
ALL	akute lymphoblastische Leukämie
ANLL	akute nichtlymphoblastische Leukämie
AML	akute myeloische Leukämie
BCG	Bacillus-Calmette-Guerin
CEA	carcinoembryonales Antigen
COFA	common fetal antigen
CHS	Chediak-Higashi-Syndrom
DNCB	2,4-Dinitrochlorbenzol
DNS	Deoxyribonukleinsäure
EBNA	EBV-associated nuclear antigen
EBV	Epstein-Barr-Virus
FOCMA	feline oncornavirus associated cell membrane antigen
GVH	graft versus host
HEP	humanes enzephalitogenes Protein
HLA	human leucocyte antigen
Ig	Immunglobulin
IL	Interleukin
I-RNS	Immun-RNS
KM	Knochenmark

LAI-Test	Leukozyten-Adhärenz-Inhibitionstest
LK	Lymphknoten
LPS	Lipopolysaccharid
LYDMA	lymphocyte detected membrane antigen
MA	Membranantigen
MEM-Test	Makrophagen-Elektrophorese-Mobilitätstest
MHC	major histocompatibility complex
MNL	mononukleäre Leukozyten
MZ	Milz
NK-Zellen	natural killer cells
NAL	nichtadhärente mononukleäre Leukozyten
OFA	onkofetales Antigen
onc-Gen	Onko-Gen
PBL	periphere Blutleukozyten
PPD	purified protein derivative
PZ	Peritonealzellen
RNS	Ribonukleinsäure
SV 40	Simian virus 40
TAA	tumorassoziiertes Antigen
TATA	tumorassoziiertes Transplantationsantigen
THY	Thymus
TL-Antigen	Thymus-Leukämie-Antigen
TNF	tumornekrotisierender Faktor
VCA	virus capsid antigen
XLP	X-chromosome linked lymphoproliferative syndrome

Vorwort

"The case history of Mr. T. I. — Terminal patient or still curable?

Mr. T. I. is about 25 years old, and at present appears to be in rather a serious state. The chief symptoms are fatigue and confusion, which have followed a period of unusually intense activity. The detailed history reveals that T. I. has never really been free of symptoms, and though his rate of growth was very rapid, especially during his teens, there have been periods of euphoria alternating with depression, and close observers have noted a certain malaise throughout. The laboratory tests have not contributed to the diagnosis, as some appear to suggest robust good health whereas others hint at a terminal state. Mr. T. I., whose full name is Tumor Immunology, is thus a diagnostic and prognostic puzzle."

G. J. V. Nossal in: immunology today Vol. 1 (1980), p. 5

Diese espritvolle Kasuistik spricht für sich. Sie weist auf manche Ungereimtheiten in den Darstellungen der Tumorimmunologie hin. Schwerer wiegt, daß therapeutische Mißerfolge bereits allzuoft die z. T. hochgespannten Erwartungen enttäuscht haben. Eine an den tatsächlichen Ergebnissen gemessene Einschätzung des gegenwärtigen Standes scheint daher notwendig. Die nachfolgenden Ausführungen sind ein Versuch in dieser Richtung. Sie sind kritisch aber nicht pessimistisch abgefaßt. Im Mittelpunkt der Betrachtungen stehen die Tumoren des Menschen. Tierexperimentelle Untersuchungen kommen dort zur Sprache, wo klinische Pendants fehlen oder Details erläutert werden. Zur Verdeutlichung des Gesagten sind in manchen Abschnitten auch eigene Ergebnisse in die Besprechung einbezogen worden. Auf Anraten des Verlages wurde dem Text ein Anhang mit Erläuterungen zu einigen immunologischen und onkologischen Begriffen beigefügt.

Meinem Mentor, Herrn Professor Dr. med. habil. G. Pasternak möchte ich für die mir erwiesene Unterstützung und Förderung herzlich danken. Dankbar bin ich auch Herrn Dr. rer. nat. Peter Jantscheff für seine Mitarbeit im Labor und Frau Gudrun Scharte für die Anfertigung des Manuskripts, sowie den Kollegen des Zentralinstituts für Krebsforschung und der Forschungsrichtung Tumorimmunologie für zahlreiche Hinweise. Den Mitarbeitern des Akademieverlages danke ich für ihr verständnisvolles Entgegenkommen.

Jürgen Milleck

Inhaltsverzeichnis

1. Zur Immunogenität von Tumoren

1.1. Tumorassoziierte Antigene (TAA)

Die Tumorimmunologie gründet sich auf die Feststellung, daß zwischen Tumorzellen und gesundem Gewebe antigene Differenzen bestehen, die eine Immunantwort des Tumorträgers auslösen. Die Immunantwort richtet sich gegen tumorassoziierte Antigene (TAA) [1]. Da die antigenen Unterschiede zwischen Tumor- und Normalgewebe sowohl qualitativer als auch quantitativer Natur sein können, ist der Begriff „tumorassoziiertes Antigen“ dehnbar und wird daher häufig pragmatisch aufgefaßt: Tumorzellen besitzen TAA, wenn sich im Tumorträger Lymphozyten oder Antikörper, die spezifisch mit Tumorzellen oder deren Extrakten reagieren, nachweisen lassen. Diese Begriffsbestimmung orientiert sich an der Immunogenität der TAA im Tumorträger. Im weiteren Sinne rechnet man zu den TAA auch einige von Tumorzellen produzierte Substanzen, z. B. onkofetale Proteine, die keine Immunantwort im Tumorträger hervorrufen, aber mit Hilfe xenogener Antisera oder monoklonaler Antikörper nachgewiesen werden können.

Hinsichtlich ihrer Verbreitung unterscheidet man bei den TAA individuell distinkte Antigene, die nur auf einem Tumor vorkommen und gemeinsame (common) Antigene, die auf Tumoren unterschiedlicher Individuen vorkommen. Individuell distinkte TAA findet man bei tierexperimentellen Tumoren, bei einigen Tumoren des Menschen gibt es Hinweise auf die Existenz derartiger Antigene. Gemeinsame TAA charakterisieren z. B. Tumorzellen gleichen Organ- oder Gewebetyps. Fetale Antigene, die auf Tumoren unterschiedlicher Herkunft vorkommen, gehören auch dazu. Einen Sonderfall stellen die TAA virusassoziierter Tumoren dar. Sofern die Tumoren mit dem gleichen Virus assoziiert sind, besitzen sie ebenfalls ein geminsames Antigen.

Die Immunogenität von Tumoren ist sehr unterschiedlich (Abb. 1). Spontan entstandene Tumoren induzieren in den meisten Fällen eine schwache Immunantwort. Einige artefiziell erzeugte Tiertumoren besitzen TAA, die die Eigenschaft eines Transplantationsantigens haben, d. h. sie können im Tumorträger eine Immunreaktion auslösen, die zur Vernichtung der Tumorzellen führt. Darüber hinaus kennt man einige virusinduzierte Tumoren, die infolge ihrer ausgeprägten Immunogenität spontan regressieren. Die Immunogenität menschlicher Tumoren ist, von wenigen Ausnahmen abgesehen, als gering einzustufen. Mit Hilfe von Hauttests und einigen in-vitro-Techniken gelingt der Nachweis einer Immunantwort, die in erster Linie durch organ- oder gewebstypische bzw. onkofetale TAA ausgelöst wird. In einigen Fällen entdeckt man Antikörper oder Lymphozyten, die sich gegen individuelle tumorspezifische Antigene zu richten scheinen. Allerdings ist es zweifelhaft, ob es sich bei diesen Immunantworten um Abwehrreaktionen des Tumorträgers handelt. Die Bezeichnung „immunologische Sensibiliserung“ ist sicherlich zutreffender. Die Immunogenität der mit den EPSTEIN-BARR-Viren assoziierten BURKITT-Lymphome oder Nasopharyngealkarzinome ist höher einzustufen.

Hier gibt es — in Analogie zu virusinduzierten tierexperimentellen Tumoren — einige Hinweise auf immunologische Abwehrreaktionen des Tumorpatienten. Anzeichen einer stärkeren Immunogenität gibt es auch bei gestationsbedingten Trophoblasttumoren, die „väterliche" Histokompatibilitätsantigene besitzen.
Neben der Immunogenität spielt die Immunosensitivität der Tumorzellen eine mitentscheidende Rolle. Die Immunosensitivität charakterisiert die immunologische Angreifbarkeit der Tumorzellen. Tumorzellen können immunogen, müssen aber nicht immunosensitiv sein. Beide Eigenschaften sind jedoch in gewissen Grenzen manipulierbar. Durch bestimmte Maßnahmen können sowohl die Immunogenität als auch die Immunosensitivität gesteigert werden. Wiederholt ist versucht worden, durch eine unspezifische Stimulierung die Abwehrbereitschaft der Tumorpatienten zu erhöhen. In einigen Fällen werden therapeutische Effekte erzielt, aber oftmals halten die Ergebnisse einer statistischen Nachprüfung nicht stand; zudem ist nicht in jedem Fall sicher, daß die erzielten Effekte eine immunologische Basis haben. Bei der aktiven Immuntherapie ist zu berücksichtigen, daß die Fähigkeit eines Individuums, auf einen antigenen Reiz stärker oder schwächer zu ragieren, genetisch determiniert ist. Die Immunogenität der TAA besitzt also auch einen genetischen Hintergrund.

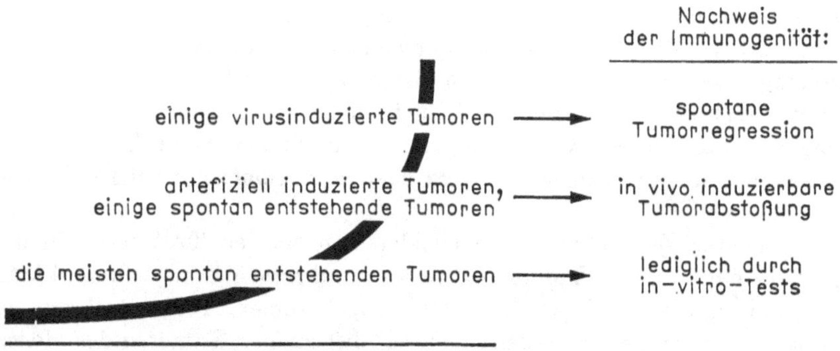

Abb. 1. Immunogenität maligner Tumoren

1.2. *Nachweis der Immunogenität*

Zur Charakterisierung der immunogenen Eigenschaften eines Tumors steht eine Reihe von in-vivo- und in-vitro-Tests zur Verfügung (Tab. 1). Bei klinischen Fragestellungen z. B. kann mit Hauttests und einigen in-vitro-Techniken geprüft werden, ob die Pa-

Tabelle 1.
Möglichkeiten zum Nachweis der Immunogenität von Tumoren

- Provokation einer Immunreaktion vom Typ der verzögerten Überempfindlichkeit durch intrakutane Injektion des TAA
- In-vitro-Nachweis zellvermittelter Immunität durch Lymphokinfreisetzung, Lymphozytenproliferation oder zelluläre Zytotoxizität
- Nachweis spezifischer Antikörper des Tumorträgers
- für tierexperimentelle Tumoren:
  - Abstoßung eines Tumortransplantates oder Hemmung einer artefiziell induzierten Kanzerogenese nach vorangegangener aktiver Immunisierung mit TAA
  - Abstoßung eines Tumortransplantats durch passiv übertragene Immunzellen

tienten spezifisch sensibilisierte Lymphozyten oder gegen den Tumor gerichtete Antikörper besitzen. Bei den Hauttests induziert man eine Entzündungsreaktion, die von antigen-sensibilisierten Lymphozyten 24—48 Stunden nach erneutem Antigenkontakt ausgelöst wird. Die Spezifität wird durch einen Vergleich mit den Reaktionen auf nichtrelevante Antigene ermittelt. Zur Testung werden autologe Antigenextrakte eingesetzt, um den Einfluß fremder Histokompatibilitätsantigene auszuschalten. Die in-vitro-Tests stützen sich auf unterschiedliche Reaktionsweisen der Lymphozyten nach erneutem Kontakt mit dem TAA: auf die sofort einsetzende Lymphokinfreisetzung, die nach einigen Tagen beginnende Proliferation oder auf die Bildung von Killerzellen. Die serologischen Tests sind auf den Nachweis spezifischer Antikörper im Serum oder anderen Körperflüssigkeiten des Tumorpatienten ausgerichtet. Um eine Aussage über die Spezifität der Antikörper treffen zu können, müssen der autologe Tumor, Tumoren anderer Patienten sowie unterschiedliche Typen nichtmaligner Zellen in die Testung einbezogen werden. Haut- und in-vitro-Tests lassen keine eindeutigen Rückschlüsse auf die Existenz eines Transplantationsantigens zu. Tumorassoziierte Transplantationsantigene (TATA) tierexperimenteller Tumoren können mit unterschiedlichen in-vivo-Techniken bestimmt werden. Voraussetzung ist ein autologes oder syngenes Testsystem. Der direkte Nachweis eines TATA bei Tumoren des Menschen kann aus verständlichen Gründen nicht geführt werden. Unter Umständen ergeben sich aus einer nichtzufälligen Kopplung von relativ günstigen Krankheitsverläufen mit bestimmten immunologischen Parametern, z. B. Antikörpertitern, Hinweise auf die Existenz derartiger Antigene. Letztlich würde die erfolgreiche Behandlung von Tumorpatienten mit einer spezifischen Immuntherapie die Existenz eines TATA beweisen. Ein solcher Erfolg steht jedoch noch aus.

1.3. *Mit Lymphokin-Tests erfaßbare TAA bei Tumoren des Menschen*

Nach Kontakt von Lymphozyten mit einem „schon bekannten" TAA werden Lymphokine freigesetzt, die bestimmte Eigenschaften von Indikatorzellen verändern. Indikatorzellen sind Makrophagen fremder Spezies oder häufig die Leukozyten der Tumorpatienten selbst. Durch Lymphokineinwirkung verringert sich bei den Indikatorzellen die Fähigkeit zur spontanen Migration, ihre Haftfähigkeit an einer Glas- oder Plastikunterlage oder ihre Wanderungsgeschwindigkeit in einem elektrischen Feld. Auf der Grundlage dieser Phänomene sind eine Reihe von Tests entwickelt worden [2—4]: Makrophagen-Migration-Inhibitionstest, Makrophagen-Elektrophorese-Mobilitätstest (MEM-Test), Leukozyten-Migration-Inhibitionstest (LMIT), Leukozyten-Adhärenz-Inhibitionstest (LAI-Test). Die Bezeichnung „Lymphokin"-Test trifft nicht für sämtliche Tests, in denen die Patientenleukozyten als Indikatorzellen benutzt werden, zu. Während sich die Adhärenzhemmung im LAI-Test nach Halliday [5, 6, 7] auf ein Lymphokin zurückführen läßt, sind es im LAI-Test nach Holan et al. [8, 9] anscheinend Leukozyten, die durch zytophile Antikörper passiv sensibilisiert wurden und durch Kontakt mit dem TAA ihre Haftfähigkeit verlieren [10—13]. Diesen unterschiedlichen Mechanismen ist es offenbar zuzuschreiben, daß bei bestimmten Fragestellungen, je nach Testvariante, unterschiedliche Ergebnisse erhalten werden [14, 15].

Mit Hilfe dieser Tests kann untersucht werden, ob eine zelluläre Sensibilisierung gegen TAA vorliegt oder nicht. Eine derartige Aussage ist jedoch nur für Probandengruppen sinnvoll, z. B. dann, wenn eine Gruppe von Tumorpatienten mit einer Gruppe von Kontrollpersonen verglichen wird. Einzelaussagen sind mit größeren Unsicherheiten belastet. Eine Sensibilisierung gegen TAA kann bei etwa 60—90% der Patienten mit einem

klinisch manifesten Tumor festgestellt werden [9, 16—23]. Ein gewisser Prozentsatz von Patienten mit entzündlichen Erkrankungen, manchmal auch von gesunden Probanden, reagiert ebenfalls positiv.
Die Sensibilisierung richtet sich gegen unterschiedliche TAA-Typen: Gegen ein basisches Hirnprotein (HEP, humanes enzephalitogenes Protein), gegen onkofetale Antigene und gegen organ- oder gewebstypische Antigene. Die mit dem MEM-Test nachweisbare Sensibilisierung gegen HEP ist von FIELD und CASPARY ursprünglich bei der Untersuchung nervenkranker Patienten entdeckt worden. Kontrolltests mit Lymphozyten von Tumorpatienten ergaben jedoch überraschend den gleichen Befund [24, 25]. Die Reaktion der Tumorpatienten beruht offenbar auf der Ähnlichkeit des HEP mit einem in Tumorzellen befindlichen basischen Protein [26, 27]. Analoge Untersuchungen mit einem Antigenextrakt aus menschlichen Feten lassen eine Sensibilisierung zahlreicher Tumorpatienten gegen ein „common fetal antigen“ (COFA) erkennen [23, 28, 29], ein Befund, der durch Ergebnisse von Leukozyten-Migration-Hemmtests bestätigt wurde [30]. Bei Verwendung von Tumorzellextrakten als Antigen zeigt sich ein Sensibilisierungszustand gegenüber organ- oder gewebstypischen TAA [7, 9, 16—23]. Danach reagieren z. B. Lymphozyten von Magenkarzinompatienten in erster Linie mit einem Antigenextrakt aus Magenkarzinomen, weniger mit Extrakten anderer Tumoren. Da die Reaktionen mit vergleichbaren Extrakten nichtmaligner Organe deutlich schwächer ausfallen oder sogar ausbleiben, kann auf eine Immunantwort gegen organ- bzw. gewebstypische TAA geschlossen werden. Bei einigen organtypischen TAA scheint es sich ebenfalls um fetale Antigene zu handeln [20, 31]. Bei Patienten mit einem Tumor des Verdauungstrakts ist auch eine zelluläre Sensibilisierung gegen das carcinoembryonale Antigen (CEA) festgestellt worden [32]. Da mit Lymphokin-Tests zwischen individuell distinkten TAA tierexperimenteller Tumoren unterschieden werden kann [233, 34], sollte das auch bei Tumoren des Menschen möglich sein, vorausgesetzt, daß individuelle TAA existieren. Der Einsatz autologer Tumorzellextrakte hat jedoch noch keinen Vorteil gegenüber allogenen Extrakten erkennen lassen. Die Reaktion mit einem organtypischen TAA überdeckt offenbar Reaktionen gegen individuelle TAA. In diesem Fall wäre eine Unterscheidung zwischen beiden Antigenspezifitäten erst mit gereinigten Antigenextrakten, die entweder das organtypische oder das individuelle TAA enthalten, möglich.

1.4. Mit Hauttests erfaßbare Sensibilisierungen gegen TAA

Mit autologen Tumorzellextrakten sind bei Patienten mit einem malignen Melanom, einem Lungen-, Mamma-, Colon- oder Cervixkarzinom sowie bei Leukämie- und Lymphompatienten Hautreaktionen erzielt worden [35—47]. Da Tumorzellextrakte aus ethischen Gründen nicht an gesunde Probanden verimpft werden, beschränken sich die Kontrollmöglichkeiten auf die simultane Testung von Tumor- und Normalgewebsextrakten an Tumorpatienten. Wiederholt hat man dabei festgestellt, daß Extrakte nichtmalignen Gewebes ebenfalls Hautreaktionen auslösen können [35, 39, 42]. Durch Verwendung biochemisch gereinigter Antigenfraktionen ist in einigen Fällen gezeigt worden, daß Tumorpatienten gegen unterschiedliche Antigene sensibilisiert sein können, z. B. gegen ein TAA und gegen ein normales gewebstypisches Antigen [39, 43]. Patienten mit einem Lungen- oder Colonkarzinom reagieren offenbar gegen ein organtypisches fetales Antigen [39]. Bei Leukämie- und Lymphompatienten konnten, vor allem während der Remissionsphase, Hautreaktionen ausgelöst werden [38, 42, 44—46]. ALL- und AML-

Patienten reagierten jeweils leukämiespezifisch: ALL-Patienten reagierten darüber hinaus mit einem Extrakt aus fetalem Thymus, AML-Patienten dagegen nicht [47]. Hauttests gaben bei Leukämiepatienten die klinische Situation besser wieder als in-vitro-Tests [38].

Da nicht nur Lymphozyten, sondern auch mononukleäre Phagozyten und Granulozyten an der Hautreaktion beteiligt sind, beweist ein positiver Test sowohl die Gegenwart sensibilisierter Lymphozyten als auch das Funktionieren der anderen Zellsysteme. Andererseits kann man aus einem negativen Test nicht in jedem Fall auf die Abwesenheit sensibilisierter Lymphozyten schließen [39]. Hauttests mit TAA spielen in der klinischen Immunologie gegenwärtig eine untergeordnete Rolle, denn die Spezifität ist in zahlreichen Fällen noch ungenügend, oftmals fehlen auch die zu Kontrollzwecken erforderlichen Normalgewebsextrakte.

1.5. Durch Induktion von zytotoxischen T-Lymphozyten oder Lymphoblasten nachweisbare TAA

Zytotoxische oder zytostatische Effekte werden ebenfalls zum Nachweis einer zellvermittelten Immunantwort gegen Tumorzellen herangezogen. Derartige Effekte sind z. B. die Hemmung der Koloniebildung von Tumorzellen, die Ablösung abhärenter Zellen von ihrer Unterlage (Mikrozytotoxizitätstest) oder die Freisetzung des Isotops aus radioaktiv markierten Targetzellen [2—4, 48—50]. Untersuchungen mit der Koloniehemmtechnik und dem Mikrozytotoxizitätstest lieferten erste Hinweise auf die Existenz tumorspezifischer Lymphozyten im Blut von Krebspatienten [51—55]. Danach reagieren Lymphozyten zahlreicher Krebspatienten sowohl mit autologen als auch mit allogenen Tumorzellen des gleichen histologischen Typs bzw. gleicher Organlokalisation [53, 56], zeigen also die gleiche Spezifität wie in den Lymphokintests. In vielen Fällen ließen sich jedoch die anfänglich erhaltenen Resultate bei späteren Untersuchungen nicht bestätigen; die zytotoxischen Effekte erwiesen sich als unspezifisch und waren auf die Aktivität unspezifischer Killerzellen, die sowohl in Tumorpatienten als auch in gesunden Probanden vorkommen, zurückzuführen [57—60]. Die unspezifischen Effekte sind u. a. durch die Verwendung allogener Tumorzellinien und durch das Fehlen adäquater Kontrollzellen begünstigt worden [56, 61, 62, 63]. Heute ist klar, daß man den Einfluß unspezifisch wirkender Killerzellen ausschalten muß, um tumorspezifische Killerzellen nachzuweisen. Das ist am ehesten dadurch zu erreichen, daß man die Untersuchungen in autologen Testsystemen durchführt. Derartige Untersuchungen wurden in einem größeren Umfang möglich als es gelang, Tumorbiopsiezellen zu Testzwecken einzusetzen [64]. Auf autologe Tumorzellinien wird zurückgegriffen, wenn nicht genügend vitale Biopsiezellen zur Verfügung stehen [65]. Bei diesen Untersuchungen zeigt sich, daß frisch isolierte Lymphozyten der Tumorpatienten nur in wenigen Fällen autologe Tumorzellen angreifen [64, 66]. Erst nach einer sechstägigen Kokultivierung mit den autologen Tumorzellen reagieren Lymphozyten von Patienten mit einem Lungenkarzinom oder anderen soliden Tumoren in der Mehrzahl der Fälle mit den autologen Tumorzellen [67—70]. Überraschend ist, daß allogene Tumorzellen gleichen histologischen Typs sehr viel seltener attackiert werden. Etwa ein Drittel der Tests verläuft aber auch im autologen System negativ. Das könnte u. a. auf eine fehlende Immunogenität oder geringe Lysierbarkeit der Tumorzellen zurückzuführen sein [65, 68, 69]. Der Einfluß der Lysierbarkeit läßt sich dadurch vermeiden, daß man nicht den zytotoxischen Effekt, sondern lediglich die nach der Antigenwiedererkennung einsetzende Proliferation der Lymphozyten bestimmt, z. B. anhand des Einbaus von ^{3}H-Thymidin in die DNS der Lymphoblasten [71]. Mit derartigen Untersuchungen lassen sich ebenfalls tumorspezifische Lymphozyten nachweisen. Verwendete man bei den Tests angereicherte T-Lymphozyten anstatt der unfraktionierten Lymphozyten und inkubierte die Tumorbiopsiezellen vorher in vitro, um blockierende Serumfaktoren von der Zellmembran zu entfernen, verliefen die Tests bei etwa 60% der Tumorpatienten positiv [72]. Untersucht wurden vor allem Patienten mit einem malignen Melanom, Lungenkarzinom, Mammakarzinom, Osteosarkom oder einem Hirntumor [72, 73]. Bei Brustkrebspatientinnen schienen positive Proliferationstests in der Zeit nach der Operation einen relativ günstigen Krankheitsverlauf anzuzeigen [73].

Die Ergebnisse vieler ‚zellulärer Zytotoxizitätstests' zeigen, daß tumorspezifische Reaktionen häufiger in autologen als in allogenen Testsystemen nachweisbar sind [67—70, 72]. Dieser Tatbestand läßt zwei Deutungen zu: einerseits könnte das ein Hinweis auf die Existenz individuell distinkter TAA sein, andererseits könnte es sich aber auch um eine Folgeerscheinung der MHC-Restriktionen von T-Lymphozyten handeln [68, 69, 70]. Die Restriktion besagt, daß T-Lymphozyten in erster Linie diejenigen Targetzellen lysieren, die mit den ursprünglichen Stimulatorzellen in bestimmten Histokompatibilitätsantigenen übereinstimmen [74—79], eine Bedingung, die natürlich in einem autologen Testsystem erfüllt ist. Entsprechend dieser Regel dürften die T-Lymphozyten eines Patienten nur dann Tumorzellen eines anderen Patienten lysieren, wenn beide Patienten übereinstimmende Histokompatibilitätsantigene besitzen.

1.6. *Nachweis tumorspezifischer Antikörper*

Werden gesunde Mäuse mit syngenen Tumorzellen immunisiert, bilden sie in der Regel Antikörper gegen TAA. In tumortragenden Tieren findet man derartige Antikörper seltener. Der antigene Stimulus des wachsenden Tumors reicht für eine wirkungsvolle Antikörperproduktion offenbar nicht aus. Diese Aussage trifft für Krebspatienten ebenfalls zu. Gegen TAA gerichtete Antikörper sind den gegenwärtigen Resultaten zufolge nur bei einigen Tumorpatienten nachzuweisen. Sie können frei oder an Tumorzellen gebunden vorkommen. Man vermutet, daß sie sich auch an lösliche TAA binden und als Immunkomplexe entweder im Blut zirkulieren oder im Gewebe abgelagert werden.

Zur Bestimmung der Antikörper wird das Patientenserum mit Tumorzellen, histologischen Schnittpräparaten oder TAA-haltigen Extrakten, die an eine feste Phase gekoppelt sind, inkubiert. Die gebundenen Antikörper können mit unterschiedlichen Techniken nachgewiesen werden (Tab. 2).

Erste Hinweise auf die Existenz tumorspezifischer Antikörper ergaben sich aus Untersuchungen bei Patienten mit einem malignen Melanom, einem Sarkom [80, 81, 82] oder einer Leukämie [83, 84]. Die Spezifität der Antikörper ließ sich genauer erfassen, als man das autologe Testsystem zugrunde legte und unterschiedliche Typen von Tumor- und Normalzellen in die Testung einbezog [85—91]. Bei diesen Untersuchungen wurden die Patientenseren an einer umfangreichen Kollektion von Zellinien, die man aus Tumorexplantaten und normalem Gewebe erhalten hatte, geprüft. Bevorzugte Nachweismethoden waren die Immunadhärenz und die gemischte Hämadsorption. Man stellte fest, daß die Antikörper mit unterschiedlichen Antigenen auf den Tumorzellen reagieren. Die Antigene lassen sich in drei Klassen gruppieren [87, 89, 90]:

Klasse 1: individuell distinkte Tumorantigene, die nur auf den autologen Tumorzellen vorkommen;

Tabelle 2.

Nachweis von Antikörpern, die an ein TAA gebunden sind

1. Reaktion mit einem markierten Anti-Immunglobulin-Serum. Die Markierung kann mit Hilfe eines Fluoreszenzfarbstoffs, eines radioaktiven Isotops oder eines geeigneten Enzyms erfolgen. Rosettentests mit Erythrozyten, an die Antikörper gegen Immunglobuline gekoppelt wurden, eignen sich ebenfalls.
2. Nachweis von IgG-Antikörpern durch Reaktion mit Protein A, das markiert oder an Erythrozyten gekoppelt verwendet werden kann.
3. Nachweis komplementbindender Antikörper durch Komplementbindungstests, Reaktion mit einem Antikomplement-Serum, Immunadhärenz oder gemischter Hämadsorption.
4. Nachweis komplementbindender Antikörper durch Zytotoxizitätstests.
5. Nachweis von Antikörpern mit Hilfe der antikörperabhängigen zellulären Zytotoxizität.

Klasse 2: gemeinsame Tumorantigene, die auf den autologen Tumorzellen und auf den Zellen einiger allogener Tumoren vorkommen;

Klasse 3: Antigene, die auf unterschiedlichen normalen und malignen Zellen auftreten.

Tumorspezifische Antigene der Klasse 1 wurden bisher bei einigen malignen Melanomen, Nierenkarzinomen und Astrozytomen [87, 89, 91] nachgewiesen. TAA der Klasse 2 fand man ebenfalls bei diesen Tumoren sowie bei einigen akuten Leukämien [88]. In den meisten Fällen richteten sich die Antikörper der Tumorpatienten gegen Antigene der Klasse 3. Da diese Antikörper im direkten Test eine tumorspezifische Reaktion vortäuschen können, sind Absorptionstests zur Unterscheidung unspezifischer Antigene von TAA der Klassen 1 und 2 unerläßlich.

Die zitierten Untersuchungen haben darüber hinaus gezeigt, daß auf Tumorzellen unterschiedlicher Typen, z. B. auf Melanom- und Astrozytomzellen, ein gemeinsames TAA vorkommen kann [87, 90, 92]. Hierzu paßt ein Befund aus Untersuchungen zur zellulären Zytotoxizität, demzufolge anaplastische Gliomzellen und Melanomzellen ein gemeinsames Fetalantigen besitzen [93, 94]. Es ist anzunehmen, daß diese Ergebnisse auf den gemeinsamen Ursprung beider Zelltypen hinweisen.

Die Bedeutung tumorspezifischer Antikörper für den Patienten ist noch unklar. Auffällig ist, daß zwar die meisten Melanome ein TAA besaßen, aber nur wenige Patienten Antikörper dagegen gebildet hatten [90, 95]. Nachdem feststeht, daß derartige Antikörper auch bei gesunden Probanden auftreten können, bleibt es letztlich ungewiß, auf welchen Antigenreiz hin dieser Antikörper entsteht [95]. An dieser Stelle sei auf den möglichen Einfluß von Artefakten hingewiesen. Da sich das Antigenprofil von Tumorzellen in der in-vitro-Kultur ändern kann, Melanomzellen scheinen in dieser Hinsicht anfällig zu sein [96], bleibt zu untersuchen, inwieweit die TAA-Typisierung der Tumorzellinien auch für die nativen Zellen zutrifft.

Durch den Einsatz monoklonaler Antikörper ergeben sich weitere Möglichkeiten für die Identifizierung der TAA. Mit Hilfe von Antikörpern, die von Hybridomzellen xenogener Spezies produziert werden, entdeckt man in zunehmendem Maße bisher unbekannte Membranstrukturen der Tumorzellen [90, 97, 98], die jedoch in den meisten Fällen nichtimmunogen zu sein scheinen. Fortschritte bei der Identifizierung immunogener TAA auf Tumorzellen des Menschen sind vor allem bei der Verwendung monoklonaler Antikörper humaner Herkunft zu erwarten [99, 100].

1.7. *Onkofetale Antigene*

Zwischen neoplastischem und fetalem (embryonalem) Wachstum bestehen zahlreiche Analogien. Sie betreffen u. a. zytomorphologische Merkmale, Stoffwechselvorgänge, die Angiogenese und die Ausbildung fetaler Proteine. Fetale Proteine sind während der Ontogenese nachweisbar, nach der Geburt verschwinden sie fast völlig. Ihr Wiedererscheinen im erwachsenen Organismus ist nicht auf maligne Prozesse beschränkt, bei normalen Regenerations- oder Reparaturvorgängen entstehen sie ebenfalls [101—103]. Der Rückgriff des adulten Organismus auf fetale Prozesse erfolgt offenbar auf zweierlei Wegen: durch Reexpression fetaler Gene und Rückdifferenzierung reifer Zellen oder durch Aktivierung unreifer (fetaler) „Stammzellen" in den Organen und Geweben [103—105].

Fetale Proteine, die von Tumorzellen produziert werden und mit Hilfe immunologischer Methoden nachgewiesen werden können, werden auch als onkofetale Antigene (OFA) bezeichnet [101, 106]. Zu ihnen rechnet man Substanzen mit unterschiedlicher Immunogenität, solche, die eine Immunantwort im Tumorträger auslösen und solche, die dazu nicht in der Lage sind. OFA, die eine Immunantwort des Tumorträgers induzieren, werden sowohl auf tierexperimentellen Tumoren als auch auf Tumoren des Menschen nachgewiesen. Bei tierexperimentellen Untersuchungen sind sie häufig die Ursache von immunologischen Kreuzreaktionen [106—108], ihre Expression erfolgt unabhängig von der Gegenwart virus- oder chemisch-induzierter Transplantationsantigene [107—109]. Die bisher erhaltenen Daten lassen sich wie folgt zusammenfassen: tumortragende oder mit TAA immunisierte Versuchstiere sind oftmals gegen fetale Antigene sensibilisiert, ebenso wie gravide oder mit fetalem Gewebe immunisierte Tiere. Analoges gilt für Tumorpatienten und schwangere Frauen. Die Sensibilisierung durch OFA ist ein Merkmal zahlreicher Krebserkrankungen, die sich vor allem auf der zellulären Ebene nachweisen läßt [23, 28—31, 39, 110], aber es sind auch gegen OFA gerichtete Antikörper im Serum von Krebspatienten gefunden worden [111—114]. Im Abschnitt über die Lymphokintests wurde darauf hingewiesen, daß unterschiedliche Typen von OFA zur Sensibilisierung der Tumorpatienten beitragen: ein „common fetal antigen" (COFA), organ- oder gewebstypische TAA fetalen Charakters und in einigen Fällen das carcinoembryonale Antigen (CEA). Die Sensibilisierung gegen COFA kann mit Fetalextrakten unterschiedlicher Spezies diagnostiziert werden, tierexperimentelle Untersuchungen stützen diese Befunde [23, 28, 29]. Der Nachweis sensibilisierter Lymphozyten unter Verwendung von Fetalextrakten der Maus wird auf der humoralen Ebene durch den Nachweis von Antikörpern gegen fetale Mausleberzellen im Serum von Krebspatienten ergänzt [114]. In einzelnen Fällen fand man in den Seren von Krebspatienten präzipitierende Antikörper, die mit Extrakten aus unterschiedlichen Tumoren oder aus fetalem Gewebe unterschiedlicher Spezies reagierten [111]. Der „biologische Sinn" einer gegen OFA gerichteten Immunantwort ist noch unklar. Nach Immunisierung mit fetalem Gewebe konnte bei Nagern eine gewisse Transplantationsimmunität gegen syngene Tumorzellen nachgewiesen werden [101, 102, 106, 117—119]. Sie lag aber meistens unter demjenigen Niveau, das durch Immunisierung mit tumorassoziierten Transplantationsantigenen chemisch-induzierter Tumoren erzielt werden konnte [106]. Andere Versuche verliefen negativ oder führten sogar zu einer Beschleunigung des Tumorwachstums [120, 121]. Faktoren, die das Testergebnis beeinflußten, waren u. a. der zeitliche Abstand zwischen Immunisierung und Testinjektion sowie Alter und Herkunft der fetalen Zellen. Offenbar ist es erforderlich, die zur Immunisierung vorgesehenen fetalen Zellen zu bestrahlen, um ihre Ausreifung im Empfänger zu verhindern [102, 106, 117].

1.8. *Alpha-1-Fetoprotein (AFP) und carcinoembryonales Antigen (CEA)*

AFP und CEA gehören zu den als nichtimmunogen eingestuften onkofetalen Antigenen. Die beiden Tumormarker haben für diagnostische Fragestellungen Bedeutung erlangt. Sie lassen sich mit Hilfe spezifischer Antiseren oder monoklonaler Antikörper im Plasma, Magensaft, Urin, Fäzes, in Tumorzellextrakten und Gewebeschnitten bestimmen. Vorzugsweise bedient man sich radioimmunologischer Techniken.
AFP wurde 1963 im Serum hepatomtragender Mäuse nachgewiesen [122]. Ein Jahr später fand man ein analoges Protein im Serum von Patienten mit einem Leberzellkarzinom [123, 124]. Offenbar produzieren viele Säugerspezies ein in biochemischer und immunologischer Hinsicht ähnliches Fetoprotein [124—126]. AFP hat ein Molekulargewicht von 70000 D, biochemisch ähnelt es dem Albumin. Es ist als fetales Pendant des Albumins aufzufassen, die Konzentrationen von AFP und Albumin verhalten sich umgekehrt proportional. Im Gegensatz zum Albumin enthält AFP einen geringen Anteil an Kohlenhydrat (124—126].
Während der Fetalperiode wird AFP vor allem im Dottersack und in der Leber produziert. Geringe Mengen werden auch von gastrointestinalen Organen gebildet [124—127]. Im fetalen Serum steigt die Konzentration zwischen der 13. bis 15. Schwangerschaftswoche auf etwa 2 bis 3 mg/ml an. Das Neugeborenenserum enthält zwischen 5 und 100 μg/ml, nach der Geburt nimmt die AFP-Konzentration rasch ab und erreicht nach etwa 35 Tagen den Normalwert von etwa 5 ng/ml [126]. Zum mütterlichen Serum hin besteht ein starkes Konzentrationsgefälle. Die maximale Konzentration beträgt dort etwa 0,5 μg/ml und wird um die 28. Schwangerschaftswoche erreicht. Ein anormaler Anstieg der AFP-Konzentration im Schwangerenserum weist auf eine fetale Mißbildung hin. Erhöhte Werte können bei Patienten mit einer Hepatitis oder einer toxischen Leberschädigung auftreten. Stark erhöhte Werte, die den Konzentrationen im fetalen Serum entsprechen, sind Indiz eines malignen Geschehens. Die Eigenschaft eines Tumors, AFP zu produzieren, reflektiert offenbar die Fähigkeit des korrespondierenden Fetalgewebes zur AFP-Produktion. Danach produzieren vor allem hepatozelluläre Karzinome und Teratokarzinome, die Dottersackanteile enthalten, AFP. Lebermetastasen anderer Karzinome bilden in einigen Fällen ebenfalls AFP. Klinische Bedeutung haben auch Verlaufsuntersuchungen bei hepatektomierten Patienten und bei Patienten mit Leberzirrhose [128—130].
Das CEA wurde 1965 aus Extrakten von Colonkarzinomen isoliert [131—133]. Es ist ein Glykoprotein mit einem Molekulargewicht von etwa 200000 D, man kennt aber auch Präparate mit niedrigeren oder höheren Molekulargewichten. Der Kohlenhydratanteil beträgt etwa 50% [131—134]. Die Identifizierung des CEA wird durch die Existenz CEA-ähnlicher Glykoproteine (nonspecific cross-reacting antigen NCA oder normal glycoprotein NGP), die zum Teil die gleiche Organlokalisation wie das CEA zeigen, erschwert. CEA und NCA besitzen gemeinsame und individuelle Antigendeterminanten; durch Absorbieren mit NCA-haltigem Gewebe kann das Antiserum jedoch CEA-spezifisch gemacht werden [134]. Das CEA kann mit blutgruppenaktiven Substanzen gekoppelt sein, beide Antigengruppen sind aber immunologisch unterscheidbar.
CEA wird in den ersten beiden Trimestern der Fetalperiode hauptsächlich von gastrointestinalen Organen (Magen, Darm, Pankreas) gebildet. Bei Erwachsenen ist es nur noch in Spuren nachweisbar [135]. Im Plasma sind etwa 2,5 ng/ml enthalten. Bei entzündlichen Veränderungen der Darmschleimhaut kann sich die CEA-Konzentration im Plasma erhöhen. Bestimmte Tumoren produzieren beträchtliche Mengen an CEA. Das trifft insbesondere für Karzinome des Gastrointestinaltraktes zu [133, 136]. Auffällig ist, daß

gut differenzierte Adenokarzinome stärker CEA-positiv sind als anaplastische Tumorformen [135, 137].
Die ursprüngliche Vermutung, daß das CEA ein spezifischer Marker gastrointestinaler Tumoren sei, hat sich nicht bestätigt. Bei Bronchial- und Mammakarzinomen sowie Karzinomen des Urogenitaltrakts sind ebenfalls stark erhöhte CEA-Werte gemessen worden. Klinische Bedeutung haben Verlaufsuntersuchungen bei chirurgisch behandelten Patienten [134—136, 138, 139]. Nach Entfernung eines CEA-produzierenden Tumors normalisiert sich der CEA-Gehalt im Plasma. Erhöhte CEA-Werte acht Wochen nach der Operation weisen auf eine unvollständige Tumorentfernung bzw. auf Metastasen hin. Ein erneuter Anstieg des CEA im Plasma signalisiert ein Rezidiv oder eine zunehmende Metastasierung. Stark erhöhte Werte vor der Operation deuten eine ungünstige Prognose an [139].
AFP und CEA sind für die klinische Tumordiagnostik wichtige Antigene. Darüber hinaus gibt es noch einige andere karzinofetale Antigene, z. B. das Sulfoglykoprotein, das von Epithelzellen des fetalen Magens und Darms gebildet wird und im Magensaft von Patienten mit einem Magenkarzinom vorkommt, das Beta-onkofetale Antigen und das Gamma-Fetoprotein [140].

1.9. Tumorassoziierte Transplantationsantigene chemisch-induzierter tierexperimenteller Tumoren

Bestimmte Noxen, z. B. chemische Kanzerogene oder UV-Strahlen induzieren Tumoren mit ausgeprägter Immunogenität. Diese Tumoren besitzen häufig individuell distinkte tumorassoziierte Transplantationsantigene (TATA) [141—147]. Der antigene Polymorphismus trifft sogar für zwei Tumoren, die auf derselben Maus entstanden sind, zu. Die Ursache der ausgeprägten Immunogenität ist unklar. Sie mag zum Teil in den hohen Dosen der chemischen Kanzerogene zu suchen sein. Durch Einwirkung von Methylcholanthren auf in vitro kultivierte Mausfibroblasten entstanden Tumorzellen, deren Immunogenität mit der Menge des eingesetzten Kanzerogens zunahm [148—150], aber dies konnte nicht in allen Versuchen bestätigt werden [151]. Daß Methylcholanthren-induzierte Fibrosarkome der Maus nicht, wie ursprünglich angenommen wurde, monoklonalen, sondern multizellulären Ursprungs sind [152], mag ebenfalls zu ihrer Immunogenität beitragen. Es sei jedoch darauf hingewiesen, daß nicht alle chemisch-induzierten Tumoren stark immunogen sind. Etwa 25% der bei Ratten der gleichen Inzuchtlinie erzeugten Methylcholanthren-induzierten Fibrosarkome besaßen keine TATA [153]. Das beweist, daß die maligne Transformation, auch die künstlich induzierte, nicht in jedem Fall mit der Entstehung charakteristischer TAA gekoppelt ist. Andererseits gibt es sogar Hinweise dafür, daß die Expression von TAA bereits in präneoplastischen Stadien oder sogar noch früher erfolgen kann [154].
Derartige Überlegungen können auch für bestimmte Tumorerkrankungen des Menschen relevant sein, z. B. für das Harnblasenkarzinom, für das eine chemisch beeinflußte Kanzerogenese wahrscheinlich ist. Das Risiko, an einem Blasenkarzinom zu erkranken, ist bei Chemiearbeitern, die bestimmte aromatische Amine produzieren, gegenüber Kontrollgruppen deutlich erhöht [155]. Mit Hilfe von in-vitro-Tests ist gezeigt worden, daß Blasenkarzinompatienten durch ein organtypisches TAA sensibilisiert werden [54, 156]. Wie Untersuchungen an Gruppen von Fabrikarbeitern mit unterschiedlicher Exposition zu aromatischen Aminen ergeben haben, nimmt der Prozentsatz an Probanden, bei denen eine immunologische Sensibilisierung festgestellt werden kann, mit stärkerer Kan-

zerogenexposition zu [155]. Danach ist es wahrscheinlich, daß bereits prämaligne Stadien des Blasenepithels eine immunologische Sensibilisierung hervorrufen.
Ob Blasenkarzinome des Menschen TATA besitzen, ist unbekannt. Es gibt aber Hinweise auf die Existenz von TATA bei Methylcholanthren-induzierten Blasentumoren von Ratte und Maus, die in Übereinstimmung mit anderen chemisch-induzierten Maustumoren offenbar individuell unterschiedlich sind [157, 158]. In Analogie zu den Blasenkarzinomen des Menschen läßt sich bei den Tiertumoren ein gemeinsames, organtypisches TAA nachweisen. Die gleichzeitige Existenz von individuell unterschiedlichen und gemeinsamen TAA scheint bei chemisch-induzierten Tumoren die Regel zu sein. Welcher Antigentyp jeweils evident wird, hängt nicht zuletzt von der gewählten Nachweistechnik ab.

1.10. *Antigene virusinduzierter und virusassoziierter Tumoren*

Aus Tumoren zahlreicher Spezies sind Viren isoliert worden, die in suszeptiblen Wirtstieren maligne Tumoren erzeugen oder Zellen in vitro transformieren [159—161].
Onkogene Viren menschlichen Ursprungs sind ebenfalls bekannt. Sie wurden aus bestimmten Tumoren oder nichtmalignen Krankheitsherden isoliert [160—164]. Inwieweit sie ursächlich an der Entstehung maligner Tumoren des Menschen beteiligt sind, ist unklar. Einige Virustypen stehen in enger Beziehung zu bestimmten Tumorerkrankungen des Menschen, z. B. die EPSTEIN-BARR-Viren, die möglicherweise an der Genese von BURKITT-Lymphomen und epithelialen Karzinomen des Nasen-Rachenraumes beteiligt sind [166—167]. Eine enge Beziehung scheint auch zwischen Hepatitis-B-Viren, chronisch entzündlichen Lebererkrankungen und primären Leberzellkarzinomen zu bestehen [168, 169]. Zwischen Herpes simplex-Viren des Typs II und dem Cervixkarzinom hat man ebenfalls gewisse Relationen gefunden [170]. Es gibt auch Hinweise auf eine Virusbeteiligung beim Brustkrebs des Menschen [171]. Schließlich berechtigt die Tatsache, daß RNS-Viren in unterschiedlichen Spezies, sogar in Primaten, Leukämien oder Lymphome induzieren können, zu der Vermutung, daß ähnliche Viren auch bei lymphoproliferativen Erkrankungen des Menschen eine Rolle spielen können [172, 173], siehe Abschn. 5.4, S. 121].
Einige Bemerkungen zur viralen Onkogenese seien der Behandlung der immunologischen Problematik vorangestellt. Die Aktivität onkogener Viren ist sehr unterschiedlich. Das betrifft sowohl den Speziesbereich, in dem die Viren Tumoren erzeugen, als auch die Latenzzeiten, die bis zur Manifestation des Tumors vergehen. Von Ausnahmen abgesehen erzeugen DNS-Viren in ihren natürlichen Wirten unter normalen Umständen keine Tumoren. Das hat u. a. immunologische Ursachen. Im Gegensatz dazu wirken onkogene RNS-Viren (Retroviren) in ihren natürlichen Wirten in stärkerem Maße kanzerogen [172].
Eine unmittelbare onkogene Wirkung geht in erster Linie von exogenen Retroviren aus. Durch Rekombination von Genen unterschiedlicher endogener Virustypen können aber ebenfalls potente leukämogene Viren entstehen [174].
Die Mechanismen, die zur Tumorentstehung durch DNS- oder RNS-Viren führen, sind noch weitgehend unbekannt. Die Integration des Virusgenoms in das Zellgenom scheint eine notwendige Voraussetzung für die maligne Transformation zu sein [175]. Bei DNS-Viren ist diese Integration direkt möglich. Bei den Retroviren muß die RNS zunächst in eine komplementäre DNS „umgeschrieben“ werden, was durch eine viruseigene RNS-abhängige DNS-Polymerase, die reverse Transkriptase, geschieht.

Die Aktivität einiger stark onkogener Viren ist an die Existenz spezieller „Onko-Gene" (onc-Gene) gebunden. Derartige Gene hat man z. B. bei Polyoma- und SV40-Viren gefunden [161] sowie bei Retroviren, die Sarkome oder akute Leukämien induzieren [176, 177]. Der bekannteste Vertreter ist das „src"-Gen des Rous-Sarkomvirus. Die onc-Gene kodieren Proteine, die als die eigentlichen Induktoren der malignen Transformation anzusprechen sind, z. B. die „T"-Antigene der Polyoma- oder SV40-Viren oder das src-Genprodukt [161, 178] (vgl. Abb. 2). Die meisten der transformationsauslösenden oder transformationsspezifischen Proteine besitzen enzymatischen Charakter. Es sind Proteinkinasen, die speziell Tyrosinreste von Proteinen phosphorylieren [178, 179]. Da den retroviralen onc-Genen entsprechende Nukleotidsequenzen auch in der, DNS normaler, nichtvirusinfizierter Zellen vorkommen, scheinen die onc-Gene letztlich zellulären Ursprungs zu sein [178, 180, 181]. Offenbar werden die zellulären onc-Gene

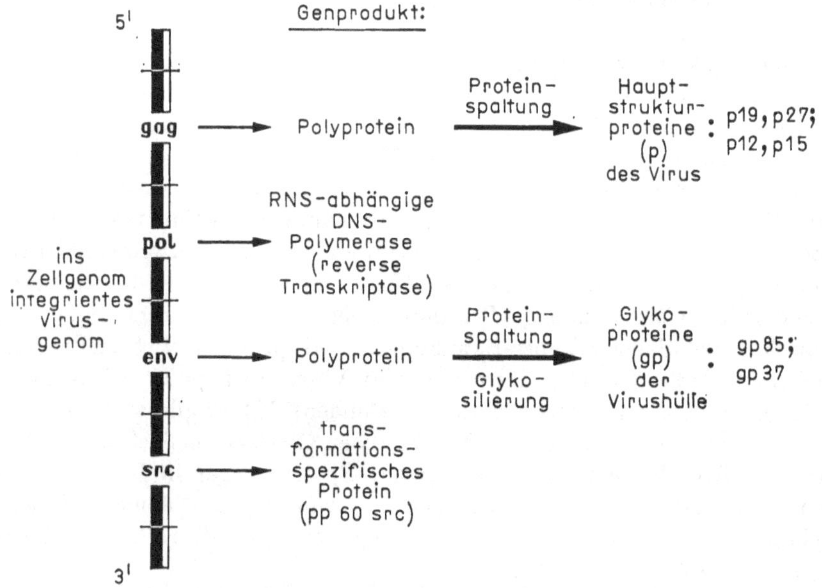

Abb. 2. Schematische Darstellung des ROUS-Sarkom-Virus und seiner Genprodukte gag (group specific antigen), pol (polymerase) und env (envelope) sind die Strukturgene des Virus. Sie sind für die Replikation des Virus' unerläßlich. Sie kodieren die Synthese von Proteinen, die als Hauptstrukturproteine im Virusinneren (core), als Virusenzyme, z. B. reverse Transkriptase, oder als Glykoproteine der Virushülle (envelope) fungieren. Die core-Proteine des ROUS-Sarkomvirus haben die Molekulargewichte 19000 (p19), 27000 (p27), 12000 (p12) und 15000 (p15) D. Die Glykoproteine der Virushülle sind das gp85 und das gp37. Src ist das onc-Gen der Sarkom-Viren. Es kodiert die Synthese des transformationsspezifischen Phosphoproteins mit dem Molekulargewicht von 60000 D ($pp60^{src}$). Core-Proteine, Hüllproteine und das $pp60^{src}$ sind auf der Zellmembran virustransformierter Zellen nachweisbar. Beim ROUS-Sarkom-Virus, einem Geflügel-Sarkom-Virus, liegt das onc-Gen außerhalb der Region der Strukturgene. Bei Maus-Sarkom-Viren und Viren, die akute Leukämien erzeugen, ist das onc-Gen innerhalb der Strukturgenregion lokalisiert. Diese Viren sind zwar vermehrungsunfähig, sie wirken aber stark transformierend. Durch Rekombination mit einem zumeist nicht onkogenen Helfervirus können sie ihren Replikationsdefekt beheben. Aus dieser Verbindung resultiert ein vermehrungsfähiges onkogenes Virus, das mit Hüllproteinen des Helfervirus ausgestattet ist.

durch exogene Viren „assimiliert" und auf andere Zellen verbreitet. Möglicherweise werden sie durch Nukleotidsequenzen des betreffenden Virus modifiziert und dadurch dem Einfluß zellulärer Regulationsmechanismen entzogen [181].
Die transformierende Aktivität onkogener Viren erstreckt sich auf bestimmte Zelltypen einzelner Spezies. In vivo unterliegt die virale Onkogenese noch stärkeren Restriktionen. In einigen Fällen ist das auf immunologische Abwehrmechanismen, die sich entweder gegen das betreffende Virus selbst oder gegen virustransformierte Zellen richten, zurückzuführen. Targetantigene können einzelne Viruskomponenten oder virusinduzierte Neoantigene der Zellmembran sein [182]. Diese Problematik beschränkt sich keineswegs auf experimentelle Tumormodelle bei ingezüchteten Versuchstieren. Sie hat auch eine erhebliche Bedeutung für veterinärmedizinische Fragestellungen und ist für bestimmte Tumorerkrankungen des Menschen ebenfalls relevant. Das sei im folgenden näher erläutert.
Im Gegensatz zu chemisch-induzierten Maustumoren, bei denen die individuelle Antigenspezifität überwiegt, besitzen virus-induzierte Tumoren, sofern sie durch das gleiche Virus hervorgerufen wurden, ein gemeinsames Transplantationsantigen [183, 184]. Bei Polyoma- und SV40-Virus-induzierten Tumoren sind das virustypspezifische Antigene, die mit einem der transformationsspezifischen T-Antigene identisch sind [161, 185, 186]. Humorale und zelluläre Abwehrmechanismen gegen ein derartiges T-Antigen gewährleisten z. B. die Resistenz adulter Mäuse gegenüber den ubiquitären Polyomaviren. Neugeborene oder thymuslose Mäuse stehen einer artefiziellen Polyomavirusinfektion wehrlos gegenüber und gehen an ihr zugrunde. Dieses Beispiel verdeutlicht den Wert der thymusabhängigen Immunabwehr [187]. Ähnliche Mechanismen spielen bei der Immunität von Hühnern gegenüber der MAREK'schen Erkrankung eine Rolle. Die MAREK'sche Erkrankung ist eine bösartige lymphoproliferative Erkrankung, die durch das zu der Gruppe der Herpes-Viren gehörende „MAREK's disease virus" hervorgerufen wird. Die immunologischen Abwehrkräfte richten sich in erster Linie gegen ein MAREK's disease tumor-associated surface antigen" (MATSA) [188, 189]. Das Beispiel sei deshalb erwähnt, weil es sich um eine der wenigen spontan auftretenden lymphoproliferativen Erkrankungen handelt, die durch eine aktive Immunisierung mit abgeschwächten Virusstämmen erfolgreich bekämpft werden kann [190]. Die Rentabilität der industriellen Hühneraufzucht gründet sich nicht zuletzt auf den Erfolg dieser Vakzinierung.
Zwei Tumorerkrankungen des Menschen werden ebenfalls mit bestimmten Herpes-Viren in Beziehung gebracht. Es sind dies das BURKITT-Lymphom, ein malignes Lymphom, das hauptsächlich bei Kindern und Jugendlichen in äquatorialen Regionen Afrikas und in Neu-Guinea auftritt und das Nasopharyngealkarzinom, das zu den häufigsten Tumorformen bei Erwachsenen in Südchina und anderen Teilen Südostasiens zählt. Beide Erkrankungen sind eng mit der Aktivität der EPSTEIN-BARR-Viren (EBV) assoziiert [166, 167, 191]. Die EBV gehören zweifellos zu den onkogenen Viren, denn sie wurden aus in vitro kultivierten Tumorzellen isoliert, transformieren B-Lymphozyten und erzeugen in einigen Spezies von Neuweltaffen maligne Lymphome [167]. EBV sind das auslösende Agens der infektiösen Mononukleose, einer benignen lymphoproliferativen Erkrankung, die bei Kindern und Jugendlichen nach der Primärinfektion auftreten kann [191, 192]. Das hämatologische Bild dieser Erkrankung wird durch proliferierende T-Lymphozyten, die sich gegen EBV-transformierte B-Lymphozyten richten, charakterisiert [193]. Die virustransformierten Zellen sind polyklonalen Ursprungs, im Gegensatz zum BURKITT-Lymphom, das einen monoklonalen Charakter aufweist [194]. EBV-positive Lymphoblasten enthalten die virale DNS sowie ein im Zellkern lokalisiertes „EBV-associated nuclear antigen" (EBNA), bei dem es sich wahrscheinlich um ein Ana-

logon der T-Antigene Polyoma- oder SV40-Virus-transformierter Zellen handelt [189, 191]. Mit fluoreszenzserologischen Techniken sind weitere Antigene bestimmbar, die aber nicht in allen EBV-positiven Zellen und auch nicht gleichzeitig vorkommen müssen. Hierzu gehören die sog. „early antigens" (EA), die frühzeitig nach der Virusinfektion auftreten sowie Viruscapsidantigene (VCA) und einige Subtypen von Membranantigenen (MA). Mit Methoden der zellulären Zytotoxizität kann ein MA-ähnliches „lymphocyte detected membran antigen" (LYDMA) nachgewiesen werden [195—197].

Die im Serum von Burkitt-Lymphom- oder Nasopharyngealkarzinompatienten bestimmbaren Antikörpertiter haben prognostische Bedeutung: hohe Titer gegen VCA oder EA, die auch nach der Behandlung bestehen bleiben, weisen auf einen ungünstigen Verlauf der Erkrankung hin [191]. Hohe Titer gegen MA signalisieren dagegen einen günstigen Verlauf [198, 199]. Eine an mehr als 40000 Kindern und Jugendlichen in Uganda durchgeführte prospektive Studie hat ergeben, daß Probanden mit einem hohen Antikörpertiter gegen VCA auch mit einem höheren Risiko, an einem Burkitt-Lymphom zu erkranken, belastet sind [200]. Angesichts der beträchtlichen Latenzzeit, die zwischen der Virusinfektion und dem Ausbruch der Erkrankung liegen kann, sind diese Befunde kein Beweis für eine ursächliche Rolle der EBV bei der Tumorentstehung. Man diskutiert daher zusätzliche Faktoren, die den Ausbruch der Erkrankung fördern: die Malariainfektion beim Burkitt-Lymphom und genetische Faktoren beim Nasopharyngealkarzinom. Es ist auch nicht ausgeschlossen, daß EBV-transformierte Lymphoblasten durch ein weiteres lymphotropes DNS-Virus infiziert und „supertransformiert" werden könnten [161, 201]. Gegen eine essentielle Beteiligung der EBV beim Burkitt-Lymphom spricht die Tatsache, daß etwa 5% der afrikanischen Burkitt-Lymphome und der größte Teil der außerhalb des tropischen Gürtels entstandenen Burkitt-Lymphome überhaupt nicht mit EBV assoziiert sind [201]. Die EBV-negativen Lymphome unterscheiden sich jedoch weder klinisch noch zytomorphologisch von den EBV-positiven Lymphomen. Bei beiden Formen sind sogar gleichartige chromosomale Abnormitäten erkennbar [202, 203]. Im Hinblick auf die Rolle der EBV sprechen diese Befunde eher dafür, daß die Viren an der Entstehung einer frühen, präneoplastischen Phase beteiligt sind. Die chronische Proliferation virustransformierter Zellen schafft offenbar das Szenarium für die entscheidenden zytogenetischen Veränderungen [203]. Unabhängig davon, welche Rolle die EBV bei der Onkogenese spielen, gibt es bei Patienten mit einem EBV-positiven Burkitt-Lymphom oder einem Nasopharnygealkarzinom Hinweise auf die Existenz humoraler und zellulärer Abwehrmechanismen, die sich spezifisch gegen EBV-assoziierte Membranantigene richten. Auf die bessere Prognose von Patienten mit einem hohen Antikörpertiter gegen MA ist bereits hingewiesen worden [198, 199]. Im Blut einiger Patienten wurden auch LYDMA-spezifische T-Killerzellen nachgewiesen [196, 197].

Unter den retroviralen Antigenen sind es vor allem Strukturproteine des Viruscore und der Virushülle sowie virusinduzierte Neoantigene, die in die Membranen infizierter Zellen eingebaut werden und eine Immunantwort des Wirtsorganismus auslösen [182]. Durch die Koexistenz endogener und exogener Viren wird die immunologische Situation erheblich kompliziert. „Natürliche Antikörper" sind häufig die Antwort auf den Antigenreiz endogener Viren [182, 204, 205]. Die genetische Information endogener Mausleukämieviren scheint in sämtlichen ingezüchteten Mausstämmen verfügbar zu sein. Die Expression der Virusgene wird durch bisher unbekannte Mechanismen reguliert. Unterschiede in der Genexpression werden sowohl auf der Ebene unterschiedlicher Mausstämme als auch bei unterschiedlichen Zelltypen sichtbar. Das zeigt sich am Beispiel des G_{IX}-Antigens, einer Antigendeterminante des gp 70-Moleküls endogener Mausleukämieviren. Auf den Zellen einiger Mausstämme ist das G_{IX}-Antigen nicht nachweisbar, bei einem anderen Stamm ist es ein thymusspezifisches Antigen, und bei Mausstämmen mit einer hohen Rate spontaner Leukämien ist es auf den T-Lymphozyten in sämtlichen Organen vorhanden [206, 207]. Strukturproteine endogener Viren können sich also wie normale Differenzierungsantigene verhalten.

Virusinduzierte Neoantigene entdeckte man auf Leukämievirus- oder Sarkomvirus-transformierten Zellen von Mäusen, Katzen und unterschiedlichen Geflügelarten [208]. Sie sind kein Bestandteil des Virus, leiten sich aber möglicherweise von Vorstufen der Viruscoreproteine ab und besitzen Eigenschaften typen- oder gruppenspezifischer Transplantationsantigene. Die Mehrzahl dieser Antigene ist nicht identisch mit den transformationsspezifischen onc-Genprodukten. Das durch Sarkom- oder Leukämieviren der Katze induzierte „feline oncornavirus-associated cell membrane antigen" (FOCMA) scheint jedoch ein transformationsspezifisches Antigen zu sein [208, 209]. Es tritt auch auf xenogenen virusinfizierten Zellen auf. In den Fällen, in denen keine Virusstrukturproteine nachweisbar sind, ist FOCMA das einzige Indiz für eine vorangegangene Virusinfektion. Gegen FOCMA gerichtete Antikörper erfüllen eine immunologische Abwehrfunktion. Virusinfizierte Katzen mit einem hohen Antikörpertiter sind weniger gefährdet, ein Lymphom zu entwickeln. Im Gegensatz zu Antikörpern, die sich gegen Virusstrukturproteine richten und in erster Linie frei zirkulierende Viren neutralisieren, reagieren FOCMA-Antikörper mit den malignen Zellen. Durch eine Vakzinierung mit FOCMA-haltigen Antigenpräparaten kann das Lymphomrisiko virusinfizierter Katzen gesenkt werden [209].

Virusätiologie und Infektiösität der Katzenleukämie sind nicht ohne weiteres erkennbar. Das macht diese Erkrankung als ein mögliches Modell für Leukämien des Menschen interessant [209—211]. Auf Leukämiezellen des Menschen existiert jedoch kein Antigen, das dem FOCMA entspricht; Beweise für eine horizontale Übertragbarkeit der Erkrankung fehlen ebenfalls. Andererseits liefern biochemische und elektronenmikroskopische Untersuchungen zahlreiche Hinweise auf eine Beteiligung von Retroviren bei lymphoproliferativen und myeloproliferativen Erkrankungen des Menschen [172, 173]. Die früher erhaltenen Virusisolate ähnelten jedoch bereits bekannten Primatenviren, ihre humane Abstammung konnte auch nicht zweifelsfrei bewiesen werden. Wahrscheinlich handelt es sich bei dem in jüngster Zeit aus der Zellinie eines kutanen T-Zell-Lymphoms gewonnenen Isolats um Viren humaner Abstammung [212, 213]. Auf die Existenz übertragbarer (viraler?) Faktoren bei Leukämien des Menschen weisen bestimmte zytogenetische Befunde bei Knochenmarktransplantationen hin. In einigen Fällen stellte man fest, daß das leukämische Rezidiv die Spenderzellen erfaßt hatte [214, 215]. Eine analoge Beobachtung ist bei der Kokultivierung devitalisierter Leukämiezellen mit Knochenmarkzellen eines gesunden Spenders gemacht worden [216].

Die immunologischen Befunde, die die Virusproblematik von Leukosen des Menschen betreffen, sind widersprüchlich [217, 218]. Überraschend war z. B. der Befund, wonach Antikörper, die von der Oberfläche myeloischer Leukämiezellen eluiert worden waren, mit reverser Transkriptase von Affenviren oder Katzenleukämieviren reagierten [219]. Allgemein gilt, daß die Ergebnisse bei der Suche nach antiviralen Antikörpern im Serum von Tumorpatienten oder nach Virusantigenen auf der Oberfläche von Tumorzellen noch sehr testabhängig sind und keine eindeutigen Schlußfolgerungen zulassen [220, 221]. Antikörper, die spezifisch mit leukämischen Blasten reagieren, wurden nur in einigen Fällen in den Seren von Remissionspatienten gefunden [88, siehe auch Abschnitt 5.5.].

1.11. *Virusunabhängige transformationsspezifische Antigene?*

Versuche, die TATA chemisch-induzierter Maustumoren auch serologisch zu identifizieren, stießen auf große Schwierigkeiten, weil die Zellen fast aller Maustumoren Antigene von Mausleukämieviren enthalten, die die serologische Analyse stören. Bei zwei virusantigenfreien Sarkomen konnte jedoch gezeigt werden, daß Antikörper ebenfalls zwischen individuell unterschiedlichen TAA unterscheiden können [222—224]. Bei der immunchemischen Analyse der in Frage stehenden TAA entdeckte man ein zusätzliches Proteinantigen mit dem Molekulargewicht von 53000 D (p 53), das für transformierte Mauszellen — unabhängig davon, ob die maligne Transformation durch chemische Kanzerogene, Viren oder Röntgenstrahlen ausgelöst wurde — typisch zu sein scheint. Unter normalen Zellen waren lediglich Thymuszellen positiv [224]. Das p 53 ist jedoch nicht sehr immunogen, seine Funktion ist unklar. Ein dem p 53-ähnliches, möglicherweise transformationsspezifisches Protein ist auch bei Tumorzellinien humaner Herkunft nachgewiesen worden [225][1]) (siehe S. 34).

1.12. *Fremde Alloantigene auf Tumorzellen*

Bei einigen artefiziell induzierten oder spontanen Maustumoren hat man die Anwesenheit fremder Histokompatibilitätsantigene festgestellt [226—229]. Auf Fibrosarkomzellen eines H-2^d-Mausstammes z. B. fand man auch Alloantigene des H-2^k-Typs. Die Existenz der fremden H-2-Antigene wurde mit in-vivo- und in-vitro-Techniken, zum Teil unter Einbeziehung monoklonaler Antikörper nachgewiesen. In einigen Fällen hatten die fremden Antigene die Eigenschaft eines Transplantationsantigens. Sieht man von Artefakten ab, ist bei derartigen Antigenvarianten zwischen quantitativen Differenzen phänotypischer Merkmale und qualitativen, genetisch determinierten Veränderungen in der Antigenstruktur zu unterscheiden. Es besteht jedoch kein Zweifel darüber, daß einige der diagnostizierten Antigenvarianten eine genetische Basis haben. Als Beispiel einer qualitativen Veränderung, die schon länger bekannt ist, sei das Auftreten des Thymus-Leukämie(TL)-Antigens auf leukämischen Zellen TL-negativer Mausstämme genannt [90, 230]. Das TL-Antigen ist ein thymusspezifischer Marker, der aber nur bei einigen Mausstämmen vorkommt. Sein Erscheinen in TL-negativen Mäusen beweist, daß auch dort das entsprechende Strukturgen vorhanden ist, normalerweise aber nicht zur Expression gelangt. Die Aktivierung des ansonsten stummen TL-Gens scheint eine direkte Folge des leukämischen Prozesses zu sein [90].

Die biologische Rolle fremder Antigene auf Tumorzellen ist unklar. Im Hinblick auf die immunologische Abwehr von Tumoren sind zum Teil kontroverse Vermutungen geäußert worden: einerseits könnte die Anwesenheit fremder Alloantigene die Surveillancefunktion fördern, indem sie zusätzliche Angriffspunkte für die Immunabwehr bietet [231], andererseits könnte ein Ersatz eigener Membranantigene durch fremde Antigene auch zu einer Schwächung der Immunabwehr führen [232]. Das TL-Antigen spielt bei der immunologischen Abwehr eher eine negative Rolle. Nach Reaktion TL-positiver Leukämiezellen mit TL-Antikörpern setzt ein „capping" Prozeß ein, der zu einem Verschwinden des Antigen-Antikörper-Komplexes von der Zellmembran führt [90, 233]. Als Folge dieser „antigenen Modulation" entstehen TL-negative Leukämiezellen, die weniger immunosensitiv sind. Auf Tumorzellen des Menschen wurden — von einer Ausnahme abgesehen — bisher keine fremden Alloantigene entdeckt. Die Ausnahme sind gestationsbedingte Chorionkarzinome. Patientinnen mit einem derartigen Tumor sind hochgradig gegen HLA-Antigene des Geschlechtspartners sensibilisiert. Die Patientinnen reagieren zum Teil mit einer sehr starken Antikörperbildung. Auffällig ist, daß nur Antikörper gegen jeweils eine HLA-Antigendeterminante gebildet werden [234—236]. Die Ursache hierfür liegt offenbar in einer genetischen Abnormität des krankhaft veränderten Trophoblastgewebes [237].

1.13. Biochemische Eigenschaften immunogener TAA

Die Prototypen immunogener TAA von tierexperimentellen Tumoren und Tumoren des Menschen sind in Tabelle 3 zusammengefaßt. Über die Natur der TAA werden zahlreiche Vermutungen angestellt. Des öfteren wird versucht, eine Beziehung zu den Histokompatibilitätsantigenen herzustellen, die Ergebnisse biochemischer Untersuchungen zeigen jedoch, daß zumindest die individuell distinkten TAA chemisch-induzierter Maustumoren [238—241] sowie des malignen Melanoms [90] nicht mit den Antigenen des MHC identisch sind. Die entsprechenden Gene sind auch auf unterschiedlichen Chromosomen lokalisiert. Die Feststellung, daß sich die Konzentrationen der TATA und der H-2-Antigene auf der Oberfläche chemisch-induzierter Maussarkomzellen reziprok verhalten [242, 243], hat sich ebenfalls nicht bestätigen lassen [244, 245]. Bei den gemeinsamen, organtypischen TAA, die mit Hilfe von Lymphokintests erfaßt werden, gibt es allerdings Hinweise auf eine Assoziation mit dem Beta-2-Mikroglobulin, einer Komponente der H-2- und HLA-Antigene [246]. Der Vergleich einzelner Zellkompartimente hat ergeben, daß die TATA hauptsächlich in den Zellmembranen lokalisiert sind [247, 248]. Durch Behandlung mit Ultraschall, Salzlösungen unterschiedlicher Konzentration, z. B. 3M KCL, Papain oder Detergentien hat man die TAA aus dem Zellverband extrahiert [249—251]. Da die TATA chemisch-induzierter Tumoren durch die Extraktion einen großen Teil ihrer immunogenen Aktivität verlieren, ist ihre biochemische Reinigung schwierig. Die Isolierung macht Fortschritte, seitdem TATA-spezifische Antiseren, die eine serologische Testung der Antigenfraktion ermöglichen, verfügbar sind [252]. Die

Tabelle 3.
Im Tumorträger immunogene TAA

Individuell distinkte TAA	gemeinsame TAA
tierexperimentelle Tumoren:	
TATA und serologisch identifizierte TAA	TATA und TAA virusinduzierter Tumoren, onkofetale Antigene
Tumoren des Menschen:	
Serologisch identifizierte TAA (Klasse 1) z. B. bei malignen Melanomen, Nierenkarzinomen und Astrozytomen	Serologisch identifizierte TAA (Klasse 2) bei malignen Melanomen, Nierenkarzinomen, Astrozytomen und akuten Leukämien. EBV-assoziierte Antigene, onkofetale Antigene, durch Lymphokintests erfaßbare TAA: humanes enzephalitogenes Protein (HEP), Fetalantigen (COFA), organtypische TAA

serologische Identifizierung eines individuellen melanomspezifischen Antigens war Voraussetzung für dessen Isolierung. Es erwies sich als Glykoprotein mit einem Molekulargewicht zwischen 25000 und 40000 D, das keine Verwandtschaft zu HLA-Antigenen erkennen läßt [90, 253]. In analoger Weise wurde ein für Melanom- und Astrozytomzellen gemeinsames TAA als Glykolipid charakterisiert [90]. Melanomassoziierte Antigene, die bei Melanompatienten eine positive Hautreaktion hervorrufen, sind ebenfalls weitgehend gereinigt worden [254].

Einen Sonderfall stellen die TATA virusinduzierter Tumoren dar. Bei ihnen handelt es sich entweder um transformationsspezifische T-Antigene DNS-Virus-transformierter Tumorzellen oder um virale Antigene bzw. virusinduzierte Neoantigene Retrovirus-transformierter Tumorzellen. Einige dieser Antigene sind ebenfalls isoliert und charakterisiert worden [208].

1.14. Schlußbemerkungen zur Immunogenität von Tumoren

Die Immunantwort eines Tumorträgers kann sich gegen unterschiedliche Antigentypen richten: 1. gegen individuell distinkte TAA, 2. gegen gemeinsame TAA, die bei Tumoren vergleichbarer Lokalisation, Histologie oder Ätiologie (Virus) vorkommen und 3. gegen Antigene, die auf unterschiedlichen normalen und malignen Zellen autreten können. Die Ergebnisse diesbezüglicher Untersuchungen wurden anläßlich eines workshops über tumorassoziierte Antigene tabellarisch zusammengefaßt [255, 256]. Die Tabelle ist hier in gekürzter Form wiedergegeben (Tab. 4).

Individuell distinkte TAA sind, den gegenwärtigen Kenntnissen zufolge, eher eine Ausnahme. Bei spontan entstandenen Tiertumoren oder Tumoren des Menschen kommen derartige Antigene selten [153, 257] oder überhaupt nicht vor [258]. Sie treten vor allem bei artefiziell-induzierten tierexperimentellen Tumoren auf, es ist jedoch noch unklar, ob ihr Auftreten ursächlich mit der malignen Entartung gekoppelt ist oder ob ihr Erscheinen ein Ausdruck für sekundäre, durch das Kanzerogen induzierte Veränderungen ist [90].

Tabelle 4.
Nachweis von TAA, die im Tumorträger immunogen sind

Nachweisreaktion	individuell distinkte TAA	gemeinsame TAA	Antigene unterschiedlicher maligner und normaler Zellen
		Versuchstier	
serologisch	+	+	+
zell-vermittelt (in vitro)	+	+	+
Transplantat-abstoßungstest	+	+	?
		Tumorpatient	
serologisch	+	+	+
zell-vermittelt (in vitro)	(+)	+	+
Hauttests	?	+	+
Abstoßungsreaktionen in vivo	?	?	?

Wie der hohe Prozentsatz positiver Lymphokintests beweist, richtet sich die Immunantwort von Krebspatienten hauptsächlich gegen gemeinsame TAA, die den Organ- oder Gewebetyp des Tumors charakterisieren und gegen gemeinsame Fetalantigene. Der Befund, wonach gesunde Personen, die in engem Kontakt mit den Tumorpatienten bzw. mit dem Tumormaterial stehen, also Verwandte, Ärzte, Schwestern und Laborpersonal, bei Lymphokintests fast ebenso häufig positiv reagieren sollen [259], deutet an, daß die „Qualität" dieser Immunantwort nicht allzu hoch einzustufen ist. Es ist nicht zu übersehen, daß qualifiziertere Formen der Immunantwort — auf der zellulären Ebene zytotoxische T-Lymphozyten und auf der humoralen Ebene spezifische Antikörper — bei Tumorpatienten nur selten nachzuweisen sind. Spezifische T-Killerzellen entstehen erst unter artefiziellen Bedingungen, z. B. dann, wenn Lymphozyten zusammen mit autologen Tumorzellen eine Woche lang in vitro kultiviert werden. Es sieht also so aus, als ob die Immunantwort der Tumorpatienten über eine gewisse Anfangsphase nicht hinausgelangt. Die Gründe dafür sind unbekannt. Eine zu geringe Immunogenität des Tumors oder immunsuppressive Faktoren könnten dabei eine Rolle spielen. Da die Induktion zytotoxischer T-Lymphozyten und spezifischer IgG-Antikörper eine Kooperation zwischen den eigentlichen Effektorzellen und T-Helferzellen erfordert, könnte auch ein ungenügender T-Helfereffekt — eventuell durch Suppressorzellen bedingt — für die mangelhafte Immunantwort mit verantwortlich sein. Daher besteht eine wichtige Aufgabenstellung darin, die Gründe für das „Steckenbleiben" der Immunantwort aufzudecken und Techniken zu entwickeln, mit denen der Einfluß hemmender Faktoren ausgeschaltet werden kann.

Literaturverzeichnis

[1] Pasternak, G., J. Milleck, L. Pasternak, A. Lagemann, B. Micheel: Folia biol. (Praha), **26** (1980), 1

[2] Bloom, B. R., J. R. David: in "In vitro Methods in Cell-mediated and Tumorimmunity" Acad. Press, New York (1976)

[3] Herberman, R. B. (ed.): Compendium of Assays for Immunodiagnosis of Human Cancer, Elsevier/North-Holland (1979)

[4] „Immunologische Arbeitsmethoden" Friemel, H. (Hrsg.) VEB Gustav Fischer Verlag Jena (1980)

[5] Halliday, W. J., S. Miller: Int. J. Cancer **9** (1972), 477

[6] Halliday, W. J.: Cancer Res. **39** (1979), part 2, 558

[7] Halliday, W. J., T. A. Koppi, J. M. Khan, N. C. Davis: J. Natl. Cancer Inst. **65** (1980), 327

[8] Holan, V., M. Hasek, J. Bubenik, J. Chutna: Cell. Immunol. **13** (1974), 107

[9] Grosser, N., D. M. P. Thomson: Cancer Res. 35 (1975), 2571

[10] Grosser, N., J. H. Marti, J. W. Proctor, D. M. P. Thomson: Int. J. Cancer **18** (1976), 39

[11] Marti, J. H., N. Grosser, D. M. P. Thomson: Int. J. Cancer **18** (1976), 48

[12] Grosser, N., D. M. P. Thomson: Int. J. Cancer **18** (1976), 58

[13] Russo, A. J., J. H. Howell, S. H. Leveson, E. D. Holyoke, M. H. Goldrosen: J. Immunol. **121** (1978), 1914

[14] Howell, J. H.: Cancer Res. **39** (1979), part 2, 556

[15] Morizane, T., N. Kumagai, K. Tsuchimoto, T. Watanabe, M. Tsuchiya: Cancer Res. **40** (1980), part 1, 2928

[16] Andersen, V., G. Bendixen, T. Schiodt: Acta Med. Scand. **186** (1969), 101

[17] Rieche, K., A. Arndt, G. Pasternak: Int. J. Cancer **17** (1976), 212

[18] Cannon, G. B., J. L. McCoy, L. J. Jerome, R. Reddick, C. Alford, V. Tinley, R. B. Herberman: J. Natl. Cancer Inst. **61** (1978), 1181

[19] Zöller, M., S. Matzku, D. Zeidler: Cancer Immunol. Immunotherapy **8** (1980), 143
[20] Matzku, S., M. Zöller, U. Ikinger, M. R. Price: Br. J. Cancer **42** (1980), 516
[21] Jenssen, H.-L., H. Köhler, H. Werner, H. Meyer-Rienecker, M. Seyfarth, H. Büttner, W. Schütt, M. Günther, R. Jenssen, H. Friemel: DDR-Medizin Report **5** (1976), 876
[22] Müller, M., J. Irmscher, R. Fischer, G. Heidl, H. Grossmann: Cancer Letters **2** (1977), 139
[23] Pasternak, G., B. v. Broen: Arch. Geschwulstforschg. **50** (1980), 230
[24] Field, E. J., E. A. Caspary: Lancet (1970), II, 1337
[25] Caspary, E. A., E. J. Field: Br. Med. J. **2** (1971), 613
[26] Carnegie, P. R., E. A. Caspary, E. J. Field: Biochem. J. **126** (1972), 5 p
[27] Dickinson, J. P., E. A. Caspary, E. J. Field: Nature/New Biol. **239** (1972), 181
[28] Albrecht, S., Le Thanh Thuy, G. Pasternak, B. Schlott, J. Reinhöfer, E. Lunow, G. Loewe, H.-J. Götz: Acta biol. med. german. **37** (1978), 1747
[29] Pasternak, G., B. v. Broen, B. Schlott, S. Albrecht, G. Gryschek, J. Reinhöfer. Le Thanh Thuy: in "Cell Electrophoresis: Clinical Application and Methodology", A. W. Preece, D. Sabolovic (eds.) Elsevier/North Holland Biomed. Press (1979), 225
[30] Zöller, M., S. Matzku, U. Schulz, M. R. Price: J. Natl. Cancer Inst. **63** (1979), 285
[31] Kjaer, M., G. Bendixen: Ann. N. Y. Acad. Sci. **276** (1976), 260
[32] Müller, M., J. Irmscher, G. Heidl, H. Grossman, H. Wagner, M. Kotsch, St. Zotter: Exp. Pathol. **21** (1982), 5
[33] Hellström, I., K. E. Hellström, G. Shantz: Int. J. Cancer **18** (1976), 354
[34] Werner, H., H. L. Jenssen, H. Köhler, B. v. Broen, G. Pasternak, Le Thanh Thuy, B. Schlott, L. Pasternak: Europ. J. Cancer **14** (1978), 485
[35] Fass, L., R. B. Herberman, J. L. Ziegler: Lancet (1970), I, 116
[36] Bluming, A. Z., C. L. Vogel, J. L. Ziegler, J. W. M. Kiryabwire: J. Natl. Cancer Inst. **48** (1972), 17
[37] Stewart, T. H. M., M. Orizaga: Cancer **28** (1971), 1472
[38] Herberman, R. B.: Fed. Proc. **32** (1973), 160
[39] Burdick, J. F., S. A. Wells jr., R. B. Herberman: Surg. Gynecol. Obst. **141** (1975), 779
[40] Weese, J. L., R. B. Herberman, A. C. Hollinshead, G. B. Cannon, M. Keels, A. Kibnite, A. Morales, D. H. Cher R. K. Oldham: J. Natl. Cancer Inst. **60** (1978), 255
[41] Fossati, G., S. Canevari, M. A. Pierotti, P. Vezzoni, G. Della Porta, M. Vaglini: J. Natl. Cancer Inst. **62** (1979), 1381
[42] Herberman, R. B.: Cancer **34** (1974), Suppl. 1469
[43] Hollinshead, A. C., W. T. Jaffurs, L. K. Alpert, J. E. Harris, R. B. Herberman: Cancer Res. **34** (1974), 2961
[44] Bluming, A. Z., J. L. Ziegler, L. Fass, R. B. Herberman: Clin. exp. Immunol. **9** (1971), 713
[45] Oren, M. E., R. B. Herberman: Clin. exp. Immunol. **9** (1971), 45
[46] Char, D., A. Lepourhiet, B. G. Leventhal, R. B. Herberman: Int. J. Cancer **12** (1973), 409
[47] Hollinshead, A. C.: Blood Cells **2** (1976), 257
[48] Takasugi, M., E. Klein: Transpl. **9** (1970), 219
[49] Brunner, K. T., J. Mauel, J.-C. Cerottini, B. Chapuis: Immunol. **14** (1968), 181
[50] Cerottini, J.-C., K. T. Brunner: Adv. Immunol. **18** (1974), 67
[51] Hellström, I., K. E. Hellström, T. H. Shepard: Int. J. Cancer **6** (1970), 346
[52] Hellström, I., K. E. Hellström, H. O. Sjögren, G. A. Warner: Int. J. Cancer **7** (1971), 1
[53] Hellström, K. E., I. Hellström: Adv. Immunol. **18** (1974), 209
[54] Bubenik, J., P. Perlmann, K. Helmstein, G. Moberger: Int. J. Cancer **5** (1970), 39
[55] Bubenik, J., J. Jakoubková, P. Krákova, M. Barešová, P. Helbich, V. Viklický, V. Malasková: Int. J. Cancer **8** (1971), 503
[56] Hellström, I., K. E. Hellström: Citation Classic in Current Contents Nr. **23** (1981), 14
[57] Takasugi, M., M. R. Mickey, P. I. Terasaki: Cancer Res. **33** (1973), 2898

[58] TAKASUGI, M., M. R. MICKEY, P. I. TERASAKI: J. Natl. Cancer Inst. **53** (1974), 1527
[59] ROSENBERG, E. B., J. L. MCCOY, S. S. GREEN, F. C. DONELLY, D. F. SIWARSKI, P. H. LEVINE, R. B. HERBERMAN: J. Natl. Cancer Inst. **52** (1974), 345
[60] PETER, H. H., P. SEELAND, V. DIEHL, G. ECKERT, J. R. KALDEN, H. DEICHER: Fed. Proc. **33** (1974), Abstract Nr. 3387, 308
[61] BALDWIN, R. W.: J. Natl. Cancer Inst. **55** (1975), 745
[62] HERBERMAN, R. B., R. K. OLDHAM: J. Natl. Cancer Inst. **55** (1975), 749
[63] PIERCE, G. E., B. L. DE VALD: Cancer Res. **35** (1975), 1830
[64] VOSE, B. M., F. VANKY, E. KLEIN: Int. J. Cancer **20** (1977), 512
[65] LIVINGSTON, P. O., H. SHIKU, M. A. BEAN, C. M. PINSKY, H. F. OETTGEN, L. J. OLD: Int. J. Cancer **24** (1979), 34
[66] VOSE, B. M., F. VANKY, M. FOPP, E. KLEIN: Int. J. Cancer **21** (1978), 588
[67] VOSE, B. M., F. VANKY, M. FOPP, E. KLEIN: Br. J. Cancer **38** (1978), 375
[68] VANKY, F. T., B. M. VOSE, M. FOPP, E. KLEIN: J. Natl. Cancer Inst. **62** (1979), 1407
[69] VOSE, B. M.: Cell. Immunol. **55** (1980), 12
[70] VANKY, F., S. ARGOV, E. KLEIN: Int. J. Cancer **27** (1981), 273
[71] VANKY, F., J. STJERNSWÄRD, U. NILSONNE: J. Natl. Cancer Inst. **46** (1971), 1145
[72] VANKY, F., E. KLEIN, J. STJERNSWÄRD, L. RODRIGUEZ, A. PETERFFY, L. STEINER, U. NILSONNE: Int. J. Cancer **22** (1978), 679
[73] CANNON, G. B., J. H. DEAN, R. B. HERBERMAN, M. KEELS, C. ALFORD: Int. J. Cancer **27** (1981), 131
[74] ZINKERNAGEL, R., P. C. DOHERTY: Nature **248** (1974), 701
[75] DOHERTY, P. C., R. ZINKERNAGEL: Transpl. Rev. **19** (1974), 89
[76] SHEARER, G. M.: Europ. J. Immunol. **4** (1974), 527
[77] BEVAN, M. J.: Nature **256** (1975), 419
[78] LENNOX, E.: Nature **256** (1975), 7
[79] WAGNER, H., K. PFIZENMAIER, M. RÖLLINGHOFF: Adv. Cancer Res. **31** (1980), 77
[80] LEWIS, M. G., R. L. IKONOPISOV, R. C. NAIRN, T. M. PHILLIPS, G. H. FAIRLY, D. C. BODENHAM, P. ALEXANDER: Br. med. J. III (1969), 547
[81] WOOD, W. C., D. L. MORTON: Science **170** (1970) 1318
[82] MORTON, D. L., F. R. EILBER, R. A. MALMGREN: Progr. Exp. Tumor Res. **14** (1971), 25
[83] DORE, J. F., R. MOTTA, L. MARHOLEV, J. HRSAK, H. COLAS de la NOUE, G. SEMAN, F. de VASSAL, G. MATHE: Lancet II (1967), 1396
[84] PASTERNAK, G., B. MICHEEL, L. PASTERNAK, H.-J. BLAU, H. KRUSE: Arch. Geschwulstforsch. **35** (1970), 360
[85] SHIKU, H., T. TAKAHASHI, H. F. OETTGEN, L. J. OLD: J. exp. Med. **144** (1976), 873
[86] CAREY, T. E., T. TAKAHASHI, L. A. RESNICK, H. F. OETTGEN, L. J. OLD: Proc. Natl. Acad. Sci. USA **73** (1976), 3278
[87] SHIKU, H., T. TAKAHASHI, L. A. RESNICK, H. F. OETTGEN, L. J. OLD: J. exp. Med. **145** (1977), 784
[88] GARRETT, T. J., T. TAKAHASHI, D. CLARKSON, L. J. OLD: Proc. Natl. Acad. Sci. USA **74** (1977), 4587
[89] UEDA, R., H. SHIKU, M. PFREUNDSCHUH, T. TAKAHASHI, L. T. C. LI, W. F. WHITMORE, H. F. OETTGEN, L. J. OLD: J. Exp. Med. **150** (1979), 564
[90] OLD, L. J.: Cancer Res. **41** (1981), 361
[91] PFREUNDSCHUH, M., H. SHIKU, T. TAKAHASHI, R. UEDA, J. RANSOHOFF, H. F. OETTGEN, L. J. OLD: Proc. Natl. Acad. Sci. USA **75** (1978), 5122
[92] WATANABE, T., H. SHIKU, L. T. C. LI, H. F. OETTGEN, L. J. OLD: Proc. Am. Assoc. Cancer Res. **21** (1980), 241
[93] LEVY, N. L., M. S. MAHALEY jr., E. D. DAY: Cancer Res. **32** (1972), 477
[94] LEVY, N. L.: J. Immunol. **121** (1978), 903
[95] HOUGHTON, A. N., M. C. TAORMINA, H. IKEDA, T. WATANABE, H. F. OETTGEN, L. J. OLD: Proc. Natl. Acad. Sci. USA **77** (1980), 4260
[96] SORG, C., J. BRÜGGEN, E. SEIBERT, E. MACHER: Cancer Immunol. Immunother. **3** (1978), 259

[97] KOPROWSKI, H., Z. STEPLEWSKI, D. HERLYN, M. HERLYN: Proc. Natl. Acad. Sci. USA **75** (1978), 3405
[98] HERLYN, M., Z. STEPLEWSKI, D. HERLYN, H. KOPROWSKI: Proc. Natl. Acad. Sci. USA **76** (1979), 1438
[99] SCHLOM, J., D. WUNDERLICH, Y. A. TERAMOTO: Proc. Natl. Acad. Sci. USA **77** (1980), 6841
[100] WUNDERLICH, D., Y. A. TERAMOTO, C. ALFORD, J. SCHLOM: Europ. J. Cancer **17** (1981), 719
[101] ALEXANDER, P.: Nature **235** (1972), 137
[102] COGGIN, J. H., N. G. ANDERSON: Adv. Cancer Res. **19** (1974), 105
[103] URIEL, J.: Adv. Cancer Res. **29** (1979), 127
[104] HOLIDAY, R., L. J. HUSCHTSCHA, G. M. TARRANT, T. B. L. KIRKWOOD: Science **198** (1977), 366
[105] PETRICCIANI, J. C.: In Vitro **16** (1980), 361
[106] CHISM, S. E., R. C. BURTON, N. L. WARNER: Clin. Immunol. Immunopathol. **11** (1978), 346
[107] BALDWIN, R. W., M. J. EMBLETON, M. R. PRICE, B. M. VOSE: Transpl. Rev. **20** (1974), 77
[108] MEDAWAR, P. B.: Cancer Res. **34** (1974), 2053
[109] TING, C., D. H. LAVRIN, G. SHIU, R. B. HERBERMAN: Proc. Natl. Acad. Sci. USA **69** (1972), 1664
[110] FOSSATI, G., S. CANEVARI, G. DELLA PORTA: J. Natl. Cancer Inst. **51** (1973), 667
[111] EDYNAK, E. M., L. J. OLD, M. VRANA, M. LARDIS: Proc. Am Assoc. Cancer Res. **11** (1970), 22
[112] IRIE, K., R. F. IRIE, D. L. MORTON: Science **186** (1974), 454
[113] IRIE, R. F., A. E. GIULIANO, D. L. MORTON: J. Natl. Cancer Inst. **63** (1979), 367
[114] SALINAS, F. A., K. M. SHEIKLI, B. CHANDOR: Cancer Res. **38** (1978), 401
[115] PASTERNAK, G., B. SCHLOTT, J. REINHÖFER, G. GRYSCHEK, B. v. BROEN, S. ALBRECHT: J. natl. Cancer Inst. **69** (1982), 997
[116] COGGIN J. H., K. R. AMBROSE, N. G. ANDERSON: J. Immunol. **105** (1970), 524
[117] CASTRO, J. E., R. HUNT, E. M. LANCE, P. B. MEDAWAR: Cancer Res. **34** (1974), 2055
[118] LE MEVEL, B. P., S. A. WELLS: Nature, New Biol. **244** (1973), 183
[119] HEDLUND, G., H. O. SJÖGREN: Int. J. Cancer **26** (1980), 71
[120] CASTRO, J. E., E. M .LANCE, P. B. MEDAWAR, J. ZANELLI, R. HUNT: Nature **243** (1973), 225
[121] BALDWIN, R. W., D. GLAVES, B. M. VOSE: Int. J. Cancer **13** (1974), 135
[122] ABELEV, G. J., S. D. PEROVA, J. I. KHRAMKOVA: Transpl. **1** (1963), 174
[123] TATARINOV, Y.: Vopr. Med. Khim **10** (1964), 90
[124] ABELEV, G. J.: Transpl. Rev. **20** (1974), 3
[125] HIRAI, H.: Methods Cancer Res. Vol. XVIII (1979), 39
[126] SELL, S.: in: "Cancer Markers" S. SELL (ed), Humana Press (1980), 249
[127] GITLIN, D., A. PERRICELLI, G. M. GITLIN: Cancer Res. **32** (1972), 979
[128] WEISS, W.: Onkologie **1** (1978), 6
[129] LAMERZ, R.: Therapiewoche **28** (1978), 4081
[130] EGAN, M. L., E. ENGVALL, E. I. RUOSLAHTI, C. W. TODD: Cancer **40** (1977) Suppl. 458
[131] GOLD, P., S. O. FREEDMAN: J. exp. Med. **121** (1965), 439
[132] GOLD, P., S. O. FREEDMAN: J. exp. Med. **122** (1965), 467
[133] THOMSON, D. M. P., J. KRUPEY, S. O. FREEDMAN: P. GOLD: Proc. Natl. Acad. Sci. USA **64** (1969), 161
[134] MACH, J.-P.: in "Tumor Markers: Impact and Prospects", E. BOELSMA, Ph. RÜMKE (eds.), Elsevier, North-Holland (1979), 117
[135] KLEIST, S. v.: Z. Krebsforsch. **90** (1977), 1
[136] AUER, J. O.: Z. Gastroenterologie **15** (1977), 543
[137] BURTIN, P.: Vortrag, Int. Sympos. on Immunodiagnosis and Immunotherapy of Cancer, October 12—16, 1980, Erfurt, GDR
[138] Int. Conference on Clinical Use of Carcinoembryonic Antigen: Cancer **42** (1978) Suppl.
[139] DHAR, P., T. MOORE, N. ZAMCHECK, H. Z. KUPCHIK: J. Am. Med. Ass. **221** (1972), 31
[140] PASTERNAK, G.: in „Klinische Immunologie und Allergologie" Hrsg. L. Jäger, VEB Gustav Fischer Verlag, Jena 2. Aufl. (1983), 664
[141] GROSS, L.: Cancer Res. **3** (1943), 326

[142] FOLEY, E. J.: Cancer Res. **13** (1953), 835
[143] PREHN, R. T., J. M. MAIN: J. Natl. Cancer Inst. **18** (1957), 769
[144] KLEIN, G., H. O. SJÖGREN, E. KLEIN, K. E. HELLSTRÖM: Cancer Res. **20** (1960), 1561
[145] GRAFFI, A., G. PASTERNAK, K.-H. HORN: Acta Biol. Med. Germ. **12** (1964), 726
[146] PASTERNAK, G., A. GRAFFI, K.-H. HORN: Acta Biol. Med. Germ. **13** (1964), 276
[147] BASOMBRIO, M. A.: Cancer Res. **30** (1970), 2458
[148] BASOMBRIO, M. A., R. T. PREHN: Int. J. Cancer **10** (1972), 1
[149] BASOMBRIO, M. A., R. T. PREHN: Natl. Cancer Inst. Monograph **35** (1972), 117
[150] PREHN, R. T.: Adv. Cancer Res. **23** (1976), 203
[151] CARBONE, G., G. PARMIANI: J. Natl. Cancer Inst. **55** (1975), 1195
[152] REDDY, L., P. J. FIALKOW: J. exp. Med. **150** (1979), 878
[153] BALDWIN, R. W., M. J. EMBLETON, M. V. PIMM: in "Tumor-associated antigens and their specific immune response", F. SPREAFICO, R. ARNON (eds)., Acad. Press London, New York, San Francisco (1979), 21
[154] EMBLETON, M. J., R. W. BALDWIN: Int. J. Cancer **23** (1979), 840
[155] TAYLOR, G., S. KUMAR, P. BRENCHLEY, P. WILSON, B. COSTELLO, G. H. SHAW: Int. J. Cancer **23** (1979), 487
[156] O'TOOLE, C., P. PERLMANN, B. UNSGAARD, G. MOBERGER, F. EDSMYR: Int. J. CANCER **10** (1972), 77
[157] TARANGER, L. A., W. H. CHAPMAN, I. HELLSTRÖM, K. E. HELLSTRÖM: Science **176** (1972), 1337
[158] WAHL, D. V., W. H. CHAPMAN, I. HELLSTRÖM, K. E. HELLSTRÖM: Int. J. Cancer **14** (1974), 114
[159] GROSS, L.: "Oncogenic Viruses" Pergamon Press Ltd. (1970)
[160] KLEIN, G. (ed.): "Viral Oncology" Raven Press (N! Y.) (1980)
[161] TOOZE, J. (ed.): "DNA Tumor Viruses" Cold Spring Harbor Laboratory (1980), part 2
[162] STEIN, J. J.: Cancer **34** (1974), Suppl., 1343ff
[163] RAPP, F., C. L. REED: Cancer **40** (1977), Suppl., 419
[164] ITO, Y. (ed.): "Viruses and Human Cancer" Progress in exp. Tumor Res. **21** (1978)
[165] GRAFFI, A.: Sitzungsberichte der AdW der DDR 9 (1975)
[166] KLEIN, G.: Proc. Natl. Acad. Sci. USA 69 (1972), 1056
[167] EPSTEIN, M. A.: in: "Nasopharyngeal Carcinoma: Etiology and Control" G. de THE, Y. ITO (eds.), IARC Scientific Publications No. **20** (Lyon) (1978), 333
[168] MAUPAS, P., A. GOUDEAU, P. COURSAGET, J.-P. CHIRON, J. DRUCKER, F. BARIN, J. PERRIN, F. DENIS, I. DIOP-MAR, J. SUMMERS: in "Viruses in Naturally Occuring Cancers" M. ESSEX, G. TODARO, H. Zur HAUSEN (eds.), Cold Spring Harbor Conf. on Cell Proliferation Vol. **7**, 481
[169] COURSAGET, P., P. MAUPAS, A. GOUDEAU, J.-P. CHIRON, J. DRUCKER, F. DENIS, I. DIOP-MAR: J. Natl. Cancer Inst. **65** (1980), 687
[170] GARFIELD, E.: Current Contents **25** (1981), 5
[171] ZOTTER, St., Ch. KEMMER, M. MÜLLER: "Mammary Tumor Virus Investigations in Mouse and Man" VEB Gustav Fischer Verlag Jena, Elsevier/North-Holland Scientific Publish. Ltd (1981)
[172] SPIEGELMAN, S.: Progr Hematol I (1975), 305
[173] GALLO, R. C., F. L. MEYSKENS jr.: Semin Hematol **15** (1978), 379
[174] HARTLEY, J. W., N. K. WOLFORD, L. J. OLD, W. P. ROWE: Proc. Natl. Acad. Sci. USA **74** (1977), 789
[175] DULBECCO, R.: Science **192** (1976), 437
[176] DUESBERG, P. H., P. K. VOGT, K. BISTER, D. TROXLER, E. M. SCOLNIK: in: "Oncogenic Viruses and Host Cell Genes" Y. IKAWA, T. ODAKA (eds.), Acad. Press New York (1979), 88
[177] ROUSSEL, M., S. SAULE, C. LAGROU, C. ROMMENS, H. BEUG, T. GRAF, D. STEHELIN: Nature **281** (1979), 452
[178] ERIKSON, R. L., A. F. PURCHIO, E. ERIKSON, M. S. COLLETT, J. S. BRUGGE: J. Cell Biol. **87** (1980), 319
[179] HUNTER, T.: Cell **22** (1980), 647
[180] STEHELIN, D., H. E. VARMUS, J. M. BISHOP, P. K. VOGT: Nature **260** (1976), 170

[181] Bishop, J. M.: Cell **23** (1981), 5
[182] Hogg, N.: in "Surfaces of Normal and Malignant Cells" R. O. Hynes (ed.), John Wiley & Sons, Chichester, New York, Brisbane, Toronto (1979), 287
[183] Pasternak, G.: Adv. Cancer Res. **12** (1969), 1
[184] Herberman, R. B.: Biochim. Biophys. Acta **473** (1977), 93
[185] Habel, K.: Proc. Soc. exp. Biol. Med. **106** (1961), 722
[186] Sjögren, H. O., I. Hellström, G. Klein: Cancer Res. **21** (1961), 329
[187] Klein, G.: Harvey Lecture **69** (1975), 71
[188] Sharma, J. M.: in "Animal Models of Comparative and Developmental Aspects of Immunity and Disease". M. E. Gershwin, E. L. Cooper (eds.), Pergamon Press (1978), 132
[189] Zur Hausen, H.: in "DNA Tumor Viruses" J. Tooze (ed.), Cold Spring Harbor Laboratory (1980), 747
[190] Biggs, P. M.: in "Oncogenesis and Herpesviruses II" G. de The, (ed.), Lyon, IARC Scientific Publications, (1975), 317
[191] Henle, W.: Klin. Wochenschr. **55** (1977), 847
[192] Henle, G., W. Henle, V. Diehl: Proc. Natl. Acad. Sci. USA **59** (1968), 94
[193] McKenna, R. W., J. Parkin, K. J. Gajl-Peczalska, J. H. Kersey, R. D. Brunning: Blood **50** (1977), 505
[194] Fialkow, P. J.: Biochim. Biophys. Acta **458** (1976), 283
[195] Klein, G.: in "Oncogenesis and Herpesviruses III"/part 2 G. de The, W. Henle, F. Rapp (eds.), Lyon, IARC Scientific Publications, (1978), 815
[196] Svedmyr, E., M. Jondal: Proc. Natl. Acad. Sci. USA **72** (1975), 1622
[197] Jondal, M., E. Svedmyr, E. Klein, G. Klein: in "Comp. Leukemia Res. 1975"; Bibl. Haematol. No. 43, J. Clemmesen, D. S. Yohn, (eds.), Kager Basel (1976), 265
[198] Pearson, G. R., B. Johansson, G. Klein: Int. J. Cancer **22** (1978), 120
[199] Chan, S. H., P. H. Levine, G. B. De The, S. E. Mulroney, M. F. Lavone, S. P. P. Glen, E. H. Goh, T. H. Khor, R. R. Conelly: Int. J. Cancer **23** (1979), 181
[200] De The, G., A. Geser, N. E. Day, P. M. Tukei, E. H. Williams, D. P. Beri, P. G. Smith, A. G. Dean, G. W. Bornkamm, P. Feorino, W. Henle: Nature **274** (1978), 756
[201] Zur Hausen, H.: in "Strategies in Clinical Hematology" R. Gross, K.-P. Hellriegel, (eds.), Springer Verlg Berlin, Heidelberg, New York (1979), 1
[202] Kaiser-McCaw, B., A. L. Epstein, H. S. Kaplan, F. Hecht: Int. J. Cancer **19** (1977), 482
[203] Klein, G.: Proc. Natl. Acad. Sci. USA **76** (1979), 2442
[204] Aaronson, S. A., J. R. Stephenson: Proc. Natl. Acad. Sci. USA **71** (1974), 1957
[205] Nowinski, R. C., S. L. Kaehler: Science **185** (1974), 869
[206] Stockert, E., L. J. Old, E. A. Boyse: J. exp. Med. **133** (1971), 1334
[207] Boyse, E. A.: Immunol. Rev. **33** (1977), 125
[208] Kurth, R., E. M. Fenyö, E. Klein, M. Essex: Nature **279** (1979), 197
[209] Essex, M., C. K. Grant, S. M. Cotter, A. H. Sliski, W. D. Hardy jr.: in "Modern Trends in Human Leukemia III" R. Neth, R. C. Gallo, P.-H. Hofschneider, K. Mannweiler, (eds.), Springer Verlag Berlin, Heidelberg, New York (1979), 453
[210] Jarrett, O.: in "Modern Trends in Human Leukemia III" R. Neth, R. C. Gallo, P.-H. Hofschneider, K. Mannweiler, (eds.), Springer Verlag Berlin, Heidelberg, New York (1979), 439
[211] Essex, M., C. K. Grant, S. M. Cotter, W. D. Hardy jr.: in "Modern Trends in Human Leukemia IV" R. Neth, R. C. Gallo, T. Graf, K. Mannweiler, K. Winkler, (eds.), Springer Verlag Berlin, Heidelberg, New York (1981), 483
[212] Poiesz, B. J., F. W. Ruscetti, A. F. Gazdar, P. A. Bunn, J. D. Minna, R. C. Gallo: Proc. Natl. Acad. Sci. USA **77** (1980), 7415
[213] Gallo, R. C., B. J. Poiesz, F. W. Ruscetti: in "Modern Trends in Human Leukemia IV" R. Neth, R. C. Gallo, T. Graf, K. Mannweiler, K. Winkler, (eds.), Springer Verlag Berlin, Heidelberg, New York (1981), 502
[214] Fialkow, P., E. D. Thomas, J. I. Bryant, P. E. Neiman: Lancet I (1971), 251

[215] NEWBURGER, P. E., S. A. LATT, J. M. PESANDO, K. GUSTASHAW, M. POWERS, R. S. K. CHAGANTI, R. J. O'REILLY: New Engl. J. Med. **304** (1981), 712
[216] KARPAS, A., T. G. WREGHITT, J. NAGINGTON: Lancet (1978), II 1016
[217] METZGAR, R. S., T. MOHANAKUMAR, D. P. BOLOGNESI: Comp. Leukemia Res. 1975, Bibl. Haematol. N. 43, J. CLEMMESEN, D. S. YOHN, (eds.), Karger, Basel (1976), 549
[218] OLIVER, R.T. D., A. PILLAI: Proc. Roy. Soc. Med. **70** (1977), 556
[219] JAQUEMIN, P. C., C. SAXINGER, R. C. GALLO: Nature **276** (1978), 230
[220] BARBACID, M., D. BOLOGNESI, S. A. AARONSON: Proc. Natl. Acad. Sci. USA **77** (1980), **1617**
[221] SNYDER, H. W., E. FLEISNER: Proc. Natl. Acad. Sci. USA **77** (1980), 1622
[222] DE LEO, A. B., G. JAY, E. APELLA, G. C. DUBOIS, L. W. LAW, L. J. OLD: Proc. Natl. Acad. Sci. USA **76** (1979), 2420
[223] DE LEO, A. B., G. JAY, E. APELLA, G. C. DUBOIS, L. W. LAW, L. J. OLD: Transp. Proc. XII (1980), 65
[224] JAY, G., A. B. DE LEO, E. APELLA, G. C. DUBOIS, L. W. LAW, G. KHOURY, L. J. OLD: in Cold Spring Harbor Sympos. Quant. Biol. **44** (1979), 659
[225] CRAWFORD, L. V., D. C. PIMM, E. G. GURNEY, P. GOODFELLOW, J. TAYLOR-PAPADIMITRIOU: Proc. Natl. Acad. Sci. USA **78** (1981), 41
[226] MARTIN, W. J., E. EHSBER, W. G. COLLON, J. M. RICE: Br. J. Cancer 28 (1973) Suppl. 48
[227] PARMIANI, G., G. CARBONE, G. INVERNIZZI, M. A. PIEROTTI, M. L. SENSI, M. J. ROGERS, E. APELLA: Immunogenetics **9** (1979), 1
[228] ROGERS, M. J., M. A. PIEROTTI, G. PARMIANI, E. APELLA: in "Alien Histocompatibility Antigens in Cancer" M. M. BORTIN, R. L. TRUITT, (eds.), Grune & Stratton (1980), 38
[229] SCHIRRMACHER, V., D. HUBSCH, F. GARRIDO: Proc. Natl. Acad. Sci. USA **77** (1980), 5409
[230] BOYSE, E. A., L. J. OLD, F. LUELL: Nature **201** (1964), 779
[231] MARTIN, W. J.: Cell. Immunol. **15** (1975), 1
[232] SONDEL, P. M., F. H. BACH: in "Alien Histocompatibility Antigens in Cancer" M. M. BORTIN, R. L. TRUITT, (eds.), Grune & Stratton (1980), 211
[233] OLD, L. J., E. STOCKERT, E. A. BOYSE, J. H. KIM: J. exp. Med. **127** (1968), 523
[234] WUNDERLICH, J. R., E. B. ROSENBERG, J. M. CONOLLY: in "Progress in Immunology" B. AMOS, (ed.), Acad. Press, New York (1971), 473
[235] KODERA, Y., M. A. BEAN: Int. J. Cancer **16** (1975), 579
[236] SHAW, A. R. E., M. K. DASGUPTA, T. KOVITHAVONGS, K. V. JOHNY, J. C. LE RICHE, J. B. DOSSETOR: Int. J. Cancer **24** (1979), 586
[237] WAKE, N., N. TAKAGI, M. SASAKI: J. Natl. Cancer Inst. **60** (1978), 51
[238] KLEIN, G., E. KLEIN: Int. J. Cancer **15** (1975), 879
[239] BOWEN, J. G., R. W. BALDWIN: Int. J. Cancer **23** (1979), 826
[240] BOWEN, J. G., R. W. BALDWIN: Int. J. Cancer **23** (1979), 833
[241] LENNOX, E., K. SIKORA, G. KOCH: in "Current Trends in Tumor Immunology". S. FERRONE, R. B. HERBERMAN, R. A. REISFELD, L. GORINI, (eds.), Garland Publish. Inc., N. Y. (1979)
[242] HAYWOOD, G. R., Ch. F. MCKHANN: J. exp. Med. **133** (1971), 1171
[243] TING, C., R. B. HERBERMAN: Nature New Biol. **232** (1971), 118
[244] PEARSON, T., K. SIKORA, E. LENNOX: Br. J. Cancer **37** (1978), 530
[245] CHAUVENET, P. H., R. T. SMITH: Int. J. Cancer **22** (1978), 79
[246] THOMSON, D. M. P., J. E. RAUCH, J. C. WEATHERHAÉAD, P. FRIEDLANDER, R. O' CONNOR, N. GROSSER, J. SHUSTER, P. GOLD: Br. J. Cancer **37** (1978), 753
[247] WOLF, A., P. J. G. AVIS: Transpl. **9** (1970), 18
[248] MCCOLLESTER, D. L.: Cancer Res. **30** (1971), 2832
[249] MILLECK, J.: in „Transplantations- und Tumorimmunologie" G. PASTERNAK, U. SCHNEEWEISS, Hrsg., VEB Gustav Fischer Verlag, Jena (1973), 181
[250] KAHAN, B. D., R. A. REISELD: "Transplantation Antigens" Acad. Press New York, London (1972)

[251] MELTZER, M. S., E. J. LEONHARD, H. J. RAPP, T. BORSOS: J. Natl. Cancer Inst. **47** (1971), 703

[252] NATORI, T., L. W. LAW, E. APELLA: Cancer Res. **38** (1978), 359

[253] CAREY, T. E., K. O. LLOYD, T. TAKAHASHI, L. R. TRAVASSOS, L. J. OLD: Proc. Natl. Acad. Sci. USA **76** (1979), 2898

[254] GORODILOVA, V. V., A. HOLLINSHEAD: Science **190** (1975), 39

[255] ICREW Workshop report, Br. J. Cancer **41** (1980), 843

[256] PASTERNAK, G.: in "Immunologie-Informationen 1", Ges. f. Klin. und Exper. Immunologie der DDR, 7

[257] WEISS, D. W.: Cancer Immunol. Immunotherapy **2** (1977), 11

[258] HEWITT, H. V., E. R. BLAKE, A. S. WALDE: Br. J. Cancer **33** (1976), 241

[259] SUSLOV, J. M., J. L. MCCOY, G. B. CANNON, R. B. HERBERMAN: J. Natl. Cancer Inst. **65** (1980), 709

---

[1]) Die in der Überschrift gestellte Frage ist mit ‚ja' zu beantworten. Allerdings sind es weniger das p53 u. ä. Proteine, die hierbei eine Rolle spielen, als vielmehr Produkte von Analoga retroviraler onc-Gene, die sich auch in nichtvirusassoziierten, spontan entstehenden Tumoren des Menschen finden lassen.

2. Effektormechanismen, die in vitro und in vivo zur Zerstörung von Tumorzellen führen

2.1. Einführung

Hinweise auf immunologische Abwehrreaktionen gegen Krebszellen stammen in erster Linie aus tierexperimentellen Untersuchungen. Ein markantes Beispiel ist die spontane Regression bestimmter virusinduzierter Tumoren [1]. Das auch beim Menschen zu beobachtende Verschwinden von Hautwarzen — durch Papillomviren hervorgerufene gutartige Tumoren — scheint ebenfalls eine immunologische Basis zu haben [2]. Hinsichtlich der Effektivität ist die komplette Regression eines virusinduzierten Tumors ein Extremfall tumorspezifischer Immunität. In den meisten Fällen ist die tumorspezifische Immunität nur schwach ausgeprägt. Im syngenen oder autochthonen Transplantationsmodell ist das immunisierte Tier lediglich vor einer geringen Tumorzell-Testdosis geschützt [3, 4].

Ein der Transplantationsimmunität vergleichbares Phänomen läßt sich an Tieren mit progressiv wachsenden Tumoren unterschiedlicher Genese beobachten. Offenbar sind immunologische Abwehrmechanismen des Tumorträgers bei einem noch nicht zu weit fortgeschrittenen Tumorwachstum in der Lage, das Auswachsen subkutan transplantierter, autologer Tumorzellen zu verhindern [5—8]. Diese Immunität, die das Tumorwachstum begleitet (concomitant immunity), wirkt möglicherweise der Bildung und dem Wachstum von Metastasen entgegen; es ist nicht ausgeschlossen, daß ein derartiges Phänomen auch bei Tumorerkrankungen des Menschen eine Rolle spielt [8—10].

Die Vorgänge, die zur Abstoßung von Tumorzellen führen, sind komplexer Natur. Der spezifische Charakter der Transplantationsimmunität weist auf eine essentielle Beteiligung von Lymphozyten hin. Mit Lymphozyten immunisierter Tiere läßt sich die Transplantationsimmunität auf neutrale, histokompatible Empfänger übertragen. Aus der Hemmung der Übertragbarkeit durch spezifische Antiseren und Experimenten mit thymuslosen Mäusen geht hervor, daß vor allem T-Lymphozyten die Transplantationsimmunität vermitteln [1, 11, 12]. T-Lymphozyten entsprechend immunisierter Spender können Tumorzellen in vitro spezifisch angreifen und zerstören [13].

Bei den spontan entstehenden, weniger immunogenen Tiertumoren und Tumoren des Menschen scheinen T-Lymphozyten keine dominierende Rolle zu spielen. Die Anwesenheit spezifischer T-Killerzellen im Blut von Tumorpatienten stellt eher die Ausnahme als die Regel dar (vgl. Abschnitt 1.5.). Daher setzt man gewisse Hoffnungen in die Effizienz T-Lymphozyten-unabhängiger Abwehrmechanismen. Es ist ja bekannt, daß auch Makrophagen, Granulozyten, NK- und K-Zellen Tumorzellen lysieren oder deren Wachstum hemmen können (Abb. 3). Die Wirksamkeit eines T-Zell-unabhängigen Abwehrmechanismus' zeigt sich z. B. darin, daß bestimmte Tumoren in thymuslosen Nacktmäusen schlechter wachsen als in den entsprechenden normalen Tieren [14, 15]. Die genannten Effektorzellen reagieren in erster Linie unspezifisch, weil sie keine eigenen, den antigenspezifischen Rezeptoren der Lymphozyten vergleichbare Erkennungsstruk-

turen besitzen. Durch Wechselwirkung mit spezifischen T-Lymphozyten oder Kooperation mit spezifischen Antikörpern können jedoch auch unspezifische Killerzellen eine Tumorspezifität erlangen.
Über die Bedeutung zellulärer Mechanismen bei der immunologischen Abwehr von Krebszellen sollte nicht vergessen werden, daß auch humorale Faktoren zur Vernichtung maligner Zellen beitragen können. Eine Komplementaktivierung — durch eine Antigen-Antikörper-Reaktion oder über den Alternativweg ausgelöst — kann ebenfalls zur Lyse von Tumorzellen führen. Darüber hinaus besitzen bestimmte Komponenten im frischen Blutplasma eine antileukämische Aktivität [16, 17 siehe Abschn. 3.6. S. 77].

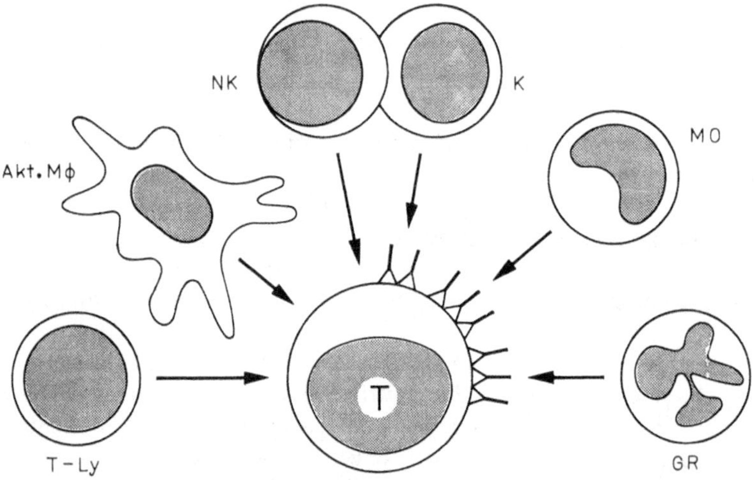

Abb. 3. Typen zytotoxischer Zellen, die eine Tumorzelle (T) in vitro zerstören können: Spezifisch zytotoxische T-Lymphozyten (T-Ly), aktivierte Makrophagen (AKT. MØ), NK- und K-Zellen sowie Monozyten (MO) und Granulozyten (GR).
Während T-Lymphozyten, aktivierte Makrophagen und NK-Zellen antikörperunabhängig reagieren, lysieren K-Zellen, Monozyten und Granulozyten vor allem Tumorzellen, an die sich Antikörper (YYY) spezifisch angelagert haben (antikörperabhängige zelluläre Zytotoxizität). Man vermutet, daß NK- und K-Zell-Aktivität Funktionen ein und derselben Zelle sein können.

2.2. *Bedeutung, Spezifität und Übertragbarkeit von T-Lymphozyten*

Nach der Antigenstimulierung proliferieren immunkompetente T-Lymphozyten und differenzieren sich entweder zu Helferzellen oder zur Kategorie der Suppressor- und Killerzellen. Helferzellen einerseits sowie Suppressor- und Killerzellen andererseits besitzen bestimmte Differenzierungsantigene, was ihre Auffindung bei immunologischen Prozessen ermöglicht. Größte Beachtung gilt seit ihrer Entdeckung den T-Killerzellen, weil man sie für die wichtigsten Effektorzellen der immunologischen Tumorabwehr hält. Man weiß heute jedoch, daß an ihrer Herausbildung T-Helferzellen mitwirken, deren Aktivität wiederum von Suppressorzellen reguliert wird.
Eine wesentliche Aufgabe zytotoxischer T-Lymphozyten ist zweifellos die Elimination virusinfizierter körpereigener Zellen, z. B. die Vernichtung Epstein-Barr-Virus-transformierter Lymphozyten bei der infektiösen Mononukleose. Die akute Phase der Erkran-

kung ist durch eine massive Vermehrung von T-Lymphozyten charakterisiert [18, 19], wobei es auch zur Bildung zytotoxischer T-Lymphozyten kommt, die sich gegen ein EBV-assoziiertes Antigen auf der Oberfläche von B-Lymphoblasten richten [20].
Mit Hilfe monoklonaler, gegen Differenzierungsantigene der T-Lymphozyten gerichteter Antikörper wurde nachgewiesen, daß sich die Population der Suppressor- und Killerzellen stark vermehrt und im Gegensatz zu gesunden Kontrollen ein Übergewicht über die Helferzellen gewinnt [21]. Die Erkrankung verläuft in der Regel gutartig, weil die T-Killerzellen die EBV-positiven Lymphoblasten eliminieren. Aus dem Blut von Patienten mit einem BURKITT-Lymphom sind ebenfalls zytotoxische T-Lymphozyten, die sich gegen ein EBV-induziertes Membranantigen richten, isoliert worden [22], aber diese Killerzellen sind offensichtlich nicht in der Lage, den proliferierenden Klon EBV-positiver maligner B-Lymphozyten unter Kontrolle zu halten. Unbehandelt nimmt die Tumorerkrankung in den meisten Fällen einen progredienten Verlauf. Die Frage, warum die T-Killerzellen bei der infektiösen Mononukleose die Oberhand behalten, dem BURKITT-Lymphom gegenüber jedoch unterliegen, kann gegenwärtig nicht schlüssig beantwortet werden. Die mangelhafte Effizienz der T-Lymphozyten ist allerdings für die Mehrzahl maligner Erkrankungen kennzeichnend. Sogar bei tierexperimentellen Studien gelingt der Nachweis spezifischer T-Killerzellen nicht in jedem Fall. In-vivo- und in-vitro-Tests liefern z. T. differierende Aussagen über die Aktivität spezifischer Lymphozyten. Hierbei ist jedoch zu berücksichtigen, daß mit unterschiedlichen Tests unterschiedliche Aktivitäten von Immunzellen bzw. Aktivitäten unterschiedlicher Zelltypen nachgewiesen werden [23—25]. Verlaufsstudien an tumortragenden Mäusen und Ratten haben gezeigt, daß spezifische T-Killerzellen in größerer Anzahl lediglich vorübergehend, während einer frühen Wachstumsphase des Tumors, gebildet werden. Später verschwinden die Killerzellen weitgehend, persistieren aber offenbar als Gedächtniszellen, d. h. als Zellen, deren zytotoxische Aktivität restimulierbar ist [24]. Ob die Entwicklung spezifischer T-Lymphozyten in Tumorpatienten einen analogen Verlauf nimmt, sei dahingestellt. In Übereinstimmung mit den tierexperimentellen Modellen findet man jedoch im Blut von Tumorpatienten in den meisten Fällen keine spezifischen T-Killerzellen, sondern lediglich sensibilisierte Lymphozyten, die bei Kontakt mit TAA Lymphokine freisetzen. Auch hier läßt sich die Bildung zytotoxischer T-Lymphozyten durch eine mehrtägige Kokultivierung mit den Tumorzellen bzw. deren TAA (erneut) induzieren (vgl. Abschnitt 1.5.).
Im Hinblick auf eine therapeutische Nutzanwendung ist es wichtig, daß man spezifische T-Lymphozyten nicht nur in vitro stimulieren, sondern auch in größerem Umfang vermehren kann. In Gegenwart eines von T-Helferzellen produzierten speziellen Wachstumsfaktors ist es möglich geworden, die Proliferation von Lymphoblasten zu unterhalten und eine Langzeitkultivierung spezifischer T-Lymphozyten, auch von Killerzellen, durchzuführen (siehe Abschnitt 2.10).
T-Lymphozyten reagieren antigenspezifisch. Vor allem bei in-vitro-Tests ist zu berücksichtigen, daß die Aktivität von T-Lymphozyten einer Restriktion durch das Histokompatibilitätssystem (MHC-Restriktion) unterliegen kann. Dieser entsprechend zerstören bereits aktivierte T-Lymphozyten in erster Linie diejenigen Targetzellen, die nicht nur das in Frage stehende Antigen, sondern darüber hinaus auch bestimmte Histokompatibilitätsantigene der ursprünglichen Stimulatorzellen besitzen (vgl. Abschnitt 1.5.). Diese Restriktion betrifft die lytische Reaktion der Lymphozyten, die Stimulation zytotoxischer T-Lymphozyten unterliegt dieser Beschränkung offenbar nicht: T-Killerzellen konnten zwar durch allogene Tumorzellen restimuliert werden, sie lysierten jedoch keine allogenen, sondern nur autologe Tumortargetzellen [26]. Im

Abschnitt 1.5. ist auf Konsequenzen, die sich aus der MHC-Restriktion für die Untersuchung humaner Tumorsysteme ergeben können, hingewiesen worden.
In vivo spielt die MHC-Restriktion nahezu keine Rolle, da den T-Lymphozyten autologe oder zumindest syngene Tumorzellen gegenüberstehen. Eine Ausnahme ist die Übertragung immuner T-Zellen auf neutrale Empfänger. Für die Etablierung einer „adoptiven Immunität" scheint eine Histokompatibilität ebenfalls Voraussetzung zu sein [27]. Eine Ausnahmesituation ergibt sich auch bei Tumoren, die keine ‚klassischen' Histokompatibilitätsantigene besitzen, z. B. bei embryonalen Karzinomen. Wie Tests mit H-2-negativen Teratokarzinomzellen der Maus ergeben haben, sind T-Lymphozyten nicht in der Lage, derartige Zellen zu lysieren [28]. Eine Lyse ist dort nur durch antikörperabhängige oder weniger spezifische Mechanismen möglich. Embryonale Karzinomzellen sind offenbar bevorzugte Targets der NK-Zellen (siehe Abschnitt 2.9.).
Die Abwehrfunktion von T-Lymphozyten beschränkt sich nicht allein auf ihre zytotoxische Aktivität. Durch Freisetzung von Lymphokinen können auch Makrophagen und NK-Zellen aktiviert werden. Möglicherweise können immune T-Lymphozyten ihre Information an neutrale Lymphozyten weitergeben. Die adoptive Immunität scheint nicht, wie ursprünglich angenommen wurde, von den Spenderzellen, sondern von Lymphozyten des Empfängers auszugehen. Sie entwickelte sich nämlich nur bei denjenigen Empfängern, die über ein intaktes Immunsystem verfügten. Subletal bestrahlte Mäuse oder Mäuse mit einem T-Zelldefekt sprachen auf einen Transfer immuner T-Lymphozyten nicht an [29—31].
Es ist nicht einmal sicher, ob es bei einer angestrebten zellulären Immuntherapie in erster Linie auf die Killerzellaktivitäten der Spenderlymphozyten ankommt. Untersuchungen an einem Tumormodell der Ratte zeigten, daß eine Tumorregression nur nach Übertragung einer Lymphozytenpopulation mit sehr geringer zytotoxischer Aktivität zu erreichen war. In vitro aktive Killerzellen waren dagegen in vivo unwirksam. Die protektiven Lymphozyten hatte man mit Hilfe monoklonaler Antikörper, die sich gegen ein spezielles Differenzierungsantigen der T-Lymphozyten richteten, aus einer Milzzellsuspension heraus selektioniert [32]. Ein analoges Ergebnis erhielt man bei der Behandlung einer virusinduzierten Mausleukämie durch Cyclophosphamid und tumorspezifische T-Lymphozyten. Der schützende Effekt ging von nichtzytotoxischen „Lyt-1"-positiven Lymphozyten und nicht von in vitro zytotoxisch reagierenden „Lyt-2"-positiven Lymphozyten aus [33]. Diesen Befunden nach zu urteilen, kommt es bei einer zellulären Immuntherapie vor allem auf Spenderlymphozyten an, die mit dem Immunsystem des Empfängers kooperieren und den Lymphozyten des Empfängers eine antigenspezifische Information übermitteln.

2.3. *Makrophagen*

Der Begriff „Makrophage" steht hier stellvertretend für sämtliche mononukleären Phagozyten in den Geweben, einschließlich der im Blut zirkulierenden Monozyten [34]. Aus tierexperimentellen Untersuchungen geht eindeutig hervor, daß Makrophagen das Wachstum von Tumorzellen hemmen können. Bei dieser Funktion stehen weniger die phagozytischen Eigenschaften [35, 36] als vielmehr zytotoxische bzw. zytostatische Aktivitäten im Vordergrund (13, 37—42). Eine zytotoxische Wirkung geht vor allem von denjenigen Makrophagen aus, die durch eine chronische Infektion, durch bakterielle Endotoxine oder durch Lymphokine aktiviert worden sind. Experimente mit Mäusen,

Ratten und Kaninchen haben gezeigt, daß bereits aktivierte Makrophagen nach einem zusätzlichen Stimulus durch bakterielles Endotoxin kurzzeitig einen Faktor sezernieren, der eine Nekrose von Tumoren auslösen kann und Tumorzellen in vitro zerstört [43—47]. Die Wirkung dieses „tumornekrotisierenden Faktors" erstreckt sich auch auf andere Spezies; einige Typen in vitro kultivierter Tumorzellen des Menschen werden ebenfalls zytotoxisch oder zytostatisch beeinflußt [47]. Man vermutet, daß die nach bakteriellen Infektionen gelegentlich beobachteten spontanen Tumorregressionen auf die Aktivität eines derartigen Faktors zurückzuführen sind.
Nichtaktivierte Makrophagen verhalten sich syngenen Tumorzellen gegenüber in der Regel inaktiv, manchmal fördern sie sogar das Tumorzellwachstum [48]. Haben sich spezifische Antikörper an die Tumorzellen angelagert, dann können auch normale, nicht aktivierte Makrophagen zytotoxisch reagieren (siehe Abschnitt 2.11.). Angriffspunkte sind in diesen Fällen die Antigen-Antikörper-Komplexe auf den Tumorzellmembranen.
Im Gegensatz zu den Tumorzellen werden zu Kontrollzwecken eingesetzte, normale Zellen offenbar nicht von aktivierten Makrophagen behelligt [38, 43], aber es ist unklar, inwieweit Makrophagen eindeutig zwischen malignen und nichtmalignen Zellen unterscheiden können. Möglicherweise attackieren Makrophagen vor allem proliferierende Zellen, unabhängig davon, ob diese maligne sind oder nicht.
Durch Wechselwirkung mit TAA-spezifischen Lymphozyten oder durch Anlagerung TAA-spezifischer, zytophiler Antikörper erlangen Makrophagen die Fähigkeit, mit Tumorzellen spezifisch zu reagieren [37, 42, 43]. Auf sich allein gestellt, ohne eine derartige spezifische Armierung, können Makrophagen nicht zwischen unterschiedlichen TAA unterscheiden.
Über die in-vivo-Aktivität der Makrophagen bei malignen Erkrankungen läßt sich noch nichts Endgültiges sagen. Der Makrophagengehalt einzelner Tumoren variiert erheblich. In Mammakarzinomen und malignen Melanomen fand man nach enzymatischer Aufbereitung des Tumorgewebes Makrophagenanteile zwischen 0 und 30% [50], in anderen soliden Tumoren zwischen 0 und 8% [51, 52]. Bei tierexperimentellen Tumoren ergab sich in einigen Fällen eine inverse Beziehung zwischen Makrophagengehalt und Metastasierungstendenz [53]. Nach experimenteller Entfernung der Makrophagen wurden chemisch-induzierte Maussarkome aggressiver und bildeten mehr Metastasen [54]. Es existieren aber auch Daten, die einer Abwehrfunktion der Makrophagen widersprechen. Danach können Makrophagen, die aus tumortragenden Tieren stammen, das Tumorwachstum sogar fördern [49]. Andere Befunde weisen auf funktionelle Defekte hin, sei es, daß Makrophagen tumortragender Ratten ihre Fähigkeit eingebüßt haben, in Entzündungsherde einzuwandern [55] oder daß Monozyten von Tumorpatienten eine geringere Tendenz zeigen zu adhärieren und sich in Makrophagen umzuwandeln [56]. Schließlich sei auf die Existenz von „Suppressormakrophagen" hingewiesen, die die Immunantwort — wahrscheinlich durch eine exzessive Synthese von Prostaglandinen — in erheblichem Maße beeinträchtigen können (siehe Abschnitt 4.7).

2.4. *NK- und K-Zellen, Begriffsbestimmung*

Die Existenz zytotoxischer Zellen, die nicht zu den Phagozyten gehören, ist bereits in zahlreichen Spezies nachgewiesen worden. Die bekanntesten Vertreter derartiger Zellen sind die NK- und K-Zellen. NK-Zellen (natural killer cells) reagieren spontan, d. h. unabhängig von einer immunisierenden Vorbehandlung des Spenders und sind antikörperunabhängig [57—62]. Ihre Fähigkeit, in vitro kultivierte Tumorzellen zu lysieren,

führte zu ihrer Entdeckung (vgl. Abschnitt 1.5.). Die Aktivität der NK-Zellen erstreckt sich auf bestimmte Typen maligner und nichtmaligner Zellen. Die Natur der Rezeptoren, mit deren Hilfe sie die Targetzellstrukturen erkennen, ist noch unbekannt. Die K-Zell-Aktivität unterscheidet sich von der NK-Zell-Aktivität durch ihre Antikörperabhängigkeit. K-Zellen zerstören Targetzellen, an die sich spezifische Antikörper angelagert haben. Durch die Antikörper erhält die Reaktion eine spezifische Richtung, die K-Zellen selbst reagieren unspezifisch. Ihre Kontaktaufnahme mit den Targetzellen vollzieht sich über Fc-Rezeptoren, die mit der Fc-Region der Antikörpermoleküle reagieren. Ursprünglich wollte man mit dem Begriff „K-Zellen" sämtliche Effektorzellen der antikörperabhängigen zellulären Zytotoxizität (ADCC) erfassen. Man ist dann übereingekommen, unter K-Zellen im engeren Sinn nur die nichtphagozytierenden, nichtadhärenten Effektorzellen der ADCC zu verstehen, um eine klare Trennung zwischen ihnen und den ebenfalls zur ADCC fähigen Makrophagen und Granulozyten zu erreichen [13, 63—70].
NK- und K-Zellen sind sich sehr ähnlich; zytomorphologischen Daten nach zu urteilen gehören sie zu den Lymphozyten; da ihnen jedoch die charakteristischen Merkmale immunkompetenter T- oder B-Lymphozyten fehlen, hat man sie auch als „Nullzellen" bezeichnet [69—73].
Das Potential unspezifisch wirkender Killerzellen kann sich nach einer entsprechenden Stimulierung des Spenders oder der Zellen selbst beträchtlich erweitern. BCG, bakterielle Endotoxine oder Lymphokine aktivieren nicht nur Phagozyten, sondern auch NK- und K-Zellen [74—77]. Aktivierte NK- und K-Zellen lysieren Tumorzellen rascher und stärker. Von aktivierten NK-Zellen zu unterscheiden sind unspezifisch reagierende zytotoxische T-Lymphozyten, die auch solche Tumorzellen angreifen können, die NK-Zellen gegenüber resistent sind. Derartige „anormale" Killerzellen, die als Folge einer Aktivierung durch fremde Histokompatibilitätsantigene, z. B. in einer Lymphozytenmischkultur, kurzfristig entstehen können [78—81], sind jedoch an Hand ihrer Oberflächenmarker als typische T-Lymphozyten zu erkennen.

2.5. *Zur Charakterisierung der NK- und K-Zellen*

Spontane Killerzellen entwickeln sich sowohl in thymuslosen Nacktmäusen als auch in Patienten mit einer gestörten Thymusfunktion [57, 82—84]. Die NK- und K-Zellen des menschlichen Blutes wurden als größere granulierte Zellen charakterisiert, die zytochemischen Daten zufolge T-Lymphozyten sein könnten [85, 86], aufgrund ihrer Thymusunabhängigkeit jedoch allenfalls als präthymische Vorläufer von T-Lymphozyten einzustufen wären. Ein Teil der NK-Zellen bildet mit Schaferythrozyten spontan E-Rosetten und besitzt Oberflächenantigene, die auf T-Lymphozyten vorkommen [87, 88]. Da auf diesen Zellen auch Fc-Rezeptoren für IgG nachgewiesen wurden, gehören sie zu den sogenannten „T_G"-Zellen [89, 90]. Es irritierte zunächst, daß Antiseren bzw. monoklonale Antikörper, die sich an Makrophagen oder Granulozyten binden, auch mit einem hohen Prozentsatz der T_G-Zellen, darunter die NK-Zellen, reagieren [91—94]. Inzwischen hat man jedoch mit Hilfe eines monoklonalen Antikörpers ein spezielles Differenzierungsantigen humaner NK- und K-Zellen (HNK-1) entdeckt, das nicht auf reifen Granulozyten und Makrophagen vorkommt. Die HNK-1-positiven Zellen scheinen mit den bereits bekannten größeren granulierten T_G-Zellen identisch zu sein. HNK-1-positiv waren etwa 15% der Blutlymphozyten, 12% der Milzzellen, aber weniger als 1% der Lymphknoten- oder Thymuszellen [95]. Die in Tabelle 6 dargestellte Organverteilung der NK- und K-Zellen stimmt mit diesen Angaben gut überein. NK-Zellen der Maus

zeichnen sich ebenfalls durch ein charakteristisches Muster von Differenzierungsantigenen aus [96—99]. Mit entsprechenden Antiseren konnte die NK-Zell-Aktivität in vivo selektiv gehemmt werden [96, 98, 99].
Ungeachtet der zytochemischen und immunologischen Befunde, denen zufolge die NK- und K-Zellen als prä-T-Zellen zu klassifizieren wären, gibt es auch einige Hinweise auf verwandtschaftliche Beziehungen zwischen spontanen Killerzellen und myeloischen Zellen. Bei Patienten mit einem Chediak-Higashi-Syndrom (siehe Abschnitt 2.9.) sowie bei Mäusen mit der „beige“-Mutation sind nämlich auffälligerweise die Funktionen der Granulozyten und Thrombozyten sowie der NK- und K-Zellen massiv gestört, nicht jedoch die Funktionen der Lymphozyten oder Makrophagen. Darüber hinaus ergeben sich bei der Testung von Patienten mit unreifzelligen Leukämien Anhaltspunkte für eine

Tabelle 5.
Einfluß einer Trypsin- oder Pronasebehandlung auf die Aktivität humaner NK- oder K-Zellen

Trypsin		Pronase	
NK	K	NK	K
3/30[a]	27/39	1/55	26/74
3/36	73/78	1/17	3/30
1/37	17/24	0/9	6/36

Die Angaben beziehen sich auf mononukleäre Blutleukozyten, die durch Zentrifugation über einem Gemisch aus Ficoll und Visotrast (Dichte 1,078) separiert worden waren.
2×10^7 Leukozyten in 1 ml serumfreier Pufferlösung wurden mit 1 ml einer 0,25%igen Lösung von Trypsin (Serva) oder einer 0,5%igen Lösung von Pronase (Serva) 30 min lang bei 37 °C inkubiert. Die Enzymbehandlung wurde durch Zufügen eines serumhaltigen Mediums beendet, anschließend wurden die Zellen 2× gewaschen.
Das Verhältnis von Effektor- zu Targetzellen im Zytotoxizitätstest betrug 50 : 1. Testbedingungen und Berechnungen sind der nachfolgenden Beschreibung zu entnehmen.
a = % spezifische Freisetzung von ^{51}Cr: Killerzellaktivität nach und vor der Enzymbehandlung
Zytotoxizitätstest: 10^4 mit $Na_2{}^{51}CrO_4$ (Kernforschungszentrum Rossendorf der AdW der DDR) markierte Targetzellen wurden mit einem 2-, 10- oder 50-fachen Überschuß an Effektorzellen in 0,1 ml Zellkulturmedium RPMI 1640 (Staatliches Institut für Immunpräparate und Nährmedien, Berlin) mit einem Zusatz von 5% fetalem Kälberserum (Flow Lab.) 4 Stunden lang bei 37 °C inkubiert. Die Testung der NK-Zell-Aktivität erfolgte an Zellen der leukämischen Zellinie K-562, die der K-Zell-Aktivität an Asziteszellen einer Graffivirus-induzierten Mausleukämie (Gr/E) in Gegenwart eines 1 : 200 verdünnten Kaninchen-Anti-Gr/E-Serums. Der Anteil des aus den Targetzellen freigesetzten Isotops wurde nach dem Zentrifugieren der Proben in 0,05 ml des Überstandes im Gammastrahlmeßgerät bestimmt. Die Killerzellaktivität wurde als „Prozent spezifische Freisetzung von ^{51}Cr“ angegeben. Die Berechnung der spezifischen Freisetzung erfolgte nach der Formel: spezifische Freisetzung = (exp. — spont.) : (max. — spont.). „Exp.“ ist die für die einzelne Probe ermittelte Zählrate/min. Jeder Probenwert ist das arithmetische Mittel einer 4-fach Bestimmung. „Max.“ ist die maximal erreichbare Freisetzung in Gegenwart von 0,1% Digitonin, „spont.“ die spontane Freisetzung im Medium (für NK) bzw. in Gegenwart der Effektorzellen aber in Abwesenheit des Antiserums (für K).
Die maximale Freisetzung betrug 80—95%, die spontane Freisetzung 8—15% (für die K-562-Zellen) und 10—22% (für die Gr/E-Zellen).

spontane Killerzellaktivität leukämischer Myeloblasten und Lymphoblasten (siehe Abschnitt 5.4.). Schließlich ist gezeigt worden, daß normale Promonozyten der Maus ebenfalls NK- und K-Zell-aktiv sind [100, 101]. Diesen genannten Befunden nach zu urteilen, sind NK- und K-Zell-Aktivität Eigenschaften unreifer Zellen, die sowohl der lymphatischen als auch der granulozytären oder monozytären Reihe angehören können.
Vieles spricht dafür, daß NK- und K-Zell-Aktivität Funktionen ein und desselben Zelltyps sind, z. B. beim Menschen der der großen granulierten HNK-1-positiven Zellen. Die lytische Aktivität dieser Zellen ist möglicherweise in den lysosomalen Granula konzentriert. Nur so wäre die starke Beeinträchtigung der spontanen Killerzellaktivität bei Patienten mit einem Chediak-Higashi-Syndrom oder bei „beige-Mäusen" verständlich. Die genannten Syndrome sind ursächlich mit einer gestörten Bildung und Funktion primärer oder sekundärer Granula in unterschiedlichen Zelltypen verbunden (siehe Abschnitt 2.9.). Die „Erkennung" der Targetzellen oder zutreffender ausgedrückt die Kontaktaufnahme mit den Targetzellen vollzieht sich bei den spontanen Killerzellen

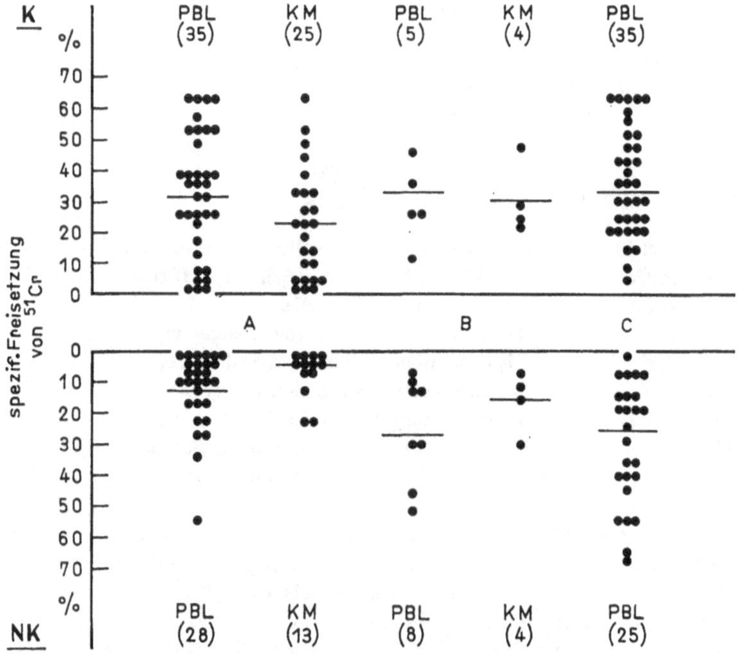

Abb. 4. NK- und K-Zell-Aktivität mononukleärer Leukozyten aus dem Blut (PBL) oder Knochenmark (KM) bei Kindern mit einer akuten lymphoblastischen Leukämie (ALL) in der Remissionsphase: unter der Chemotherapie stehend (A) oder nach Absetzen der Chemotherapie (B). Zu Vergleichszwecken wurde die Killerzellaktivität bei hämatologisch gesunden Kindern bestimmt (C). Jeder Punkt repräsentiert die NK- oder K-Zell-Aktivität eines Probanden. Die Zahl in Klammern gibt die Anzahl der untersuchten Probanden an, die Waagerechte das arithmetische Mittel der zytotoxischen Aktivität. Zur Durchführung der Tests siehe Tabelle 5, S. 41. Das Verhältnis von Effektor- zu Targetzellen betrug 50 : 1.
Während sich die K-Zell-Aktivitäten in den Gruppen A, B und C nicht voneinander unterscheiden, liegt die NK-Zell-Aktivität in der Gruppe A, d. h. bei den Remissionspatienten, die unter einer Chemotherapie stehen, signifikant unter dem Niveau der Gruppen B und C. Die statistische Berechnung erfolgte nach dem t-Test von Student, die Irrtumswahrscheinlichkeit α ist 0,05.

auf 2 unterschiedlichen Wegen: über Fc-Rezeptoren bei den K-Zellen oder über andere, allerdings noch hypothetische Rezeptoren geringer Selektivität bei den NK-Zellen. Möglicherweise gibt es spontane Killerzellen, die entweder nur einen der beiden oder beide Rezeptortypen besitzen, denn bei Untersuchungen an klonierten Milzzellen der Maus hat man Zellinien isoliert, die entweder nur NK-Zell-aktiv [102, 103] oder NK- und K-Zell-aktiv waren [104]. Es ist jedoch nicht klar, ob es sich in den genannten Fällen um NK-Zellen oder um unspezifisch aktivierte T-Killerzellen gehandelt hat.
NK- und K-Zell-Aktivität lassen sich voneinander unabhängig hemmen bzw. manipulieren. Die Fc-Rezeptoren der K-Zellen können z. B. durch eine Inkubation mit Antigen-Antikörper-Komplexen blockiert werden [65, 69] oder durch einen „capping"-Prozeß sogar vollständig von der Zellmembran entfernt werden [90], ohne daß die NK-Zell-Aktivität der Zellsuspension allzu sehr darunter leidet. Andererseits sind Fc-Rezeptoren, und damit K-Zellen, einer Trypsinbehandlung gegenüber wesentlich resistenter als NK-Zellen (Tab. 5 sowie [107, 108]). Pronase inaktiviert sowohl NK-Zellen als auch K-Zellen. Durch eine antileukämische Chemotherapie (Abb. 4) wird die NK-Zell-Aktivität eben-

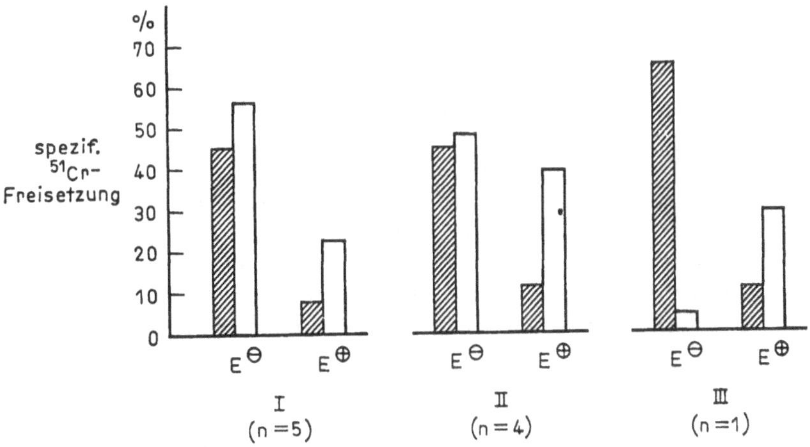

Abb. 5. Aktivität der K-Zellen (schraffierte Säulen) oder NK-Zellen (weiße Säulen) nichtadhärenter mononukleärer Blutleukozyten (NAL) nach spontaner E-Rosettenbildung und Trennung der E-rosettenbildenden Zellen (E^+) von den nichtrosettenbildenden Zellen (E^-) durch Zentrifugation über Ficoll-Visotrast. Die Zellfraktionierung und Zytotoxizitätstestung wurde mit den Leukozyten von 10 gesunden Blutspendern durchgeführt. Das Verhältnis von Effektor- zu Targetzellen betrug 50 : 1. Während in allen 10 Fällen K (E^-) > K (E^+) war, verhielten sich die NK-Zellen wie folgt:

$5 \times$ NK (E^-) > NK (E^+), entspricht Typ I
$4 \times$ NK (E^-) $\approx$ NK (E^+), entspricht Typ II
$1 \times$ NK (E^-) < NK (E^+), entspricht Typ III.

Die prozentualen Anteile der einzelnen Zellfraktionen sowie ihr Verhalten bei der E-, EA- und EAC-Rosettenbildung ist aus der folgenden tabellarischen Zusammenstellung ersichtlich:

	MNL	NAL	E^-	E^+
prozentualer Anteil	100	76 ± 8	21 ± 4	19 ± 4
% E-Rosetten	60 ± 7	70 ± 7	8 ± 3	88 ± 4
% EA-Rosetten		14 ± 1	11 ± 3	4 ± 3
% EAC-Rosetten		20 ± 1	50 ± 9	7 ± 3

falls stärker beeinträchtigt als die K-Zell-Aktivität. Bei der Chemotherapie sind möglicherweise die Kortikosteroide das NK-Zell-hemmende Agens [109].
Unterschiede zwischen NK- und K-Zellen werden in manchen Fällen auch bei der spontanen E-Rosettenbildung mit Schaferythrozyten sichtbar (Abb. 5). Während die Mehrzahl der K-Zellen von 10 gesunden Blutspendern in allen Fällen in der Fraktion der nichtrosettenbildenden Zellen zu finden waren, verhielten sich die NK-Zellen unterschiedlich: 5× zeigten sie ein mit den K-Zellen übereinstimmendes Verhalten, 4× verteilten sie sich zu etwa gleichen Anteilen auf die rosettenbildende und nichtrosettenbildende Fraktion und in einem Fall reicherten sie sich sogar in der Fraktion der rosettenbildenden Zellen an. Zumindest der zuletzt genannte Fall verdeutlicht, daß NK- und K-Zellen unterschiedlichen Zellpopulationen angehören können. Jedes der 3 Verteilungsmuster wurde bereits als typisch für NK- Zellen beschrieben [72, 87, 105, 110, 111]. Die stärkere oder schwächere Neigung von NK-Zellen, E-Rosetten zu bilden, ist vielleicht eine individuelle Eigenschaft, aber unterschiedliche Aktivierungszustände der NK-Zellen könnten dabei ebenfalls ausschlaggebend sein.

2.6. *Organverteilung von NK- und K-Zellen des Menschen*

NK- und K-Zellen zeigen eine auffällige Organverteilung. Sie kommen vor allem im Blut, im Knochenmark und in der Milz vor, in Lymphknoten und Tonsillen sind sie kaum vorhanden, im Thymus und in der Lymphe des Ductus thoracicus überhaupt nicht (Tab. 6 sowie [112—117]). Da Untersuchungen an der Maus Hinweise auf die Entstehung von NK-Zellen im Knochenmark geliefert haben [118—120], wurden die spontanen Killerzellaktivitäten im Knochenmark und peripheren Blut hämatologisch gesunder Spender miteinander verglichen. Die in Abb. 6 zusammengefaßten Ergebnisse der Untersuchung bei 11 Spendern lassen eine Übereinstimmung der Killerzellaktivitäten zwischen

Tabelle 6.
NK- und K-Zell-Aktivität in lymphatischen Organen des Menschen

Organ	n[a]	NK	n	K
PBL	118	0—78 (38)[b]	165	0,5—81 (43)
KM	11	8—69 (35)	14	14—61 (43)
MZ	7	9—92 (24)	9	12—72 (33)
LK	18	0—13 (4)	15	0—4 (2)
TO	18	0,5—11 (4)	18	1—8 (4)
THY	10	0—4 (1)	10	0—2 (1)

Folgende Organe wurden untersucht: peripheres Blut gesunder Erwachsener (PBL), Sternalmark von gesunden Spendern und Patienten mit einer Gallenblasenentzündung (KM), Milz von Patienten mit Morbus Hodgkin (MZ), nicht tumorös befallene Lymphknoten von Patienten mit einem malignen Tumor (LK), Tonsillen von Patienten mit rezidivierender Tonsillitis (TO) und Thymi verstorbener Kleinkinder (THY).
Die Angaben beziehen sich auf mononukleäre Leukozyten, die durch Ficoll-Visotrast-Zentrifugation präpariert worden waren. Das Verhältnis von Effektor- zu Targetzellen im Zytotoxizitätstest betrug 50 : 1. Zur Testdurchführung siehe Tab. 5, S. 41.

a = Anzahl der untersuchten Probanden
b = % spezifische Freisetzung von ^{51}Cr : Variationsbereich (arithmetisches Mittel)

Blut und Knochenmark erkennen und widersprechen damit nicht einer möglichen Entstehung spontaner Killerzellen im Knochenmark. Weitere Indizien einer Knochenmarkabhängigkeit ergeben sich bei der Testung leukämischer Blasten aus dem Blut und Knochenmark (siehe Abschnitt 5.4.), aus Untersuchungen an Patienten mit nichtmalignen hämatologischen Erkrankungen [121] sowie an Patienten nach einer allogenen Knochenmarktransplantation [122].

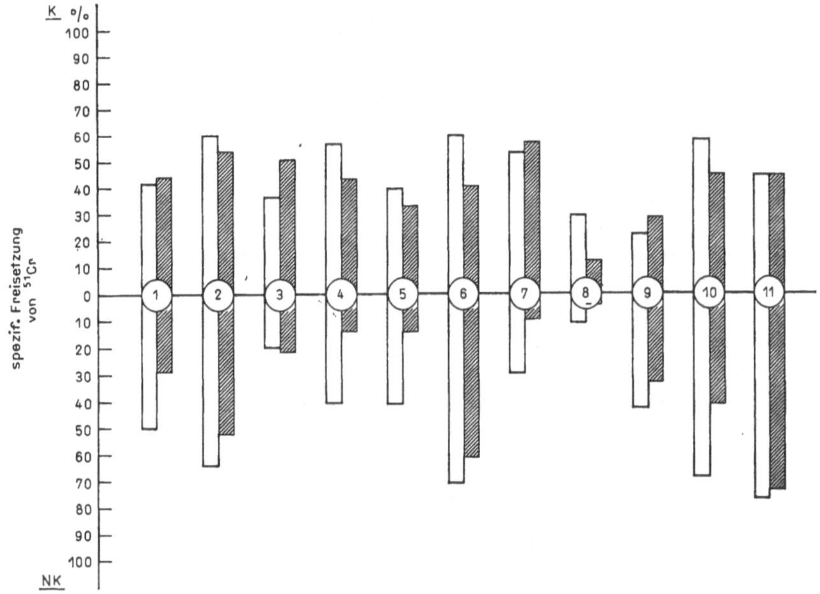

Abb. 6. NK- und K-Zellen im Blut und Knochenmark
Die NK- und K-Zell-Aktivität mononukleärer Leukozyten des Blutes (PBL, weiße Säulen) und des Knochenmarks (KM, schraffierte Säulen) wurde bei 11 hämatologisch gesunden erwachsenen Spendern bestimmt. Zur Durchführung der Tests siehe Tabelle 5, S. 41. Das Verhältnis von Effektor- zu Targetzellen betrug 50 : 1.
Ein signifikanter Unterschied zwischen den Aktivitäten von PBL und KM besteht für NK bei 5 und für K bei 3 der 11 Spender (t-Test nach Student, Irrtumswahrscheinlichkeit α 0,05). Eine Mittelung der NK- oder K-Zell-Aktivitäten ergibt für NK einen signifikanten Unterschied zwischen PBL (50% spezif. Freisetzung von ^{51}Cr) und KM (31% spezif. Freisetzung). In Bezug auf die K-Zell-Aktivität besteht Übereinstimmung zwischen PBL (46% spezif. Freisetzung) und KM (42% spezif. Freisetzung).

Die Killerzellaktivitäten von Leukozyten des Blutes erwachsener Spender sind in Abb. 7 dargestellt. Die NK- und K-Zellen „sammeln" sich in der Fraktion der nichtadhärenten mononukleären Leukozyten, die üblicherweise als Lymphozytenfraktion bezeichnet wird. Tests, mit denen die zytotoxische Aktivität einzelner Zellen bestimmt werden kann, ergaben, daß etwa 5% der Zellen dieser Fraktion eine NK- bzw. K-Zell-Aktivität besitzen [66, 123]. Aus Abb. 7 ist auch die Aktivität der Granulozyten in der ADCC ersichtlich [124, 126, 127]. Die Entfernung plastikadhärenter Monozyten aus der Suspension der mononukleären Zellen führte zu keiner Verringerung der Killerzellaktivität. Es ist aber festgestellt worden, daß Monozyten, nachdem sie sich an eine Unterlage angeheftet haben, ebenfalls zur ADCC fähig sind [125—128].

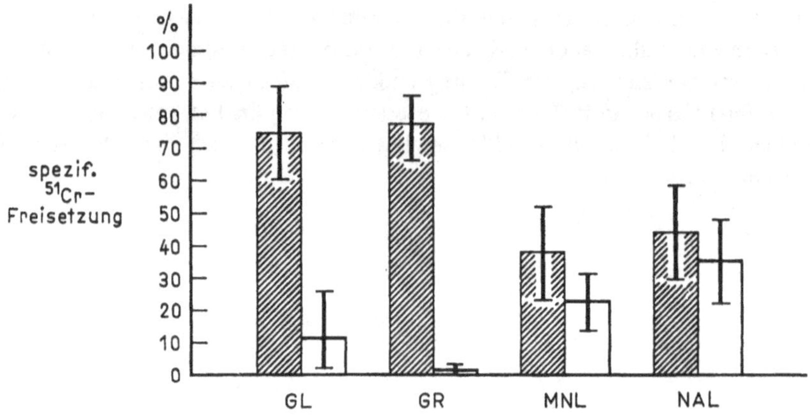

Abb. 7. Spontane Killerzellaktivität unterschiedlicher Leukozytenfraktionen des Blutes K (schraffierte Säulen)- und NK-Zell-Aktivität (weiße Säulen) folgender Leukozytenfraktionen: durch spontane Sedimentation des Blutes gewonnene Gesamtleukozyten (GL), durch Zentrifugation über Ficoll- Visotrast separierte Granulozyten (GR) und mononukleäre Leukozyten (MNL), aus den MNL nach Adhärenz an Plastik-Petrischalen erhaltene nichtadhärente mononukleäre Leukozyten (NAL). Auf die MNL bezogen betrug die Ausbeute an NAL 76 ± 8%.
Zur Durchführung der Tests siehe Tabelle 5, S. 41. Das Verhältnis von Effektor- zu Targetzellen betrug 50 : 1. Die Ergebnisse der Untersuchung von 5 Blutspendern wurden arithmetisch gemittelt.

2.7. *Zur Regulation der NK-Zell-Aktivität*

Die spontanen Killerzellaktivitäten im Blut Neugeborener liegen deutlich unter dem Niveau, das für erwachsene Blutspender ermittelt wurde [129—131]; ein Vergleich Neugeborene—Kinder findet sich in Tab. 7. Bei einigen Neugeborenen war die K-Zell-Aktivität bereits wesentlich stärker ausgeprägt [132] als die NK-Zell-Aktivität. Das

Tabelle 7.
NK- und K-Zell-Aktivität im Blut von Neugeborenen und Kindern

	n[a]	NK	n	K
Neugeborene (Nabelschnurblut)	10	3—27 (14)[b]	24	0—61 (20)
Kinder (0,5—15 Jahre)	25	0—68 (27)	35	3—72 (34)

Untersucht wurden die durch Ficoll-Visotrast-Zentrifugation präparierten mononukleären Leukozyten. Das Verhältnis von Effektor- zu Targetzellen war 50 : 1. Die Testbedingungen sind aus der Legende zu Tabelle 5 ersichtlich.

a = Anzahl der untersuchten Probanden
b = % spezifische Freisetzung von ^{51}Cr : Variationsbreite (arithmetisches Mittel)

Die Mittelwerte für die NK- und K-Zell-Aktivität der Neugeborenen liegen signifikant ($\alpha = 0{,}05$) unter denen, die für die Erwachsenen in Tabelle 6 angegeben wurden. Zwischen Kindern und Erwachsenen besteht keine statistisch zu sichernde Differenz.

erinnert an ähnliche Befunde, die bei Untersuchungen an Miniaturschweinen gemacht wurden und die besagen, daß sich die NK-Zellen erst 2 bis 3 Wochen nach der Geburt entwickeln, während die K-Zellen bereits pränatal vorhanden sind [133—135]. Auch bei Mäusen und einigen anderen Nagetierspezies setzt die Entwicklung der NK-Zell-Aktivität erst nach der Geburt ein [60, 136, 137]. Ein wesentlicher Stimulus für die postnatale Entwicklung der NK-Zellen scheint von der mikrobiellen Besiedelung des jungen Organismus auszugehen. Bei keimarm aufgezogenen Tieren hat man in einigen Fällen eine deutliche Verzögerung der NK-Zellentwicklung festgestellt [138]. Der in Tabelle 8 dargestellte Vergleich zwischen den NK-Zell-Aktivitäten bei konventionell gehaltenen und keimarm aufgezogenen Mäusen des gleichen Stammes läßt die Tendenz zu einer geringeren NK-Zell-Aktivität bei keinarm aufgezogenen Mäusen erkennen.

Die Aktivität spontaner Killerzellen wird durch unterschiedliche Faktoren, die genetischer oder hormoneller Natur sein können, beeinflußt. Die Basisaktivität, die man nichtstimulierten Killerzellen zuschreibt, scheint genetisch determiniert zu sein. Das zeigen z. B. die beträchtlichen Differenzen, die hinsichtlich der NK-Zell-Aktivität zwischen unterschiedlichen Inzuchtstämmen der Maus bestehen [139]. Beige-Mäuse liefern ein weiteres Beispiel für die Abhängigkeit der spontanen Killerzellaktivität von genetischen Faktoren. Ob die z. T. enorme Variabilität der NK- oder K-Zell-Aktivität gesunder Blutspender (vgl. Tab. 6 sowie [140, 141]) genetisch bedingt ist, läßt sich aus Querschnittuntersuchungen nicht ohne weiteres ersehen. Es gibt aber auch beim Menschen einzelne Hinweise auf einen genetischen Hintergrund der spontanen Killerzellaktivität, z. B. scheinen Probanden mit dem HLA-Haplotyp A3 B7 weniger aktive NK-Zellen zu besitzen als Probanden, die diesen Haplotyp nicht haben [140, 142]; ein familiärer K-Zell-Defekt ist ebenfalls beschrieben worden [143].

Endogene Faktoren, die NK-Zellen unmittelbar stimulieren, sind die Interferone [77, 144—160] und das Interleukin-2 [161]. Der Effekt eines Interferons auf humane

Tabelle 8.
NK-Zell-Aktivität von Milzzellen konventionell gehaltener (KONV) und unter gnotobiotischen Bedingungen im Isolator gehaltener Mäuse (SPF)

Targetzellen (Herkunft)	Mausstamm	KONV	SPF
XN	(CBAxBalb/c) F_1	8[a], 10	0, 0
(Balb/c)		15, 15	1, 0
	CBA	2, 5	0, 0
		33	
YAC-1	(CBAxBalb/c) F_1	78, 63	54, 41
(A)		67, 77	67, 46
	CBA	29, 36	18, 7
		68	55
K-562	(CBAxBalb/c)F_1	19, 25	9, 5
(human)		13, 16	9, 10
	CBA	0, 2	0, 0

a = % spezifische Freisetzung von ^{51}Cr bei einem Verhältnis von Effektor- zu Targetzellen = 100 : 1. Zur Testdurchführung siehe Tabelle 5, S. 41. Das Alter der Mäuse betrug 6—9 Wochen.

NK-Zellen ist nicht nur in vitro [77, 144—156], sondern auch in vivo meßbar [157—160]. Des öfteren ist festgestellt worden, daß Interferon vor allem die NK-Zell-Aktivität und nicht die K-Zell-Aktivität fördert [77, 151, 152]. Die erhöhte NK-Zell-Aktivität resultiert sowohl aus der Stimulation bereits vorhandener NK-Zellen als auch aus der Aktivierung inaktiver Vorläuferzellen [150, 162, 163].
Mausexperimente haben gezeigt, daß die Aktivität von NK-Zellen durch Makrophagen reguliert werden kann. Die nach i. p. Injektion von BCG, Corynebacterium parvum u. a. Immunstimulantien feststellbare Aktivierung von NK-Zellen im Peritoneum [164—166] ist makrophagenabhängig [166, 167]. Dabei ist unklar, ob die Peritonealmakrophagen selbst den stimulierenden Faktor, z. B. ein Interferon, produzieren oder lediglich einen notwendigen Stimulus für die Interferonproduktion durch andere Zellen liefern; Interferonproduzenten können sogar die NK-Zellen selbst sein [62]. Ebenfalls makrophagenabhängig ist die nach i. v. Injektion von Immunstimulantien u. a. Substanzen [168—171] oder nach einer subletalen Bestrahlung [172] einsetzende Verminderung der NK-Zell-Aktivität. In diesen Fällen hemmen makrophagenähnliche Milzzellen die Aktivität der NK-Zellen, möglicherweise durch die Sekretion von Prostaglandin [170, 173].
Thymusfaktoren scheinen die Aktivität von NK-Zellen ebenfalls zu dämpfen. Milzzellen thymusloser Nacktmäuse zeigen eine höhere Killerzellaktivität als Milzzellen normaler Mäuse [83, 174, 175]. Nach sc. Implantation eines Thymusstücks verringert sich die NK-Zell-Aktivität thymusloser Mäuse und nähert sich dem Aktivitätsniveau normaler Mäuse (Tab. 9). Eine Wundinfektion muß bei diesem Experiment unbedingt vermieden werden, weil diese die NK-Zellen erneut stimulieren würde.
Bei der Abhängigkeit der spontanen Killerzellaktivität von inneren und äußeren Einflüssen ist es nicht allzu verwunderlich, daß die individuelle Killerzellaktivität starken Schwankungen unterliegen kann. Tabelle 10 gibt die bei 3 gesunden Spendern innerhalb eines Zeitraumes von 1 bis 3 Jahren wiederholt gemessenen Werte wieder. Die individuellen Schwankungen haben keine erkennbare methodische Ursache. Zu dem Zeitpunkt, als bei dem Spender P. J. z. B. nur eine geringe NK- und K-Zell-Aktivität nachweisbar war, zeigten andere Spender im gleichen Test eine wesentlich stärkere Killerzellaktivität.

Tabelle 9.
Einfluß des Thymus auf die NK-Zell-Aktivität der Milzzellen von Balb/c-Mäusen

Targetzellen (Herkunft)	normale Mäuse	thymuslose Nacktmäuse	thymuslose Nacktmäuse mit transplant. Thymus
XN	0[a], 0, 0	52, 55, 77	25, 17
(Balb/c)		63, 60	8, 22
YAC-1	51, 36, 27	100, 100	88, 68
(A)		94, 92, 100	65, 76
K-562	9, 4, 7	66, 74, 64	58, 27
(human)		53, 73	12, 33

a = % spezifische Freisetzung von ^{51}Cr bei einem Verhältnis von Effektor- zu Targetzellen = 100 : 1. Zur Testdurchführung siehe Tabelle 5, S. 41. Das Alter der Mäuse betrug 8—10 Wochen. Die Untersuchung erfolgte 3 Wochen nach s. c. Transplantation des Thymus.

Tabelle 10.

Innerhalb eines längeren Zeitraumes wiederholt bestimmte spontane Killerzellaktivität von Blutleukozyten einzelner Spender

Spender	n[a]	NK-Zellen	n	K-Zellen
P. J.	11	2—44 (21)[b]	20	14—72 (46)
J.M.	5	18—41 (26)	9	18—79 (54)
C.G.	5	11—69 (49)	6	33—62 (54)

NK- und K-Zell-Aktivität mononukleärer Blutleukozyten wurden in einem Zeitraum von 1 bis 3 Jahren wiederholt bestimmt. Das Verhältnis von Effektor- zu Targetzellen betrug 50 : 1. Die Testbedingungen sind aus Tabelle 5, S. 41 ersichtlich.

a = Anzahl der Tests
b = % spezifische Freisetzung von ^{51}Cr : Variationsbereich (arithmetisches Mittel)

2.8. *Spontan reagierende und induzierte Killerzellen bei tumorimmunologischen Abwehrreaktionen*

Dem Konzept einer immunologischen Überwachung zufolge, erkennen T-Lymphozyten antigen veränderte maligne Tumorzellen und verhindern deren Auswachsen und Verbreitung [176—178]. Sieht man von virusassoziierten Tumoren ab, gibt es eine Reihe von Einwänden gegen die Immunsurveillancehypothese [179—183], z. B. die Tatsache, daß bei thymuslosen Mäusen keine höhere Rate an spontan entstehenden oder kanzerogen-induzierten Karzinomen und Sarkomen feststellbar ist als bei Mäusen mit einem intakten T-Zellsystem [180, 184—188]. Daher wurden alternative Vorstellungen entwickelt, nach denen auch unspezifischer wirkende Effektorzellen des Immunsystems, vor allem Makrophagen, bei der Abwehr maligne entarteter Zellen eine ausschlaggebende Rolle spielen könnten [43, 189—192]. Besonders effektiv wäre eine Surveillancefunktion spontan reagierender NK-Zellen, denn sie ist sofort verfügbar und kann darüber hinaus auch weniger immunogene oder nicht immunogene Tumorzellen erfassen. Einige Beobachtungen und tierexperimentelle Befunde stützen die Ansicht über eine derartige Funktion der NK-Zellen, das Wirkungsspektrum der NK-Zellen scheint allerdings nicht allzu weit gesteckt zu sein. NK-Zellen greifen in erster Linie Zellen bestimmter Tumortypen an, z. B. Tumorzellen, die sich von unreifen hämatopoetischen Zellen herleiten. Sie sind jedoch gegenüber der Mehrzahl nativer Karzinom- oder Sarkomzellen unwirksam [193—195].

Ein Teil der NK-resistenten Tumorzellen wird aber von Effektorzellen lysiert, die nach einer artefiziellen Stimulierung, z. B. in einer Lymphozytenmischkultur, entstehen können [78—81, 195]. Diese artefiziell induzierten Killerzellen leiten sich allem Anschein nach direkt von immunkompetenten T-Lymphozyten ab. Man bezeichnet sie u. a. als anormale Killerzellen, weil sie im Gegensatz zu antigenspezifischen T-Lymphozyten offensichtlich unspezifisch reagieren. Die kurzfristig einsetzende Entstehung der anormal reagierenden Killerzellen spiegelt möglicherweise die Aktivierung unterschiedlicher Klone antigenspezifischer Killerzellen wider (siehe Abschnitt 2.10.). Im allgemeinen dauert es mehrere Tage, ehe in einer Lymphozytenmischkultur antigenspezifische T-Killerzellen nachweisbar sind. Aktivität und Entstehung der genannten Killerzelltypen verdeutlicht Abb. 8. NK-Zellen verfügen über eine gewisse Aktivität, die jedoch bei einer in-vitro-Kultivierung, ohne Zusatz stimulierender Agentien, stetig abnimmt (Abb. 8a).

Durch geeignete Stimuli — z. B. in einer Lymphozytenmischkultur (MLC) — werden NK-Zellen fast augenblicklich aktiviert. Sehr rasch entstehen auch anormal reagierende T-Killerzellen (ATK), die aber zu einem späteren Zeitpunkt von antigenspezifischen T-Killerzellen (TK), die sich gegen die in der Mischkultur anwesenden Alloantigene richten, „abgelöst" werden (Abb. 8b).

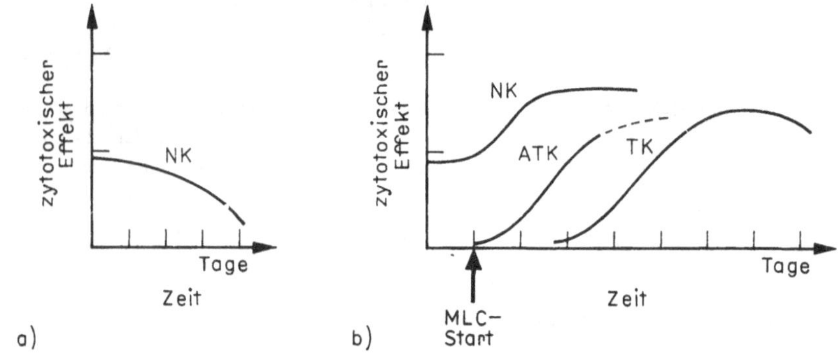

Abb. 8. Aktivität und Entstehung von spontanen und induzierten Killerzellen in vitro (Erklärung im Text)

Man kann Vermutungen darüber anstellen, ob es auch in-vivo-Reaktionen gibt, die — zumindest näherungsweise — in ein derartiges Schema hineinpassen. Einige Vorschläge dazu werden im Abschnitt 2.10. diskutiert. Bei Vorgängen in vivo ist natürlich der Einfluß weiterer Zelltypen, z. B. der von aktivierten Makrophagen und Granulozyten zu berücksichtigen. Die kurze Zusammenfassung der Spielarten zellulärer Zytotoxizität wäre unvollständig ohne den Hinweis auf die antikörperabhängige zelluläre Zytotoxizität (ADCC). Die ADCC ergänzt komplementabhängige Mechanismen und erweitert in erheblichem Maß den Aktivitätsbereich spontaner Killerzellen (siehe Abschnitt 2.11.).

2.9. Wirkungsspektrum von NK-Zellen

NK-Zellen lysieren in erster Linie in vitro kultivierte Tumorzellen, aber auch bestimmte Typen nichtmaligner Zellen. Besonders sensitiv sind einige leukämische Zellinien [196, 197] und embryonale Karzinomzellen [198, 199]. Die aus der Blastenkrise einer chronisch myeloischen Leukämie stammende Zellinie K-562 wird am häufigsten zum Nachweis von NK-Zellen des Menschen verwendet [200, 201]. Prototyp der Maustargetzellen ist die Zellinie YAC-1, die aus virusinduzierten leukämischen T-Zellen etabliert wurde [202]. Unter den nichtmalignen Zellen sind es vor allem fetale Thymus- und Knochenmarkzellen [203—205] sowie fetale in vitro kultivierte Lungenfibroblasten [85], die von NK-Zellen adulter Spender lysiert werden. Die Fibroblasten waren um so sensitiver, je jünger die Feten gewesen waren, aus denen sie stammten.
Das Prinzip, das der Targetzellauswahl der NK-Zellen zugrunde liegt, ist nicht klar erkennbar. Ein Merkmal sensitiver Targetzellen ist zweifellos deren Unreife und geringer Differenzierungsgrad. Ein weiterer Aspekt ist das Fehlen von Histokompatibilitätsantigenen auf der Membran einiger besonders NK-sensitiver Zelltypen. Das trifft nicht nur für embryonale Karzinomzellen zu [198, 206], sondern gilt für die K-562-Zellen [207] und überraschenderweise für die meisten kortikalen Thymuszellen ebenfalls [208].

Offenbar fehlen den HLA-bzw. H-2-negativen Zellen auch speziesspezifische Antigene [209]. Das würde z. B. erklären, warum die K-562 Zellen nicht nur von NK-Zellen humanen Ursprungs, sondern auch von NK-Zellen anderer Spezies lysiert werden [210]. Von besonders sensitiven Targetzellen hat man zwar „Targetzellantigene“ extrahieren können [211], aber es scheint, daß die extreme Lysierbarkeit nicht nur immunologishce Ursachen hat, sondern auch auf physiologischen Besonderheiten der Targetzellen beruht. Ergebnisse von Zytotoxizitätstests, die in Gegenwart von Methotrexat, Actinomycin-D oder Cycloheximid durchgeführt wurden, weisen darauf hin, daß den rasch lysierbaren Zelltypen bestimmte Enzymsysteme fehlen, die bei den NK-Zell-insensitiven Zellen offenbar für die Reparatur von Membranschäden sorgen [212—215].

Da sich der spontane Killerzelleffekt hauptsächlich an in vitro kultivierten Tumorzellen allogener oder xenogener Herkunft offenbart, werden berechtigterweise Zweifel an dessen biologischer Funktion geäußert. Mit tierexperimentellen Untersuchungen ist aber gezeigt worden, daß NK-Zellen prinzipiell fähig sind, das Wachstum syngener Tumorzellen in vivo zu hemmen. Die beobachteten Effekte beziehen sich auf das Wachstum von Leukämiezellen [216—221] oder auf eine artefiziell-induzierte Metastasierung [222—224]. Da für die Experimente überwiegend NK-sensitive Transplantationstumoren verwendet wurden, sind die Ergebnisse jedoch nicht beweiskräftig genug, um das Argument, daß NK-Zellen allem Anschein nach gar nicht in der Lage sind, autologe Tumorbiopsiezellen zu zerstören, zu widerlegen [195, 225]. Es gibt jedoch Hinweise, aus denen sich indirekt der Schluß ziehen läßt, daß NK-Zellen auch die Entstehung primärer Tumoren hemmen können. Die bevorzugte Lyse embryonaler Karzinomzellen und der leukämischen K-562-Zellen z. B. könnte auf eine wichtige Zielgruppe der NK-Zellen hindeuten, denn beide Targetzelltypen repräsentieren Stammzellen, aus denen sich unterschiedliche Zelltypen entwickeln können [226—228]. Möglicherweise eliminieren NK-Zellen überschüssige Stammzellen oder verhindern, daß sich derartige Zellen unerlaubt ausbreiten. Die Elimination unreifer, aus dem Thymus stammender Zellen könnte ebenfalls zu diesem Aufgabenbereich gehören. Einen ersten Hinweis auf die Richtigkeit dieser Annahme lieferten Untersuchungen, mit denen gezeigt wurde, daß normale Thymuszellen durch NK-Zellen syngener Spender lysiert werden [204, 205]. Würden NK-Zellen embryonale Karzinomzellen in situ zerstören, dann müßten sich z. B. Teratokarzinome in beige-Mäusen oder in Mäusen, bei denen die NK-Zell-Aktivität künstlich vermindert wurde, leichter induzieren lassen als in normalen Mäusen [229]. Bisher ist die experimentelle Erzeugung von Teratokarzinomen nur bei einigen Mausstämmen gelungen, z. B. durch Transplantation von Embryos aus einer frühen Entwicklungsphase in das Auge, die Niere oder die Testes syngener Empfänger [226, 227], also lediglich an „immunologisch privilegierten“ Stellen. Auch bei der chemisch-induzierten Kanzerogenese gibt es Anzeichen einer Einflußnahme durch NK-Zellen. Die Erzeugung von Lungentumoren durch Urethan scheint in suszeptiblen Mausstämmen mit einer Verminderung der NK-Zell-Aktivität einherzugehen [62]. Überraschend ist, daß bereits geringe Mengen des bei der chemischen Kanzerogenese als Promotorsubstanz verwendeten Phorbolesters die zytotoxische Aktivität von Makrophagen und NK-Zellen beträchtlich vermindern [230].

NK-Zellen hemmen möglicherweise die Entstehung leukämisch entarteter Zellen. Diese Annahme gründet sich auf einige klinische Beobachtungen und Untersuchungen, die gewisse Parallelen zwischen der Entstehung lymphoproliferativer Erkrankungen und einer verminderten Aktivität spontaner Killerzellen erkennen lassen. Der überzeugendste Hinweis datiert aus Untersuchungen an Patienten mit einem Chediak-Higashi-Syndrom (CHS). Das CHS ist eine seltene, rezessiv vererbbare Erkrankung, die sich in

einer erhöhten Anfälligkeit gegenüber pyogenen Infektionen, einem partiellen Albinismus und Blutungsanomalien äußert. Viele der Betroffenen sterben bereits im Kindesalter an den Folgen einer lymphoproliferativen Erkrankung [231—233]. Ursache der Erkrankung ist offenbar ein Defekt eines autosomalen Gens, der eine Granulationsanomalie und Funktionsstörung bei Granulozyten, Melanozyten und einigen anderen Zelltypen hervorruft [233—235]. Ein ähnliches Syndrom ist auch bei einigen Tierspezies bekannt, bei Mäusen wird es durch die sogenannte beige-Mutation hervorgerufen [234, 236]. Überraschend war die Feststellung, daß die Leukozyten sowohl von Patienten mit einem CHS als auch von beige-Mäusen fast keine NK- und K-Zell-Aktivität zeigen, Lymphozyten und Makrophagen aber normal funktionieren [232, 233, 237—239]. Dieser zunächst schwer einzuordnende Befund wird verständlicher, wenn man berücksichtigt, daß spontane Killerzellen ebenfalls Granula enthalten, und darüber hinaus annimmt, daß eine Granulationsstörung auch bei diesen Zellen zu einer Funktionsuntüchtigkeit führt. Es ist der, in bezug auf die Killerzellaktivitäten selektive Verlust von NK- und K-Zellen, der mit der hohen Lymphomrate in einen ursächlichen Zusammenhang gebracht wird.
Es gibt weitere Erkrankungen, die sowohl mit einem erhöhten Lymphomrisiko als auch mit einer verminderten Aktivität spontaner Killerzellen verbunden sind. Der immunologische Defekt erstreckt sich jedoch in diesen Fällen auch auf T- und B-Lymphozyten. Zu nennen sind hier das X-Chromosom-gekoppelte lymphoproliferative Syndrom (XLP) sowie das erhöhte Lymphomrisiko von Patienten mit genetisch determinierten Immundefekten und Patienten, die ein Organtransplantat erhalten haben.
Bei dem XLP handelt es sich um ein seltenes, in bestimmten Familien auftretendes vererbbares Syndrom, an dem jedoch nur die männlichen Familienmitglieder erkranken [240]. Etwa die Hälfte der Patienten geht an einer durch Epstein-Barr-Viren ausgelösten fatal verlaufenden infektiösen Mononukleose zugrunde, die überlebenden Patienten erkranken häufig an lymphoretikulären Tumoren. Man vermutet, daß die Abwehrschwäche gegenüber den EBV-transformierten Lymphozyten und die Entstehung lymphoretikulärer Tumoren u. a. auf die verminderte Aktivität der NK-Zellen zurückzuführen ist [240, 241]. Da die Aktivität der NK-Zellen in Gegenwart von Interferon zunimmt, ist eine Interferonbehandlung dieser Patienten vorgeschlagen worden.
Aus Krebsstatistiken ist zu entnehmen, daß Patienten mit angeborenen Immundefekten oder Träger eines Organtransplantats in einem sehr viel stärkeren Maß als gesunde Probanden dazu neigen, an einem Non-Hodgkin-Lymphom oder einer Leukämie zu erkranken [242, 243]. Ohne an dieser Stelle auf andere, möglicherweise näher liegende Ursachen des erhöhten Lymphomrisikos einzugehen, sei darauf hingewiesen, daß auch bei diesen Patienten eine verminderte Aktivität spontaner Killerzellen festgestellt wurde [121, 244—247]. In manchen Fällen betraf die Aktivitätsminderung nur die NK-Zellen aber nicht die K-Zellen. Besonders deutlich war das bei Transplantationspatienten zu erkennen [247]. Dieser Effekt ist wahrscheinlich auf die Behandlung der Patienten mit Azathioprin und Prednison zurückzuführen, denn eine ähnliche Chemotherapie hat auch bei Leukämiepatienten eine selektive Aktivitätsminderung der NK-Zellen zur Folge (vgl. Abschnitt 2.5.).
Die genannten Beispiele vermitteln bestenfalls Hinweise auf einen möglichen Zusammenhang zwischen der verminderten Aktivität von NK-Zellen einerseits und der Entstehung lymphoproliferativer Erkrankungen andererseits, beweiskräftig sind sie nicht. Es gibt sogar Einwände gegen einen ursächlichen Zusammenhang. Sie stützen sich u. a. auf die Tatsache, daß NK-Zellen in vielen Fällen nicht in der Lage sind, frisch isolierte autologe Leukämie- oder Lymphomzellen zu zerstören. Diesem Argument kann entgegen-

gehalten werden, daß NK-Zellen offenbar nur Stammzellen angreifen, höher differenzierte Zellen, die aus den Stammzellen entstanden sind, jedoch nicht [198, 199]. Da sich zahlreiche unreifzellige oder reifzellige Leukämien primär aus maligne entarteten hämatopoetischen Stammzellen entwickeln (siehe Abschnitt 5.2.), könnte angenommen werden, daß NK-Zellen zwar den leukämischen Entstehungsprozeß beeinflussen, nicht jedoch die Progression der Erkrankung.
Ohne den hypothetischen Charakter dieser Argumentation in Abrede zu stellen, sei darauf hingewiesen, daß NK-Zellen allem Anschein nach an der Regulation des Wachstums normaler hämatopoetischer Stammzellen beteiligt sind. Die z. B. bei Knochenmarktransplantationen zu beobachtende „Hybridresistenz“, die das Auswachsen elterlicher Stammzellen des Typs A in histokompatiblen Hybriden des Typs (A $\times$ B) F_1 verhindert, wird auf die Aktivität von NK-Zellen oder „NK-ähnlichen“ Zellen zurückgeführt [248]. Anders als ursprünglich angenommen, werden die transplantierten Stammzellen jedoch nicht eliminiert, sondern lediglich in ihrem Wachstum gehemmt [249]. Möglicherweise reagieren NK-Zellen unter physiologischen Bedingungen eher proliferationshemmend als zytotoxisch. Ihre proliferationshemmende Aktivität resultiert aus der Fähigkeit, selbst Interferon produzieren zu können [62]. Da NK-Zellen andererseits durch Interferon stimuliert werden, können sie zweifach aktiv werden: als Suppressorzellen, die andere proliferierende Zellen hemmen, und als Killerzellen gegenüber lytisch sensitiven Zellen. Die proliferationshemmende Aktivität könnte sich gegen Tumorzellen oder normale hämatopoetische Zellen richten, auch gegen proliferierende Immunzellen. Daher ist anzunehmen, daß NK-Zellen eine immunregulatorische Funktion ausüben. [62, 225]. Möglicherweise sind sie auch für die Abwehr infektiöser Erreger von speziellem Wert. Die scheinbar erhöhte Suszeptibilität virusinfizierter Targetzellen gegenüber NK-Zellen ist auf die Mitwirkung des Interferons zurückzuführen, das die NK-Zellen zusätzlich aktiviert [137, 250—252]. Dadurch sind NK-Zellen z. B. rascher als T-Lymphozyten oder Makrophagen imstande, auf eine Virusinfektion zu reagieren [137, 252].

2.10. In-vitro-Induktion von Killerzellen gegen leukämische Blasten

Leukämische Blasten werden gelegentlich durch Leukozyten gesunder Spender spontan lysiert [154]. In autologen Systemen ist die Lyse von Leukämiezellen nur eine Ausnahme. Eine mehrtägige Inkubation von Remissionsleukozyten und autologen Blasten ermöglicht zwar in einigen Fällen den Nachweis einer Sensibilisierung der Remissionsleukozyten durch leukämieassoziierte Antigene, sie führt jedoch nur in seltenen Fällen zur Entstehung zytotoxischer Zellen. Die Killerzellinduktion wurde sehr gefördert, als man der autologen Mischkultur devitalisierte Zellen eines gesunden Spenders als Stimulans zufügte [253—256]. Bakterielle Extrakte eigneten sich ebenfalls als Stimulans [257]. In einigen Fällen entwickelten sich nicht nur Killerzellen, die die allogenen Leukozyten zerstörten, sondern auch Killerzellen, die sich gegen die Leukämiezellen richteten. Danach stellte man fest, daß die antileukämischen Killerzellen bereits in einer einfachen Mischkultur allogener Leukozyten, bei Abwesenheit der Leukämiezellen, entstehen [255, 256]. Dieser Effekt war besonders deutlich, als die Remissionsleukozyten mit einem Gemisch von Leukozyten unterschiedlicher Spender kultiviert wurden [255]. Zur Erklärung dieses Phänomens könnte man annehmen, daß die fremden Histokompatibilitätsantigene unterschiedliche T-Zellklone der Remissionsleukozyten aktivieren und daß diese polyklonale Aktivierung auch diejenigen Lymphozyten erfaßt, die durch die Leukämiezellantigene bereits sensibilisiert wurden. Unmittelbare Aktivatoren sind offenbar zu den Lymphokinen gehörende Helferzellfaktoren, die die Differenzierung zytotoxisch inaktiver Vorläuferzellen zu aktiven Killerzellen veranlassen [258, 259]. In Gegenwart des Interleukin-2, eines speziellen Faktors, der das Wachstum von T-Lymphoblasten fördert, konnten in einigen Fällen antileukämische Killerzellen in größerem Umfang produziert werden [260]. Im Tierexperiment hemmten derart produzierte T-Killerzellen das Auswachsen transplantierter Friend-Virus-induzierter erythroider Leukämiezellen [261].

Eine durch fremde Histokompatibilitätsantigene ausgelöste Killerzellaktivierung liefert möglicherweise auch den Hintergrund für einige tierexperimentelle Befunde, die schon länger bekannt sind. Dazu gehören z. B. die nach einer Immunisierung mit Alloantigenen beobachteten antileukämischen Effekte [262—267] und die Wachstumshemmung solider Tumoren [268, 269]. Den in-vivo-Effekten liegen sicherlich komplexere Mechanismen zugrunde als den relativ einfachen in-vitro-Modellen. Die Ergebnisse unterschiedlicher Untersuchungen weisen jedoch übereinstimmend darauf hin, daß alloreaktive T-Lymphozyten an den Schutzeffekten essentiell beteiligt sind [265—267, 269, 270], aber anscheinend spielen auch Granulozyten als Effektorzellen eine wichtige Rolle [270].

Zu den Phänomenen, die durch eine Alloimmunisierung ausgelöst werden, könnte auch der antileukämische Effekt einer allogenen Knochenmarktransplantation gehören. Man versucht seit längerem, die lebensbedrohliche „graft versus host (GVH)-Reaktion", die sich nach Transfusion histoinkompatibler Lymphozyten in einem immunologisch inkompetenten Empfänger entwickelt, abzuschwächen und in eine antileukämische Richtung zu lenken [271—273].

Daß derartige Versuche klinisch relevant sind, zeigen die Krankheitsverläufe von Leukämiepatienten nach einer allogenen Knochenmarktransplantation. Retrospektiv ergibt sich, daß eine chronische GVH-Reaktion das leukämiefreie Krankheitsintervall und die Überlebenszeit der Leukämiepatienten verlängert [274]. Gegenwärtig ist man jedoch noch dazu gezwungen, der GVH-Reaktion wegen ihrer Lebensbedrohlichkeit unter allen Umständen entgegenzuwirken.

Aus den Ergebnissen von Mausexperimenten ist der Schluß gezogen worden, daß die antileukämische Reaktion und die GVH-Reaktion unterschiedliche Phänomene sind, die, entsprechend dem Grad der Histoinkompatibilität zwischen Spender und Empfänger, selektiv stärker oder schwächer ausfallen [275, 276]. Es ist jedoch kaum vorhersehbar, in welchen Fällen eine stärkere antileukämische Reaktion oder eine stärkere GVH-Reaktion zu erwarten ist. Die antileukämische Aktivität kann aber im Tierexperiment durch bestimmte Manipulationen auf Kosten der GVH-Reaktion verstärkt werden, z. B. durch eine vorherige Immunisierung der Spendertiere mit unterschiedlichen Alloantigenen. Die Lymphozyten derart präsensibilisierter Spendertiere haben den Vorzug, antileukämisch wirksam, aber wenig GVH-aktiv zu sein [277]. Die Parallele zu der bereits erläuterten in-vitro-Induktion antileukämischer Killerzellen ist deutlich erkennbar. Zusätzliche Möglichkeiten einer antileukämisch wirksamen Konditionierung von Transplantatempfängern ergeben sich u. U. aus dem Befund, daß eine allogene Knochenmarktransplantation bei keimfrei aufgezogenen Mäusen nur einen antileukämischen Effekt, jedoch keine GVH-Reaktion hervorruft [278].

2.11. Die antikörperabhängige zelluläre Zytotoxizität (ADCC) in vitro und in vivo

Im Abschnitt 2.4 ist bereits angedeutet worden, daß Tumorzellen in Gegenwart tumorzellspezifischer Antikörper durch unterschiedliche Typen von Effektorzellen lysiert werden können, z. B. durch Makrophagen, Granulozyten oder K-Zellen. Voraussetzung ist, daß die Effektorzellen Fc-Rezeptoren besitzen und lytisch aktiv sind. Unter den Lymphknotenzellen gibt es zwar Fc-Rezeptor-positive Zellen [112, 115—117], aber die verhalten sich antikörperbedeckten Tumorzellen gegenüber inaktiv (vgl. Abschnitt 2.6., Tabelle 6 und [115—117]). Andererseits lassen sich Lymphknotenzellen in einer Mischkultur mit Lymphknotenzellen eines anderen Spenders zytotoxisch aktivieren; die induzierten Killerzellen besitzen anscheinend keine Fc-Rezeptoren, denn sie sind ebenfalls ADCC-inaktiv (Abb. 9 und [279]). Die ADCC-wirksamen Antikörper gehören meistens der IgG-Klasse an, prinzipiell können jedoch auch IgM- oder IgE-Antikörper eine derartige Reaktion vermitteln [70]. In jedem Fall müssen Effektorzellen mit Fc-Rezeptoren passenden Typs anwesend sein. In einigen Fällen sind Unterschiede zwischen komplementbindenden Antikörpern und ADCC-wirksamen Antikörpern festgestellt worden. Anti-HLA-Antikörper im Serum von Patientinnen mit einem Chorionkarzinom (vgl. Abschnitt 1.12.) z. B. waren nur mit der ADCC, aber nicht mit der komplementabhängigen Zyto-

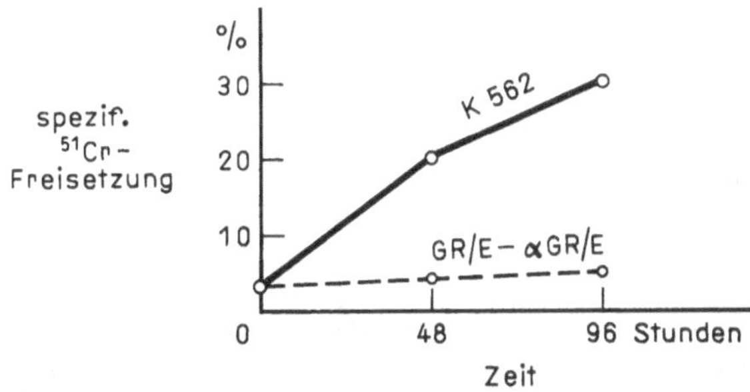

Abb. 9. Zytotoxische Aktivität von Lymphknotenzellen
Die Zellen stammten aus nichttumorösen intestinalen Lymphknoten von Patienten mit Tumoren des Magen-Darm-Traktes. Jeweils 5×10^6 Zellen zweier Spender wurden in 10 ml Zellkulturmedium RPMI 1640 mit einem Zusatz von 10% fetalem Kälberserum und 10^{-5} M 2-Mercaptoäthanol 96 Stunden lang bei 37 °C inkubiert. Das Verhältnis von Effektor- zu Targetzellen betrug 50 : 1. Zur Testdurchführung siehe Tabelle 5, S. 41. Die Abbildung faßt die Ergebnisse von 6 Experimenten zusammen.

toxizität erfaßbar [280—282]. Es sei auch daran erinnert, daß prognostisch verwertbare Antikörpertiter im Serum von Patienten mit einem BURKITT-Lymphom oder Nasopharyngealkarzinom nur mit Hilfe der ADCC erhalten wurden (vgl. Abschnitt 1.10.).
Lymphoblasten oder Leukämiezellen werden bei Anwesenheit xenogener oder allogener Antikörper durch Leukozyten gesunder Spender lysiert (283, 284). Abb. 10 veranschaulicht die Lyse leukämischer Lymphoblasten (ALL) in Gegenwart eines ALL-spezifischen xenogenen Antiserums durch K-Zellen aus dem Blut eines gesunden Spenders [285, 286].
Ergebnisse der Untersuchung eines leukämiespezifischen Systems der Maus sind in Tabelle 11 dargestellt. Die Tabelle vermittelt einen Überblick über die Organverteilung der Effektorzellen [285]. Sie zeigt, daß in Bezug auf die Aktivität von Milz- und Knochenmarkzellen Mausstamm-spezifische Unterschiede zu berücksichtigen sind. Das erklärt, warum Milzzellen in einigen Fällen als aktiv [290, 291], in anderen Fällen jedoch als inaktiv charakterisiert wurden [292—294]. Milzzellen waren auch inaktiv, wenn für die Testung Immunseren der Maus anstatt xenogener Antiseren verwendet wurden [295]. Peritonealzellen erwiesen sich bei den hier getesteten Mausstämmen XVII/Bln. und CBA/Bln. als aktiv, Lymphknotenzellen reagierten nur wenig, Blutleukozyten und Thymuszellen (in der Tabelle nicht dargestellt) überhaupt nicht. Wie Tabelle 12 zeigt, sind

Tabelle 11.
Effektorzellaktivität unterschiedlicher Mauszellen

Mausstamm	MZ	KM	LK	PZ
XVII/Bln	9[a]	34	2	32
	4	10	3	21
	3	17	0	19
	3	—[b]	—	27
CBA/Bln	25	9	—	28
	20	7	6	15
	18	4	11	11
	27	5	9	28
CBA/Bln	26	10	4	17
neonatal	21	6	10	17
thymektomiert	34	12	21	28

Die normalen Mäuse waren 8—12 Wochen alt, die neonatal thymektomierten Mäuse 6—8 Wochen. Die Thymektomie erfolgte innerhalb 24 Stunden nach der Geburt (287). Zellsuspensionen folgender Organe wurden untersucht: Milz (MZ), Knochenmark (KM) und Lymphknoten (LK). Peritonealzellen (PZ) wurden durch wiederholtes Ausspülen mit einer eisgekühlten physiologischen Salzlösung gewonnen. Die Zellsuspensionen wurden aus den Organen von jeweils 2—5 Mäusen präpariert.
Für die Zytotoxizitätstests wurden Asziteszellen einer Graffi-Virus-induzierten Mausleukämie (Gr/E) verwendet. Das Antiserum wurde durch Immunisierung von Kaninchen mit den Gr/E-Zellen erhalten. Nach Absorption mit Erythrozyten und Milzzellen reagierte es leukämiespezifisch (288, 289). Im Testansatz war das Antiserum 1 : 100 verdünnt. Das Verhältnis von Effektor- zu Targetzellen betrug 100 : 1. Zur Durchführung des Zytotoxizitätstests siehe Tabelle 5, S. 41.

a = % spezifische Freisetzung von ^{51}Cr
b = nicht getestet
Jede Waagerechte repräsentiert das Ergebnis eines Experiments.

die ADCC-wirksamen Peritonealzellen ausschließlich glasadhärent, allerdings ist fraglich, ob es sich bei ihnen um typische Makrophagen handelt [296—298]. Die Ergebnisse der Untersuchung von neonatal thymektomierten Mäusen (Tab. 11) bestätigen die Thymusunabhängigkeit der Effektorzellen [82, 299]. Analog zu den K- und NK-Zellen des Menschen scheinen auch die K- und NK-Zellen der Maus eine Einheit zu bilden [136, 137]. Beide Zelltypen verhalten sich im Hinblick auf die Stammverteilung, Organlokalisation und Altersabhängigkeit gleichartig. Gegenwärtig ist aber z. B. noch unklar, ob die in der Milz vorhandenen ADCC-wirksamen Effektorzellen tatsächlich mit den NK-Zellen identisch sind oder überwiegend einer mehr adhärenten, makrophagenähnlichen Zellpopulation angehören [300, 301].
Die ADCC spielt auch bei Abwehrreaktionen in vivo eine Rolle. Diese Feststellung sei am Beispiel der passiven Immunisierung näher erläutert. Seit längerem ist bekannt, daß spezifische Antiseren das Wachstum von Leukämie- oder Lymphomzellen in vivo verzögern oder sogar verhindern können [302—309]. Die kurative Wirkung des Antiserums ist — zumindest bei Mäusen — nicht komplementabhängig, sondern folgt aus einer komplementunabhängigen zellulären Reaktion. Das Auswachsen i. m. oder s. c. injizierter Leukämie- oder Lymphomzellen wird zwar in komplementdefekten bzw. künstlich dekomplementierten Mäusen verhindert, nicht aber in Mäusen, die 1 Tag vor Versuchs-

beginn mit ^{60}Co subletal bestrahlt worden sind [310—314], (Abb. 11). Der Bestrahlungseffekt ist einige Tage nachweisbar, er wird aufgehoben, wenn man der Tumorzellsuspension vor Injektion Peritonealzellen zufügt. Für dieses Experiment eignen sich sogar Peritonealzellen bestrahlter Tiere [312—313]. Diese Ergebnisse stützen die Vermutung, daß der antikörperabhängige Abwehrmechanismus zellulärer Natur ist. Weitere

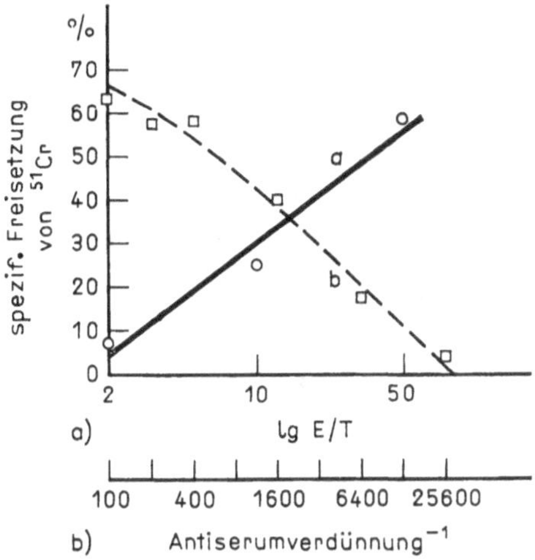

Abb. 10. ADCC in einem ALL-spezifischen System:

a) bei einer konstanten Verdünnung des Antiserums (1 : 200) und einem variablen Überschuß an Effektorzellen (2×, 10×, 50×)

b) bei einem 50-fachen Überschuß an Effektorzellen und variabler Verdünnung des Antiserums

Das ALL-spezifische Antiserum wurde durch Immunisierung einer Ziege mit ALL-Zellen und Absorption mit Erythrozyten und Leukozyten gesunder Spender erhalten (siehe Abschnitt 5.3.).

Tabelle 12.
Effektorzellaktivität glasadhärenter und nichtadhärenter Peritonealzellen der Maus

Peritonealzellen	glasadhärente Zellen	nichtadhärente Zellen
31[a]	—[b]	0
36	—	0
23	27	—
17	13	—

Die Peritonealzellen stammten aus Mäusen des Stammes XVII/Bln. Sie wurden durch wiederholtes Ausspülen des Peritoneums mit einer eiskalten physiologischen Salzlösung gewonnen. Als glasadhärent wurden diejenigen Zellen bezeichnet, die sich nach einer 2-stündigen Inkubation bei 37 °C fest an den Boden der Teströhrchen angeheftet hatten. Die nichtadhärenten Zellen wurden durch mehrfaches Spülen aus den Teströhrchen entfernt. Mit Hilfe einer langsamen Passage durch eine kleine, mit Glasperlen gefüllte Säule wurden restliche adhärente Zellen aus der Suspension der nichtadhärenten Zellen entfernt. Weitere Angaben sind aus Tabelle 11 zu entnehmen.

a = % spezifische Freisetzung von ^{51}Cr
b = nicht getestet

Details des Abwehrmechanismus werden sichtbar, wenn die kurative Wirkung des Antiserums nicht an ganzkörperbestrahlten, sondern an teilkörperbestrahlten Mäusen untersucht wird. Leukämiezellen, die in teilkörperbestrahlte Mäuse injiziert werden, wachsen nicht zu Tumoren aus, auch dann nicht, wenn sie in die bestrahlte Körperregion injiziert werden (Abb. 11). Dieser Befund schließt einen lokalen Abwehr-

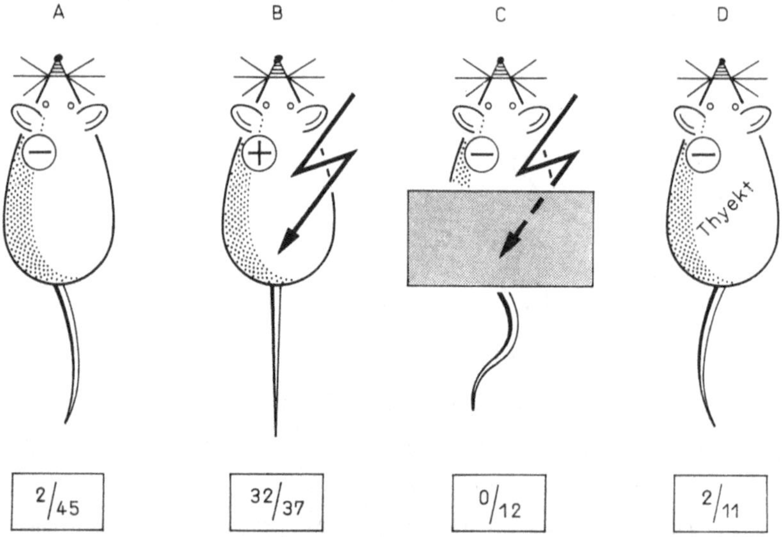

Abb. 11. Hemmung des Auswachsens s. c. transplantierter Leukämiezellen durch ein xenogenes Antiserum bei unterschiedlich vorbehandelten Mäusen.
Die Testung erfolgte an ingezüchteten Mäusen der Stämme XVII/Bln und CBA/Bln, an: normalen Mäusen (A), Mäusen, die einen Tag vor Versuchsbeginn eine Ganzkörperbestrahlung von 500 R erhielten (B), teilkörperbestrahlten Mäusen, bei denen der hintere Teil des Rumpfes und die Hinterbeine durch eine Bleiplatte geschützt wurden (C) und neonatal thymektomierten Mäusen (D). Die Thymektomie erfolgte innerhalb von 24 Stunden nach der Geburt [287]. Die Aufzucht der thymektomierten Tiere gelang nur bei den CBA-Mäusen. Thymektomierte Tiere des Stammes XVII wurden von den Muttertieren getötet und z. T. gefressen.
Zu Beginn des Versuches waren die Mäuse 6–10 Wochen alt. Sämtlichen Tieren wurden jeweils 5×10^4 Leukämiezellen in 0,1 ml Hanks-Salzlösung s. c. in die rechte, vordere Bauchseite injiziert. Bei den teilkörperbestrahlten Mäusen lag der Injektionsort in der bestrahlten Körperregion. Am gleichen Tag und an den 4 folgenden Tagen erhielten die Tiere jeweils 0,1 ml Antiserum oder Kontrollserum i. p. appliziert.
Die Untersuchungen wurden mit Asziteszellen der Nitrosomethylharnstoff-induzierten Leukämien NMH 131 (CBA/Bln) und NMH 9 (XVII/Bln) sowie mit der Graffi-Virus-induzierten Erythroblastenleukämie Gr/E (XVII/Bln) durchgeführt. Die Leukämien wurden bereits mehrere Jahre als s. c. oder i. p. wachsende Tumoren in wöchentlichem Abstand transplantiert. Die betreffenden Antiseren stammten von Kaninchen. Vor dem Gebrauch wurden sie bei 56 °C dekomplementiert, 3× mit Mauserythrozyten absorbiert und steril filtriert.
In der Abb. sind die Ergebnisse mehrerer Experimente zusammengefaßt. Die Zahlenangaben repräsentieren die Rate tumortragender Mäuse 3–4 Wochen nach Injektion der Leukämiezellen. Bei den Tieren in den Gruppen A, C und D wuchsen die Tumorzellen in den meisten Fällen nicht aus (⊖), die Tiere in Gruppe B waren dagegen ungeschützt (⊕). Bei Mäusen, die anstelle des Antiserums ein normales Kontrollserum erhalten hatten, entwickelte sich in jedem Fall ein Tumor (vgl. Tab. 13).

mechanismus aus. Er deutet darauf hin, daß die Leukämiezellen durch Effektorzellen, die von zentraleren Stellen des Organismus aus zum Injektionsort wandern, eliminiert werden. Als Effektorzellen bzw. deren Vorläufer kommen z. B. im Blut zirkulierende Monozyten oder andere mononukleäre Leukozyten, die aus dem Knochenmark stammen, in Betracht. Es ist bekannt, daß derartige Zellen in Entzündungsherde einwandern und extrem strahlensensitiv sind [315]. Der Defekt, der durch die Gammabestrahlung vorübergehend ausgelöst wird, könnte die Entstehung der Effektorzellen, die Umwandlung inaktiver Vorläuferzellen in aktive Effektorzellen oder ihre Wanderung betreffen. Die in Frage stehenden Effektorzellen sind, wie bei der ADCC in vitro, keine T-Lymphozyten, denn der kurative Effekt des Antiserums läßt sich auch an neonatal thymektomierten Mäusen bzw. thymuslosen Nacktmäusen nachweisen (Abb. 11 und [287, 313, 316]).
Die Strahlensensitivität des antikörperabhängigen Abwehrmechanismus bezieht sich auf eine Versuchsanordnung, bei der die Leukämiezellen s. c. oder i. m. und das Antiserum i. p. injiziert wurde. In einem umgekehrten Modell, d. h. bei i. p. Injektion der Tumorzellen und s. c. Applikation des Antiserums, ist der Schutzeffekt strahlenresistent (Tab. 13 sowie [317—319]). Dieser Befund folgt aus der relativen Strahlenunempfindlichkeit der Makrophagen, die in diesem Fall die Effektorzellen sein dürften (vgl. Tab. 11). Bei der zuletzt genannten Versuchsanordnung waren die bestrahlten und antiserumbehandelten Tiere zwar vor einer Tumoraszitesbildung geschützt, aber bei 10 der 20 Tiere entwickelte sich an der Einstichstelle ein solider Tumor (Tab. 13), offenbar aus sc.

Tabelle 13.
Hemmung des Wachstums i. p. transplantierter Leukämiezellen durch ein xenogenes Antiserum bei normalen und subletal bestrahlten Mäusen

nicht bestrahlte Mäuse		subletal bestrahlte Mäuse	
Antiserum	Kontrollserum	Antiserum	Kontrollserum
0/20[a]	20/20	0/20[b]	19/19

Anders als in dem in Abb. 11 dargestellten Versuch sind die Leukämiezellen in diesem Fall i. p. und das Antiserum s. c. appliziert worden. Die weiteren Angaben sind aus der Legende der Abb. 11 zu entnehmen. Die Tabelle faßt die Ergebnisse mehrerer Experimente zusammen.

a = Anzahl der Mäuse mit einem Aszitestumor pro Anzahl der getesteten Mäuse
b = Bei 10 der 20 Mäuse hatte sich an der Injektionsstelle ein s. c. Tumor entwickelt.

liegengebliebenen Tumorzellen. Dieser Befund verdeutlicht die unterschiedliche Abwehrlage bei der Serumbehandlung s. c. oder i. p. lokalisierter Tumorzellen. Ohne eine Antiserumbehandlung oder spezielle Aktivierung sind die Peritonealmakrophagen den Leukämiezellen gegenüber machtlos. Es sei erwähnt, daß bereits 5—10 Leukämiezellen für eine Aszitesbildung ausreichten. Angesichts des großen Überschusses an Peritonealzellen, der den wenigen injizierten Leukämiezellen anfänglich gegenübersteht — aus der Bauchhöhle einer Maus ließen sich durchschnittlich etwa 10^6 Peritonealzellen herausspülen — wird die Wirkungslosigkeit der normalen Peritonealmakrophagen besonders augenfällig [320]. In diesem Zusammenhang sei auch auf den „feeder-Effekt" hingewiesen, den Makrophagen bei der Induktion von Plasmozytomen der Maus und bei der in-vitro-Vermehrung der Plasmozytomzellen ausüben. Mit diesen Bemerkungen sollte noch einmal die ausschlaggebende Bedeutung einer speziellen Armierung oder Aktivierung für die tumorzytotoxische Aktivität von Makrophagen unterstrichen werden. Hinweise auf die Existenz zellulärer Abwehrmechanismen ergaben sich auch aus Modelluntersuchungen über eine Serumbehandlung bei soliden Tumoren, z. B. bei einem Ovarialkarzinom oder einem Neuroblastom der Maus [321—323]. Die mit soliden Tumoren oder Leukämiezellen durchgeführten tierexperimentellen Studien zeigen, daß eine Hemmung des Tumorzellwachstums nur dann eintritt, wenn das Antiserum unmittelbar nach Injektion der Tumorzellen appliziert wird. Eine Verstärkung des kurativen Effektes ist möglich, wenn die Serumbehandlung mit einer chemotherapeutischen Behandlung oder einer unspezifischen Stimulation z. B. durch Corynebacterium parvum oder BCG gekoppelt wird (siehe Abschnitt 3. 6.).

Literaturverzeichnis

[1] Levy, J. P., J. C. Leclerc: Adv. Cancer Res. **24** (1976), 1

[2] Tooze, J. (ed.): "DNA TUMOR VIRUSES", Cold Spring Harbor Lab. (1980), part 2

[3] Prehn, R. T., J. M. Main: J. Natl. Cancer Inst. **18** (1957), 769

[4] Klein, G., H. O. Sjögren, E. Klein, K. E. Hellström: Cancer Res. **20** (1960), 1561

[5] Vaage, J.: Cancer Res. **31** (1971), 1655

[6] Vaage, J.: Cancer Res. **33** (1973), 493

[7] Deckers, P. J., R. C. Davis, G. A. Parker, J. A. Mannick: Cancer Res. **33** (1973), 33

[8] Gorelik, E., S. Segal, M. Feldman: Int J. Cancer **21** (1978), 617

[9] Bean, M. A.: Cancer Res. **37** (1977), 2879

[10] Gunduz, N., B. Fisher, E. A. Saffer: Cancer Res. **39** (1979), 3861

[11] Cerottini, J. C., A. A. Nordin, K. T. Brunner: Nature **228** (1970), 1308

[12] Rouse, B. T., M. Röllinghoff, N. L. Warner: Europ. J. Immunol. **3** (1973), 218

[13] Cerottini, J. C., K. T. Brunner: Adv. Immunol. **18** (1974), 67

[14] Warner, N. L., M. F. Woodruff, R. C. Burton: Int. J. Cancer **20** (1977), 146

[15] Skov, C. B., J. M. Holland, E. H. Perkins: J. Natl. Cancer Inst. **56** (1976), 193

[16] Kassel, R. L., L. J. Old, E. A. Carswell, N. C. Fiore, W. D. Hardy jr.: J. exp. Med. **138** (1973), 925

[17] Kassel, R. L., L. J. Old, N. K. Day, W. D. Hardy jr.: Proc. Soc. exp. Biol. Med. **155** (1977), 230

[18] Sheldon, P. J., J. Papamichail, E. H. Hanstedt, E. J. Holborow: Lancet I (1973), 1153

[19] McKenna, R. W., J. Parkin, K. J. Gajl-Peczalska, J. H. Kersey, R. D. Brunning: Blood **50** (1977), 505

[20] Svedmyr, E., M. Jondal: Proc. Natl. Acad. Sci. USA **72** (1975), 1622

[21] Reinherz, E. L., C. O'Brien, P. Rosenthal, S. F. Schlossman: J. Immunol. **125** (1980), 1269

[22] Jondal, M., E. Svedmyr, E. Klein, S. Singh: Nature **255** (1975), 405

[23] Howell, S. B., J. H. Dean, L. W. Law: Int. J. Cancer **15** (1975), 152

[24] Glaser, M., D. H. Lavrin, R. B. Herberman: J. Immunol. **116** (1976), 1507

[25] Miller, F. R., G. H. Heppner: Cancer Immunol. Immunotherapy **7** (1979), 77

[26] Vose, B. M.: Cell. Immunol. **55** (1980), 12

[27] Poupon, M. F., B. Payelle, G. Lespinats: J. Immunol. **126** (1981), 2342

[28] Wagner, H., K. Pfizenmaier, M. Röllinghoff: Adv. Cancer Res. **31** (1980), 77

[29] Zarling, J. M., S. S. Tevethia: J. Natl. Cancer Inst. **50** (1973), 149

[30] Treves, A. J., I. R. Cohen: J. Natl. Cancer Inst. **51** (1973), 1919

[31] Cohen, I. R., S. Livnat, S. D. Waksal: Europ. J. Immunol. **8** (1978), 35

[32] Fernandez-Cruz, E., B. A. Woda, J. D. Feldman: J. exp. Med. **152** (1980), 823

[33] Greenberg, P. D., M. A. Cheever, A. Fefer: J. exp. Med. **154** (1981), 952

[34] van FURTH, R., H. L. LANGEVOOT, A. SCHABERG: in "Mononuclear Phagocytes in Immunity Infection and Pathology" R. van FURTH (ed.,) Blackwell (1975), 1
[35] BENETT, B., L. J. OLD, E. A. BOYSE: Transplant. **2** (1964), 183
[36] EVANS, R.: Immunol. **20** (1971), 75
[37] EVANS, R., P. ALEXANDER: Nature **228** (1970), 620
[38] HIBBS jr., J. B., L. H. LAMBERT jr., J. S. REMINGTON: Science **177** (1972), 998
[39] HOLTERMAN, O. A., E. KLEIN, G. P. CASALE: Cell. Immunol. **9** (1973), 339
[40] KELLER, R.: Immunol. **27** (1974), 285
[41] NATHAN, C. F., H. W. MURRAY, Z. A. COHN: New Engl. J. Med. **303** (1980), 622
[42] JAMES, K., B. MCBRIDE, A. STUART (eds.): in "The Macrophage and Cancer", Univ. Edinburgh (1977)
[43] CURRIE, G.: Biochim. Biophys. Acta **458** (1976), 135
[44] O'MALLEY, W. E., B. ACHINSTEIN, M. J. SHEAR: J. Natl. Cancer Inst. **29** (1962), 1169
[45] CARSWELL, E. A., L. J. OLD, R. L. KASSEL, S. GREEN, N. FIORE, B. WILLIAMSON: Proc. Natl. Acad. Sci. USA **72** (1975), 3666
[46] HOFFMANN, M. K., H. F. OETTGEN, L. J. OLD, R. MITTLER, U. HÄMMERLING: J. Reticuloend. Soc. **23** (1978), 307
[47] RUFF, M. R., G. E. GIFFORD: in "Lymphokines" Vol. **2**, E. PICK, (ed.,) Acad. Press New York (1981), 272
[48] HELSON, L., S. GREEN, E. A. CARSWELL, L. J. OLD: Nature **258** (1975), 731
[49] GABIZON, A., S. J. LEIBOVICH, R. GOLDMAN: J. Natl. Cancer Inst. **65** (1980), 913
[50] GAUCI, C. L., P. ALEXANDER: Cancer Letters **1** (1975), 29
[51] SVENNEVIG, J.-L., H. SVAAR: Int. J. Cancer **24** (1979), 754
[52] PERI, G., N. POLENTARUTTI, C. SENA, V. MANGIONI, A. MANTOVANI: Int. J. Cancer **28** (1981), 143
[53] ECCLES, S. A., P. ALEXANDER: Nature **250** (1974), 667
[54] WOOD, G. W., G. Y. GILLESPIE: Int. J. Cancer **16** (1975), 1022
[55] SNYDERMAN, R., H. F. SEIGLER, L. MEADOWS: J. Natl. Cancer Inst. **58** (1977), 37
[56] KRISHNAN, E. C., C. D. MENON, L. KRISHNAN, W. R. JEWELL: J. Natl. Cancer Inst. **65** (1980), 273
[57] PROSS, H. F., M. G. BAINES: Cancer Immunol. Immunotherapy **3** (1977), 75
[58] LEIBOLDT, W., H. H. PETER: Behring Inst. Res. Communications No. 62, F. R. SEILER, H. G. SCHWICK, eds., Behringwerke AG, Marburg 1978, 144
[59] LEIBOLDT, W., G. JANOTTE, H. H. PETER: Scand. J. Immunol. **11** (1980), 203
[60] HERBERMAN, R. B., H. T. HOLDEN: Adv. Cancer Res. **27** (1978), 305
[61] HERBERMAN, R. B., H. T. HOLDEN: J. Natl. Cancer Inst. **62** (1979), 441
[62] HERBERMAN, R. B., J. R. ORTALDO: Science **214** (1981), 24
[63] MÖLLER, E.: Science **147** (1965), 873
[64] Editorial comment: Advances in immunopathology: Nature, New Biol. **243** (1973), 225
[65] PERLMANN, P., G. HOLM: Adv. Immunol. **11** (1969), 117
[66] PERLMANN, P., H. PERLMANN, A. LARSSON, B. WAHLIN: J. Reticuloend Soc. **17** (1975), 241
[67] MACLENNAN, I. C. M., B. HARDING: Nature **219** (1968), 1069
[68] HERSEY, P., P. CULLEN, I. C. M. MACLENNAN: Transpl. **16** (1973), 9
[69] WISLOFF, F., S. S. FROLAND, T. E. MICHAELSEN: Int. Arch. Allergy **47** (1974), 139
[70] PEARSON, G. A.: Current Topics Microbiol. Immunol. **80** (1978), 65
[71] BRIER, A. M., L. CHESS, S. F. SCHLOSSMAN: J. Clin. Invest. **56** (1975), 1580
[72] BREARD, J., L. CHESS, S. F. SCHLOSSMAN: in "Human Lymphocyte Differentiation: Its Application to Cancer", B. SERROU, C. ROSENFELD, (eds.,) Elsevier, North-Holland Publish. Biomed. Press, 1978, 143
[73] MACLENNAN, I. C. M.: Transpl. Rev. **13** (1972), 67
[74] FORMAN, J., G. MÖLLER: Transpl. Rev. **17** (1973), 108
[75] CONOLLY, J. M., R. H. SCHWARTZ, B. S. HANDWERGER, J. R. WUNDERLICH: Transpl. **20** (1975), 186
[76] WOLFE, S. A., D. E. TRACEY, C. S. HENNEY: Nature **262** (1976), 584

[77] TRINCHIERI, G., D. SANTOLI, H. KOPROWSKI: J. Immunol. **120** (1978), 1849
[78] ORTALDO, J. R., G. D. BONNARD: Fed. Proc. **36** (1977), 1325
[79] SEELEY, J. K., S. H. GOLUB: J. Immunol. **120** (1978), 1415
[80] SEELEY, J. K., G. MASUCCI, A. POROS, E. KLEIN, S. H. GOLUB: J. Immunol. **123** (1979), 1303
[81] BOLHUIS, R. L. H., H. SCHELLEKENS: Scand. J. Immunol. **13** (1981), 401
[82] KIESSLING, R., E. KLEIN: J. exp. Med. **137** (1973), 527
[83] HERBERMAN, R. B., M. E. NUNN, D. H. LAVRIN: Int. J. Cancer **16** (1975), 216
[84] PROSS, H. F., S. GUPTA, R. A. GOOD, M. G. BAINES: Cell Immunol. **43** (1979), 160
[85] SAKSELA, E., T. TIMONEN, A. RANKI, P. HÄYRY: Immunol. Rev. **44** (1979), 71
[86] TIMONEN, T., J. R. ORTALDO, R. B. HERBERMAN: J. exp. Med. **153** (1981), 569
[87] WEST, W. H., G. B. CANNON, H. D. KAY, G. D. BONNARD, R. B. HERBERMAN: J. Immunol. **118** (1977), 355
[88] KAPLAN, J., D. M. CALLEWAERT: J. Natl. Cancer Inst. **60** (1978), 961
[89] GUPTA, S. G. FERNANDES, M. NAIR, R. A. GOOD: Proc. Natl. Acad. Sci. **75** (1978), 5137
[90] PAPE, G., R. MORETTA, M. TROYE, P. PERLMANN: Scand. J. Immunol. **9** (1979), 291
[91] BREARD, J., E. L. REINHERZ, P. C. KUNG, G. GOLDSTEIN, S. F. SCHLOSSMAN: J. Immunol. **124** (1980), 1943
[92] AULT, K. A., T. A. SPRINGER: J. Immunol. **126** (1981), 359
[93] ZARLING, J. M., P. C. KUNG: Nature **288** (1980), 394
[94] RAY, H. D., D. A. HORWITZ: J. Clin. Invest. **66** (1980), 847
[95] ABO, T., C. M. BALCH: J. Immunol. **127** (1981), 1024
[96] CANTOR, M., M. KASAI, F. W. SHEN, J. C. LECLERC, L. GLIMCHER: Immunol. Rev. **44** (1979), 3
[97] KOO, G. C., J. B. JACOBSON, G. J. HÄMMERLING, U. HÄMMERLING: J. Immunol. **125** (1980), 1003
[98] KASAI, M., M. IWAMORI, Y. NAGAI, K. OKUMURA, T. TADA: Europ. J. Immunol. **10** (1980), 175
[99] YOUNG jr., W. N., S. I. HAKOMORI, J. M. DURDIK, C. S. HENNEY: J. Immunol. **124** (1980), 199
[100] LOHMANN-MATTHES, M.-L., W. DOMZIG, J. RODER: J. Immunol. **123** (1979), 1883
[101] W. DOMZIG, M.-L. LOHMANN-MATTHES: Europ. J. Immunol. **9** (1979), 267
[102] DENNERT, G.: Nature **287** (1980), 47
[103] DENNERT, G., G. YOGEESWARAN, S. YAMAGATA: J. exp. Med. **153** (1981), 545
[104] NABEL, G., L. R. BUCALO, J. ALLARD, H. WIGZELL, H. CANTOR: J. exp. Med. **153** (1981), 1582
[105] BOLHUIS, R. L. H., H. R. E. SCHUIT, A. M. NOOYEN, C. P. M. RONTELTAP: Europ. J. Immunol. **8** (1978), 731
[106] KAY, H. D., R. FAGNANI, G. D. BONNARD: Int. J. Cancer **24** (1979), 141
[107] KAY, H., G. D. BONNARD, W. A. WEST, R. B. HERBERMAN: J. Immunol. **118** (1977), 2058
[108] PERUSSIA, B., G. TRINCHIERI, J.-C. CEROTTINI: J. Immunol. **123** (1979), 681
[109] PARILLO, J. E., A. S. FAUCI: Scand. J. Immunol. **8** (1978), 99
[110] BAKACS, T., P. GERGELY, S. CORNAIN, E. KLEIN: Int. J. Cancer **19** (1977), 441
[111] POTTER, M. R., M. MOORE: Immunol. **37** (1979), 187
[112] VOSE, B. M., F. VANKY, S. ARGOV, E. KLEIN: Europ. J. Immunol. **7** (1977), 753
[113] TARGAN, S., D. BROWN, R. GALE, M. JONDAL: J. Clin. Lab. Immunol. **2** (1979), 139
[114] HOLM, G., C. FRANKSSON, A. C. CAMPBELL, I. C. M. MACLENNAN: Clin. exp. Immunol. **17** (1974), 361
[115] CORDIER, G., C. SAMARUT, J. BROCHIER, J. P. REVILLARD: Scand. J. Immunol. **5** (1976), 233
[116] O'TOOLE, C., A. SAXON, R. BOHRER: Clin. exp. Immunol. **27** (1977), 165
[117] EREMIN, O., J. ASHBY, D. FRANKS: Int. Arch. Allergy **54** (1977), 210
[118] HALLER, O., R. KIESSLING, A. ÖRN, H. WIGZELL: J. exp. Med. **145** (1977), 1411
[119] HALLER, O., H. WIGZELL: J. Immunol. **118** (1977), 1503
[120] KUMAR, V., J. BEN-EZRA, M. BENNETT, G. SONNENFELD: J. Immunol. **123** (1979), 1832

[121] Peter, H. H., S. Gendvilis, B. Lange, A. Serbin, S. Euler, W. Stangel, H. J. Avenarius, H. Deicher: Immunobiology **156** (1979), 206
[122] Livnat, S., M. Seigneuret, R. Storb, R. L. Prentice: J. Immunol. **124** (1980), 481
[123] Targan, S., E. Grimm, B. Bonavida: J. Clin. Lab. Immunol. **4** (1980), 165
[124] Zighelboim, R. P. Gale, E. Kedar: Transpl. **21** (1976), 524
[125] Holm, G.: Int. Arch. Allergy **43** (1972), 671
[126] Shaw, G. M., P. C. Levy, A. F. Lo Buglio: Cell. Immunol. **41** (1978), 122
[127] Levy, P. C., G. M. Shaw, A. F. Lo Buglio: J. Immunol. **123** (1979). 594
[128] Mantovani, A., V. Caprioli, P. Gritti, F. Spreafico: Transpl. **24** (1977), 291
[129] Levin, A. C., R. J. Massey, F. Deinhardt: J. Natl. Cancer Inst. **60** (1978), 1283
[130] Sato, T., A. Fuse, T. Kuwata: Cell. Immunol. **45** (1979), 458
[131] McConnachie, P. R., G. Rachelefsky, E. R. Stiem, P. I. Terasaki: Pediatrics **5** (1973), 795
[132] Campbell, A. C., C. Waller, J. Wood, A. Aynsley-Green, V. Yu: Clin. exp. Immunol. **18** (1974), 469
[133] Koren, H. S., D. B. Amos, Y. B. Kim: Proc. Natl. Acad. Sci. USA **75** (1978), 5127
[134] Kim, Y. B., N. D. Huh, H. S. Koren, D. B. Amos: J. Immunol. **125** (1980), 755
[135] Huh, N. D., Y. B. Kim, H. S. Koren, D. B. Amos: Int. J. Cancer **28** (1981), 175
[136] Ojo, E., H. Wigzell: Scand. J. Immunol. **7** (1978), 297
[137] Santoni, A., R. B. Herberman, H. T. Holden: J. Natl. Cancer Inst. **62** (1979), 109
[138] Clark, E. A., P. A. Russell, M. Egghart, M. A. Horton: Int. J. Cancer **24** (1979), 688
[139] Clark, E. A., R. C. Harmon: Adv. Cancer Res. **31** (1980), 227
[140] Santoli, D. G. Trinchieri, C. M. Zmijewski, H. Koprowski: J. Immunol. **177** (1976), 765
[141] Nagel, J. E., G. D. Collins, W. H. Adler: Cancer Res. **41** (1981), 2284
[142] Petranyi, G. Gy., M. Benczur, C. E. Onody, S. R. Hollan: Lancet I (1974), 736
[143] Portaro, J. K., J. Zighelboim, J. L. Fahey: Clin. Immunol. Immunopathol. **11** (1978), 458
[144] Chernyakhovskaja, I. Y., E. G. Slavina, G. J. Svet-Moldavsky: Nature **228** (1970), 71
[145] Gresser, I.: Cell. Immunol. **34** (1977), 406
[146] Gidlund, M., A. Örn, H. Wigzell, A. Senik, I. Gresser: Nature **273** (1978), 259
[147] Gresser, I., J. de Maeyer-Guignard, M. G. Tovey, E. de Maeyer: Proc. Natl. Acad. Sci. USA **76** (1979), 5308
[148] Skurkovich, S. V., A. S. Skorikova, E. I. Eremkina: J. Immunol. **121** (1978), 1173
[149] Einhorn, S., H. Blomgren, H. Strander: Int. J. Cancer **22** (1978), 405
[150] Saksela, E., T. Timonen, K. Cantell: Scand. J. Immunol. **10** (1979), 257
[151] Heron, I., M. Hokland, A. Moller-Larsen, K. Berg: Cell. Immunol. **42** (1979), 183
[152] Rumpold, H., D. Kraft, O. Scheiner, P. Meindl, G. Bodo: Immunobiology **156** (1979), 208
[153] Sato, T., A. Fuse, T. Kuwata: Cell. Immunol. **45** (1979), 458
[154] Zarling, J. M., L. Eskra, E. C. Borden, J. Horoszewicz, W. A. Carter: J. Immunol. **123** (1979), 63
[155] Droller, M. J., H. Borg, P. Perlmann: Cell. Immunol. **47** (1979), 248
[156] Herberman, R. B., J. R. Ortaldo, G. D. Bonnard: Nature **227** (1979), 221
[157] Einhorn, S., H. Blomgren, H. Strander: Acta med. scand. **204** (1978), 477
[158] Kariniemi, A.-L., T. Timonen, M. Kousa: Scand. J. Immunol. **12** (1980), 371
[159] Langrad, E., H. Hyden, J. Kjaer-Petersen, R. Jordal, G. Olsen: Arzneim.-Forschg./ Drug. Res. **30** (1980), 1245
[160] Pape, G. E., M. R. Hadam, J. Eisenburg, G. Riethmüller: Cancer Immunol. Immunotherapy **11** (1981), 1
[161] Henney, C. S., K. Kuribayashi, D. E. Kern, S. Gillis: Nature **291** (1981), 335
[162] Targan, S., F. Dorey: J. Immunol. **124** (1980), 2157
[163] Minato, N., L. Reid, H. Cantor, P. Lengyel, B. R. Bloom: J. exp. Med. **152** (1980), 124
[164] Wolfe, S. A., D. E. Tracey, C. S. Henney: Nature **262** (1976), 584
[165] Ojo, E., O. Haller, A. Kimura, H. Wigzell: Int. J. Cancer **21** (1978), 444

[166] PUCCETTI, P., A. SANTONI, C. RICCARDI, A. T. HOLDEN, R. B. HERBERMAN: Int. J. Cancer **24** (1979), 819
[167] TRACEY, D. E.: J. Immunol. **123** (1979), 840
[168] SAVARY, C. A., E. LOTZOVA: J. Immunol. **120** (1978), 239
[169] HOCHMAN, P. S., G. CUDKOWICZ: J. Immunol. **123** (1979), 968
[170] CUDKOWICZ, G., P. S. HOCHMAN: Immunol. Rev. **44** (1979), 13
[171] HOCHMAN, P. S., G. CUDKOWICZ, P. D. EVANS: Cell. Immunol. **61** (1981), 200
[172] HOCHMAN, P. S., G. CUDKOWICZ, J. DAUSSET: J. Natl. Cancer Inst. **61** (1978), 265
[173] BRUNDA, M. J., R. B. HERBERMAN, H. T. HOLDEN: J. Immunol. **124** (1980), 2682
[174] KIESSLING, R., E. KLEIN, H. PROSS, H. WIGZELL: Europ. J. Immunol. **5** (1975), 117
[175] HERBERMAN, R. B., J. Y. DJEU, H. D. KAY, J. R. ORTALDO, G. D. BONNARD, H. T. HOLDEN, R. FAGNANI, A. SANTONI, P. PUCETTI: Immunol. Rev. **44** (1979), 43
[176] BURNET, F. M.: Br. Med. J. **1** (1957), 841
[177] BURNET, F. M.: Science **133** (1961), 307
[178] BURNET, F. M.: Progr. exp. Tumor Res. **13** (1970), 1
[179] PREHN, R. T.: Progr. exp. Tumor Res. **14** (1971), 1
[180] STUTMAN, O.: Adv. Cancer Res. **22** [1976), 261
[181] MÖLLER, G., E. MÖLLER: J. Natl. Cancer Inst. **55** (1975), 755
[182] KLEIN, G., E. KLEIN: Proc. Natl. Acad. Sci. USA **74** (1977), 2121
[183] PASTERNAK, G., B. MICHEEL: DDR Medizin-Report **10** (1976), 867
[184] RYGAARD, J., C. O. POVLSEN: Transpl. **17** (1974), 135
[185] OUTZEN, H. C., R. P. CUSTER, G. J. EATON, R. T. PREHN: J. Reticuloend. Soc. **17** (1975), 1
[186] SHARKEY, F. E., J. FOGH: Cancer Res. **39** (1979), 833
[187] STUTMAN, O.: Science **183** (1974), 534
[188] STUTMAN, O.: J. Natl. Cancer Inst. **62** (1979), 353
[189] GREENBERG, A. H., M. I. GREENE: Nature **264** (1976), 356
[190] CHOW, D. A., M. I. GREENE, A. H. GREENBERG: Int. J. Cancer **23** (1979), 788
[191] CHOW, D. A., L. B. WOLOSIN, A. H. GREENBERG: Int. J. Cancer **27** (1981), 459
[192] ADAMS, D. O., R. SNYDERMAN: J. Natl. Cancer Inst. **62** (1979), 1344
[193] VOSE, B. M., M. MOORE: J. Natl. Cancer Inst. **65** (1980), 257
[194] MUKHERJE, B., A. FLOWERS, L. ROTHMAN, L. NATHANSON: J. Immunol. **124** (1980), 412
[195] KLEIN, E., F. VANKY: Cancer Immunol. Immunotherapy **11** (1981), 183
[196] ONO, A., D. B. AMOS, H. S. KOREN: Nature **266** (1977), 546
[197] JONDAL, M., C. SPINA, S. TARGAN: Nature **272** (1978), 62
[198] STERN, P., M. GIDLUND, A. ÖRN, H. WIGZELL: Nature **285** (1980), 341
[199] STERN, P., M. GIDLUND, A. KIMURA, K.-O. GRÖNVIK, H. WIGZELL: Int. J. Cancer **27** (1981), 679
[200] JONDAL, M., H. F. PROSS: Int. I. Cancer **15** (1975), 596
[201] ROSENBERG, E. B., J. L. MCCOY, S. S. GREEN, F. C. DONELLY, D. F. SIWARSKI, P. H. LEVINE, R. B. HERBERMAN: J. Natl. Cancer Inst. **52** (1974), 345
[202] KIESSLING, R., E. KLEIN, H. WIGZELL: Europ. J. Immunol. **5** (1975), 112
[203] HERBERMAN, R. B., M. E. NUNN, H. T. HOLDEN, S. STAAL, J. Y. DJEU: Int. J. Cancer **19** (1977), 555
[204] HANSSON, M., K. KÄRRE, R. KIESSLING, J. RODER, B. ANDERSSON, P. HÄYRY: J. Immunol. **123** (1979), 765
[205] HANSSON, M,, R. KIESSLING, B. ANDERSSON: Europ, J. Immunol. **11** (1981), 8
[206] ARTZT, K., F. JACOB: Transpl. **17** (1974), 632
[207] DREW, A., P. I. TERASAKI: Blood **49** (1977), 715
[208] BROWN, G., P. BIBERFELD, B. CHRISTENSEN, D. Y. MASON: Europ. J. Immunol. **9** (1979), 272
[209] STAINES, N. A., D. A. L. DAVIES: Transpl. **15** (1973), 410
[210] HANSSON, M., K. KÄRRE, T. BAKACS, R. KIESSLING, G. KLEIN: J. Immunol. **121** (1978), 6
[211] RODER, J. C., A. ROSEN, E. M. FENYÖ, F. A. TROY: Proc. Natl. Acad. Sci. USA **76** (1979), 1405

[212] KADAGHIDZE, Z. G., G. J. SVET-MOLDAVSKY: J. Natl. Cancer Inst. **46** (1971), 921
[213] COLLINS, J. L., P. Q. PATEK, M. COHN: J. exp. Med. **153** (1981), 89
[214] KUNKEL, L. A., R. M. WELSH: Int. J. Cancer **27** (1981), 73
[215] HUDIG, O., M. DJOBADZE, D. REDELMAN, J. MENDELSOHN: Cancer Res. **41** (1981), 2803
[216] HALLER, O., M. HANSSON, R. KIESSLING, H. WIGZELL: Nature **270** (1977), 609
[217] RIESENFELD, I., A. ÖRN, M. GIDLUND, I. AXBERG, G. v. ALM, H. WIGZELL: Int. J. Cancer **25** (1980), 399
[218] GILETTE, R. W., D. A. WUNDERLICH: J. Natl. Cancer Inst. **58** (1977), 113
[219] KASAI, M., J. C. LECLERC, L. MC VAY-BOUDREAU, F. W. SHEN, H. CANTOR: J. exp. Med. **149** (1979), 1260
[220] RICCARDI, C., A. SANTONI, T. BARLOZZARI, P. PUCCETTI, R. B. HERBERMAN: Int. J. Cancer **25** (1980), 475
[221] KASAI, M., T. YONEDA, S. HABU, Y. MARUYAMA; K. OKUMURA, T. TOKUNAGA: Nature **29** (1981), 334
[222] MILAS, L., B. MALENICA, N. ALLEGRETTI: Cancer Immunol. Immunotherapy **6** (1979), 191
[223] HANNA, N., I. J. FIDLER: J. Natl. Cancer Inst. **65** (1980), 801
[224] TALMADGE, J. E., K. M. MEYERS, D. J. PRIEUR, J. R. STARKEY: J. Natl. Cancer Inst. **65** (1980), 929
[225] BEVERLEY, P.: Nature **291** (1981), 288
[226] MARTIN, G. R.: Cell **5** (1975), 229
[227] GACHELIN, G.: Biochim. Biophys. Acta **516** (1978), 27
[228] LOZZIO, B. B., C. B. LOZZIO, E. G. BAMBERGER, A. S. FELIU: Proc. Soc. exp. Biol. Med. **166** (1981), 546
[229] SOLTER, D., I. DAMJANOV: Nature **278** (1979), 554
[230] KELLER, R.: Nature **282** (1979), 729
[231] BLUME, R. S., S. M. WOLF: Medicine **51** (1972), 247
[232] RODER, J. C., T. HALIOTIS, M. KLEIN, S. KOREC, J. R. JETT, J. ORTALDO, R. B. HERBERMAN, P. KATZ, A. S. FAUCI: Nature **284** (1980), 553
[233] WEENING, R. S., E. P. SCHOOREL, D. ROOS, M. L. J. VAN SCHAIK, A. A. VOETMAN, A. A. M. BOT, A. M. BATENBURG-PLENTER, Ch. WILLEMS, W. P. ZEIJLEMAKER, A. ASTALDI: Blood **57** (1981), 856
[234] SPICER, S. S., A. SATO, R. VINCENT, M. EGUCHI, K. C. POON: Fed. Proc. **40** (1981), 1451
[235] BAINTON, D. F.: Fed. Proc. **40** (1981), 1443
[236] BRANDT, E. J., R. T. SWANK, E. K. NOVAK, M. SKUDLAREK: in "Animal Models of Comparative and Developmental Aspects of Immunity and Disease" E. M. GERSHWIN, E. L. COOPER (eds.) Pergamon Press, New York (1978), 223
[237] RODER, J. C., A. K. DUWE: Nature **278** (1979), 451
[238] RODER, J. C.: J. Immunol. **123** (1979), 2168
[239] RODER, J. C., M.-L. LOHMANN-MATTHES, W. DOMZIG, H. WIGZELL: J. Immunol. **123** (1979), 2174
[240] PURTILO, D. T.: in "Modern Trends in Human Leukemia IV" R. NETH, R. C. GALLO, T. GRAF, K. MANNWEILER, K. WINKLER (eds.) Springer Verlag Berlin—Heidelberg—New York (1981), 207
[241] SULLIVAN, J. L., K. S. BYRON, F. E. BREWSTER, D. T. PURTILO: Science **210** (1980), 543
[242] SPECTOR, B. D., G. S. PERRY III, J. H. KERSEY: Clin. Immunol. Immunopathol. **11** (1978), 12
[243] PENN, I.: Surgery **83** (1978), 492
[244] KOREN, H. S., D. B. AMOS, R. H. BUCKLEY: J. Immunol. **120** (1978), 796
[245) LIPINSKI, M., J.-L. VIRELIZIER, T. TURSZ, C. GRISCELLI: Europ. J. Immunol. **10** (1980), 246
[246] THOMAS, F., J. THOMAS, G. MENDEZ, R. LOWER, H. M. LEE: Transpl. **24** (1977), 435
[247] LIPINSKI, M., T. TURSZ, H. KREIS, Y. FINALE, J. L. AMIOL: Transpl. **29** (1980), 2143
[248] KIESSLING, R., P. S. HOCHMAN, O. HALLER, G. M. SHEARER, H. WIGZELL, G. CUDKOWICZ: Europ. J. Immunol. **7** (1977), 655

[249] Chertkov, J. L., I. M. Gelfand, O. A. Gurevitch, L. N. Lemeneva, G. A. Udalov: Proc. Natl. Acad. Sci. USA **76** (1979), 2955
[250] Bonnard, G. D., J. H. Dean, R. B. Herberman: Fed. Proc. **36** (1977), 1325
[251] Santoli, D., G. Trinchieri, H. Koprowski: J. Immunol. **121** (1978), 532
[252] Welsh jr., R. M.: J. exp. Med. **148** (1978), 163
[253] Zarling, J. M., P. C. Raich, M. McKeough, F. H. Bach: Nature **262** (1976), 691
[254] Sondel, P. M., C. O'Brien, L. Porter, S. F. Schlossman, L. Chess: J. Immunol. **117** (1976), 2197
[255] Zarling, J. M., H. I. Robins, P. C. Raich, F. H. Bach, M. L. Bach: Nature **274** (1978), 269
[256] Lee, S. K., R. T. D. Oliver: J. exp. Med. **147** (1978), 912
[257] Sharma, B., L. F. Odom: Cancer Immunol. Immunotherapy **7** (1979), 93
[158] Bach, F. H., M. L. Bach, P. N. Sondel: Nature **259** (1976), 273
[259] Altman, A.: Immunology today **2** (1981), 1
[260] Zarling, J. M., F. H. Bach: Nature **280** (1979), 685
[261] Smith, K. A., S. Gillis, P. E. Baker: Proc. Amer. Soc. Cancer Res. **20** (1979), 93
[262] Katz, D. H., L. Ellman, W. E. Paul, I. Green, B. Benacerraf: Cancer Res. **32** (1972), 133
[263] Ellman, L., D. H. Katz, W. E. Paul: Cancer Res. **32** (1972), 141
[264] Osborne jr., D. P., D. H. Katz: J. Immunol. **118** (1977), 1441
[265] Katz, D. H.: in "Alien Histocompatibility Antigens in Cancer", M. M. Bortin, R. L. Truitt (eds.), Grune & Stratton (1980), 12
[266] ebenda 150
[267] ebenda 152
[268] Kobayashi, H., E. Gotohda, N. Kuzumake, V. Takeichi, M. Hosokawa, T. Kodama: Int. J. Cancer **13** (1974), 522
[269] Kobayashi, H., M. Hosokawa, T. Oikawa: in "Alien Histocompatibility Antigens in Cancer", M. M. Bortin, R. L. Truitt (eds.) Grune & Stratton (1980), 156
[270] Sendo, F., K. Seiji, S. Watanabe, S. Fuyama, S. Arai: in "Alien Histocompatibility Antigens in Cancer", M. M. Bortin, R. L. Truitt (eds.), Grune & Stratton (1980), 160
[271] Boranić, M.: J. Natl. Cancer Inst. **41** (1968), 421
[272] Boranić, M., I. Tonkovic: Cancer Res. **31** (1971), 1140
[273] Saltzstein, E. C., J. S. Glasspiegel, A. A. Rimm, R. H. Giller, M. M. Bortin: Cancer Res. **32** (1972), 1658
[274] Weiden, P. L., K. M. Sullivan, N. Flournoy, R. Storb, E. D. Thomas and the Seattle Marrow Transplant Team: New Engl. J. Med. **304** (1981), 1529
[275] Bortin, M. M., A. A. Rimm, E. C. Saltzstein, G. E. Rodey: Transpl. **16** (1973), 182
[276] Bortin, M. M.: Nature **281** (1979), 490
[277] Truitt, R. L., M. M. Bortin, A. A. Rimm: in "Alien Histocompatibility Antigens in Cancer" M. M. Bortin, R. L. Truitt (eds.) Grune & Stratton (1980), 143
[278] Pollard, M., R. L. Truitt, R. B. Ashman: Transplant. Proc. VIII (1976), 565
[279] Milleck, J., P. Jantscheff, H. Thränhardt, M. Schöntube, R. Gürtler, D. Seifart, G. Pasternak: in "Modern Trends in Human Leukemia IV" R. Neth, R. C. Gallo, T. Graf, K. Mannweiler, K. Winkler (eds.), Springer-Verlag Berlin, Heidelberg, New York (1981), 351
[280] Wunderlich, J. R., E. B. Rosenberg, J. M. Conolly: in "Progress in Immunology" B. Amos (ed.), Academic Press, New York (1971), 473
[281] Kodera, Y., M. A. Bean: Int. J. Cancer **16** (1975), 579
[282] Shaw, A. R. E., M. K. Dasgupta, T. Kovithavongs, K. V. Johny, J. C. Le Riche, J. B. Dossetor: Int. J. Cancer **24** (1979), 586
[283] Durantez, A., J. Zighelboim, T. Thieme, J. L. Fahey: Cancer Res. **35** (1975), 2693
[284] Durantez, A., J. Zighelboim: Transpl. **22** (1976), 190
[285] Milleck, J., U. Karsten, R. Eckert, W. Dörffel, H. Thränhardt, G. Pasternak: in "Immunotherapy of Malignant Diseases" H. Rainer, H. Borberg, J. M. Mishler, U. Schäfer (eds.) F. K. Schattauer Verlag Stuttgart—New York (1978), 323

[286] Milleck, J., G. Pasternak, P. Jantscheff, M. Schöntube, H. Thränhardt: in "Advances in Comparative Leukemia Research 1979" D. S. Yohn, B. A. Lapin, J. R. Blakeslee (eds.) Elsevier/North Holl. (1980), 247
[287] Milleck, J., J. Petro, M. Madri, B. v. Broen, R. Eckert: Arch. Geschwulstforsch. **45** (1975), 541
[288] Milleck, J.: Arch. Geschwulstforsch. **42** (1973), 274
[289] Milleck, J., G. Pasternak: Medicina (Buenos Aires) **36** (1976), 457
[290] Zighelboim, J., B. Bonavida, J. L. Fahey: J. Immunol. **111** (1973), 1737
[291] Forman, J., S. Britton, G. Möller: Transpl. **22** (1976), 374
[292] Forman, J., G. Möller: Transpl. Rev. **17** (1973), 108
[293] Sanderson, C. J., I. A. Clark, G. A. Taylor: Nature **253** (1975), 376
[294] Dennert, G., L. E. Hatlen: J. Immunol. **114** (1975), 1705
[295] Halloran, P., H. Festenstein: Nature **250** (1974), 52
[296] Berger, A.E., D. B. Amos: Cell. Immunol. **33** (1977), 277
[297] Allison, A. C.: Ann. Inst. Pasteur **123** (1972), 585
[298] Koren, H. S., M. S. Meltzer, D. O. Adams: J. Immunol. **126** (1981), 1013
[299] Harding, B., D. J. Pudifin, F. Gotch, I. C. M. MacLennan: Nature, New Biol. **232** (1971), 81
[300] Greenberg, A. H., L. Shen, I. M. Roitt: Clin. exp. Immunol. **15** (1973), 251
[301] Tada, M., S. Hinuma, T. Abo, K. Kumagai: J. Immunol. **124** (1980), 1929
[302] Gorer, P. A., D. B. Amos: Cancer Res. **16** (1956), 338
[303] Levy, E., R. Golden, R. Zerubavel, J. Fisher: Cancer Res. **26** (1966) part 1, 659
[304] Alexander, P., D. J. Connell, Z. B. Mikulska: Cancer Res. **26** (1966), 1508
[305] Bremberg, S., E. Klein, J. Stjernswärd: Cancer Res. **27** (1967), 2113
[306] Reif, A. E., C. A. H. Kim: Nature **223** (1969), 1377
[307] Motta, R.: Adv. Cancer Res. **14** (1971), 161
[308] Pasternak, G.: Arch. Geschwulstforsch. **39** (1972), 40
[309] Milleck, J., G. Pasternack: Arch. Geschwulstforsch. **42** (1973), 192
[310] Shin, H. S., N. Kaliss, D. Borenstein: Proc. Soc. exp. biol. Med. **139** (1972), 684
[311] Shin, H. S., N. Kaliss, D. Borenstein, M. K. Gately: J. exp. Med. **136** (1972), 375
[312] Shin, H. S., M. L. Hayden, C. L. Gately: Proc. Natl. Acad. Sci. USA **71** (1974), 163
[313] Shin, H. S., M. Hayden, S. Langley, N. Kaliss, M. R. Smith: J. Immunol. **114** (1975), 1255
[314] Milleck, J.: Arch. Geschwulstforsch. **45** (1975), 40
[315] Volkman, A., J. L. Gowans: J. exptl. Pathol. **46** (1965), 62
[316] O'Neill, G. J.: Europ. J. Cancer **12** (1976), 749
[317] Zighelboim, J., B. Bonavida, J. L. Fahey: J. Natl. Cancer Inst. **52** (1974), 879
[318] Ghose, T., A. Guclu, J. Faulkner, J. Tai: J. Natl. Cancer Inst. **58** (1977), 693
[319] Carlson, G. A., G. Terres: J. Immunol. **117** (1976), 822
[320] Berd, D., R. T. Prehn: J. Natl. Cancer Inst. **58** (1977), 1729
[321] Order, S. E., R. Kirkman, R. Knapp: Cancer **34** (1974), 175
[322] Bast, R. C., R. C. Knapp, A. K. Mitchell, J. G. Thurston, R. W. Tucker, S. F. Schlossman: J. Immunol. **123** (1979), 1945
[323] Byfield, J. E., R. Zerubavel, E. W. Fonkalsrud: Nature **264** (1976), 783

3. Zur immunologischen Beeinflußbarkeit des Tumorwachstums

3.1. Gegenwärtiger Stand der immunologischen Krebstherapie

Die ersten Versuche, Krebspatienten mit immunologischen Methoden zu behandeln, liegen bereits 100 Jahre zurück [1, 2]. Man hoffte, daß sich die für die Bekämpfung von Infektionskrankheiten entwickelten Verfahren der Vakzinierung und Serumtherapie auch bei der Behandlung von Krebspatienten bewähren würden. Der Hoffnung lag die Annahme zugrunde, daß Krebszellen für den Organismus etwas Fremdes, den Infektionserregern Vergleichbares sein müßten. Von Ausnahmen abgesehen verlief die Immuntherapie bei Krebspatienten jedoch erfolglos. Der Enthusiasmus, mit dem Vakzinierungen anfangs betrieben wurden, ließ nach, als Pathologen die Annahme von der Fremdheit der Krebszellen widerlegten. Bei dieser Sachlage verbot das Postulat des "horror autotoxicus" eine immunologische Abwehrreaktion [2]. Der horror autotoxicus ist jedoch, nach heutigen Erkentnissen, nicht das Haupthindernis einer Immuntherapie. Die Existenz von Autoimmunerkrankungen beweist, daß diese Barriere nicht unüberwindlich ist. Die früheren Bemühungen mußten vielmehr schon deshalb erfolglos bleiben, weil sich die Krebspatienten bereits in einem fortgeschrittenen Erkrankungsstadium befunden hatten. Das Immunsystem kann aber, gegenwärtigen Ansichten zufolge, immer nur mit einer begrenzten Anzahl maligner Tumorzellen fertig werden.

Das Interesse an der Immuntherapie erwachte erneut, als nachgewiesen wurde, daß chemisch induzierte Tumoren der Maus tatsächlich tumorassoziierte Antigene besitzen, die in dem Tumorträger eine immunologische Abwehrreaktion induzieren können (vgl. Abschnitt 1.9.). Das theoretische Konzept der jungen Tumorimmunologie war die von Burnet und Thomas entwickelte Immunsurveillancehypothese [3–6]. Die Hypothese überträgt die Tatsache, daß histoinkompatible Gewebe oder Zellen vom thymusabhängigen Immunsystem rasch erkannt und abgestoßen werden, auf das Tumor-Wirt-Verhältnis: was für die artefizielle Situation der Abstoßung eines fremden Gewebetransplantats gilt, sollte erst recht für die Rejektion spontan entstehender antigener Tumorzellen zutreffen. Die Surveillancehypothese sieht in der Erkennung und Elimination entstehender Krebszellen eine der wichtigsten Funktionen des Immunsystems, insbesondere der T-Lymphozyten. Sie fußt auf der bereits von Paul Ehrlich vertretenen Annahme, daß im Organismus ständig maligne entartete Zellen entstehen, die jedoch aufgrund ihrer Antigenität durch das immunologische Überwachungssystem größtenteils erkannt und eliminiert werden. Erkennung und Elimination maligner Zellen sollen bereits in situ, also vor dem Zeitpunkt der klinischen Erfaßbarkeit erfolgen. Die Ergebnisse einiger tierexperimenteller Untersuchungen schienen die Voraussagen der Surveillance-Konzeption zu bestätigen, aber noch überzeugender waren erste Ergebnisse neu begonnener klinischer Studien zur Immuntherapie. Eine von 1962 bis 1969 von Mathe und Mitarbeitern durchgeführte Studie ergab, daß 7 von 20 leukämiekranken Kindern, die während der Remissionsphase immuntherapeutisch behandelt worden waren, offensichtlich geheilt sind, während 10 Kinder ohne Immuntherapie sämtlich verstarben [7]. 1970 berichteten MORTON et al., daß bei Patienten mit einem malignen Melanom 90% der kutanen Melanommetastasen nach intraläsionalen Injektionen mit BCG regressierten [8], 2 Jahre zurück lag die Mitteilung Edmund KLEINS, daß sich ein großer Teil von oberflächlich lokalisierten Basalzell- und Plattenepithelkarzinomen der Haut durch eine lokale Behandlung mit Dinitrochlorbenzol o. ä. Chemikalien, die eine entzündliche Reaktion vom Typ der verzögerten Überempfindlichkeit induzieren, ausmerzen läßt [9, 10]. Diese Ergebnisse wirkten außerordentlich stimulierend. Die Anzahl der Veröffentlichungen, die tumorimmunologischen Fragestellungen gewidmet waren, stieg von wenig mehr als 300 im Jahr 1970 auf 18000 im Jahr 1975 [11]. Für immuntherapeutische Studien ergab sich die Konsequenz, alles nur Mögliche und Vertretbare zu tun, um das Immunsystem des Tumorträgers zu unterstützen. Neben aktiver Immunisierung und unspezifischer Stimulation zeichneten sich auch Einsatzmöglichkeiten für passive Therapieformen ab (Tab. 14). Es ist jedoch kein Geheimnis, daß die Erwartungen, die anfangs in die Immuntherapie gesetzt wurden, bisher unerfüllt geblieben sind und daher einer realistischeren — um nicht zu sagen pessimistischen — Einstellung Platz gemacht haben.

Der Vorteil einer Behandlung, die sich auf immunologische Mechanismen stützt, ist ihre Spezifität. Einer ihrer Nachteile ist, daß man damit nur eine relativ geringe Anzahl maligner Zellen eliminieren kann. Aus Untersuchungen an transplantierten Leukämien der Maus hat man die Größenordnung von 10^5 Zellen ermittelt [12], für Tumoren des Menschen ist als obere Grenze die Zahl 10^8 genannt worden [13]. Dieser Nachteil ist kalkulierbar; er sollte sich durch eine optimale Kombination der immunologischen Behandlung mit den konventionellen chirurgischen, radiologischen oder chemotherapeutischen Therapieformen ausgleichen lassen. Eine wichtige Zielstellung der immunologischen Behandlung ist demzufolge die Rezidiv- und Metastasenprophylaxe.

Wiederholt wird darauf hingewiesen, daß es aus Gründen der Reaktionskinetik nicht möglich ist, mit Hilfe einer Chemotherapie sämtliche erreichbaren Krebszellen abzutöten. Man ist aber überzeugt, daß der Rest an überlebenden Krebszellen auf immunologischem Weg eliminiert werden kann. Nachteilig wirkt sich dabei aus, daß die Chemotherapie nicht nur Tumorzellen, sondern auch Immunzellen schädigt. Diesem Mangel einer kombinierten Chemo- und Immuntherapie ist möglicherweise durch eine optimale Dosierung und Zeitwahl bei der Behandlung oder noch besser, durch die Entwicklung

Tabelle 14.
Prinzipielle Formen der Immuntherapie

spezifisch/aktiv:	Vakzinierung mit Tumorzellen oder tumorassoziierten Antigenen
spezifisch/passiv:	Übertragung von: Antikörpern Immunzellen (adoptive Immunität) „Immun-RNS“
unspezifisch:	BCG, C. parvum Levamisol Transfer-Faktor, Thymusfaktoren Endotoxin-induzierte Freisetzung des tumornekrotisierenden Faktors COLEY's Toxin

neuer Chemotherapeutika, die zwar zytostatisch aber nicht immunsuppressiv wirken, beizukommen [12, 14]. Andererseits könnte ein günstiger Aspekt der Chemotherapie gerade darin liegen, daß bestimmte Subpopulationen der Immunzellen, z. B. Suppressorzellen, stärker geschädigt werden als Zellpopulationen mit einer tumorhemmenden Aktivität [12, 14].

Den logischen Überlegungen und Strategien zum Trotz sind die Ergebnisse immunologischer Therapiestudien, die in dem vergangenen Jahrzehnt mitgeteilt wurden, eher ernüchternd als stimulierend [11, 12, 15—18]. Bis auf wenige Ausnahmen haben sich Fortschritte, die bei der Behandlung tierexperimenteller Tumoren erreicht wurden, nicht auf die Situation beim Menschen übertragen lassen. Das Ergebnis der Behandlung leukämiekranker Kinder z. B. ließ sich in dieser Eindeutigkeit nicht reproduzieren. Positive Trends, die sich des öfteren bei einem Vergleich von aktuellen immuntherapeutischen Studien mit „historischen Kontrollen" abzeichnen, ließen sich durch Studien, die sowohl klinisch als auch statistisch kontrollierbar sind, oft nicht bestätigen. Diese pessimistische Beurteilung trifft für die immuntherapeutischen Bemühungen pauschal sicherlich zu, aber sie berücksichtigt nicht einzelne Ergebnisse und Beobachtungen, deren Analyse möglicherweise Rückschlüsse auf die Wirkungsweise oder den Geltungsbereich immunologischer Abwehrreaktionen bei Tumorerkrankungen zuläßt. Auf derartige Resultate und Beobachtungen wird in den folgenden Abschnitten hingewiesen.

3.2. Die aktive Immunisierung mit Tumorzellen oder tumorassoziierten Antigenen

Die Berechtigung zur aktiven Immunisierung bei Tumorerkrankungen ergibt sich aus der Immunogenität der Tumoren. Das wissenschaftliche und praktisch nutzbare Fundament einer spezifischen Immuntherapie bei spontan entstehenden malignen Tumoren ist jedoch, wie im 1. Kapitel erläutert wurde, keineswegs unumstritten. Viele Tumoren besitzen zwar TAA, aber die Immunantwort des Tumorträgers ist in den meisten Fällen nur schwach ausgeprägt. Daher versucht man, die geringe Immunogenität von TAA künstlich zu erhöhen. Ähnlich der Beziehung zwischen einem Hapten und seinem Träger kann die Immunogenität eines TAA durch zusätzliche Antigendeterminanten, die in seine Nachbarschaft eingeführt werden, verstärkt werden [19]. Das kann z. B. durch eine physikalische, chemische oder enzymatische Behandlung der Tumorzellen oder auch durch eine Inkubation der Tumorzellen mit Viren erreicht werden [19—22]. Durch eine Hybridisierung mit fremden Zellen können Tumorzellen für den autologen Wirt ebenfalls immunogener gemacht werden. Die Immunisierung des Tumorträgers kann auch mit allogenen Tumorzellen versucht werden, vorausgesetzt, diese besitzen das betreffende TAA.

Eingehender analysiert und geprüft wurde die Immunogenitätssteigerung bei Tumorzellen nach der Inkubation mit vibrio-cholerae-Neuraminidase [23—28]. Durch den Verlust von Sialinsäure verlieren die Tumorzellen an negativer Oberflächenladung und werden immunogener. Möglicherweise werden auch versteckt liegende Antigendeterminanten in der Tumorzellmembran freigelegt. Klinische Bedeutung erlangte die Immunisierung mit Neuraminidase-modifizierten Tumorzellen bei der Behandlung von Patienten mit akuter myeloischer Leukämie. Patienten, die die Remissionsphase erreichen, erhalten zusätzlich zur Erhaltungs-Chemotherapie Injektionen vitaler, kryokonservierter allogener Blasten, die kurz vorher mit Neuraminidase inkubiert werden. Die Injektionen erfolgen an zahlreichen Stellen des Körpers, jeweils in der Nähe von Lymphknoten. Den

Ergebnissen einer randomisierten Studie zufolge sind die Remissions- und Überlebenszeiten bei chemo- und immuntherapeutisch behandelten Patienten länger als bei Patienten, die nur die Erhaltungs-Chemotherapie bekommen [29, 30].
Gegenwärtig wird auch untersucht, inwieweit sich die Immunogenität von Melanomzellen oder Melanomzellextrakten steigern läßt. Die Bemühungen, Melanompatienten durch eine Vakzinierung zu einer Antikörperbildung gegen serologisch definierte melanomassoziierte Antigene anzuregen, sind jedoch bisher erfolglos geblieben [31].
Im Hinblick auf die Präparation stärker immunogener Tumorzellextrakte sei auf ein Ergebnis der biochemischen Fraktionierung eines Extraktes von Fibrosarkomzellen der Maus hingewiesen. Hier gelang mit Hilfe der Elektrofokussierung die Trennung zweier TAA-Fraktionen, von denen die eine einen tumorhemmenden, die andere aber einen tumorfördernden Effekt induzierte [32].
Die aktive Immunisierung bewährt sich vor allem bei der prophylaktischen Bekämpfung virusassoziierter Tumorerkrankungen. In der Veterinärmedizin sind durch Impfungen mit virustransformierten Tumorzellen, Tumorzellmembranen oder attenuierten Viren bereits beeindruckende Erfolge erzielt worden. Es sei an die Eindämmung der MAREK'schen Erkrankung des Huhns und an die Bekämpfung der Katzenleukämie erinnert (vgl. Abschnitt 1.10.). Beachtenswert ist der Befund, daß Affen, die mit abgetöteten onkogenen Viren immunisiert worden waren, die Injektion eines Vielfachen der letalen Virusdosis überlebten [33, 34]. Die Immunisierung mit einer EPSTEIN-BARR-Virus-haltigen Vakzine, z. B. von Personen mit einem erhöhten Risiko, an einem BURKITT-Lymphom zu erkranken, liegt im Bereich des Möglichen, es bestehen aber noch beträchtliche Einwände von ethischer, technischer und finanzieller Seite [35]. Da offensichtlich enge Beziehungen zwischen einer Infektion mit Hepatitis-B-Viren, chronischen Hepatitiden und primären Leberzellkarzinomen bestehen, wird gegenwärtig u. a. geprüft, ob die Inzidenz des primären Leberzellkarzinoms bei der Bevölkerung in tropischen Ländern durch eine Vakzinierung mit gereinigtem formalinisiertem Hepatitis-B-Oberflächenantigen gesenkt werden kann [36—38].

3.3. *Problematik einer BCG-Behandlung bei Krebs*

Vorstellungen über die Hemmung des Tumorwachstums durch unspezifische Abwehrmechanismen greifen auf Erfahrungen zurück, die man bei Untersuchungen zur antibakteriellen Resistenz gemacht hat. Seit längerem ist bekannt, daß BCG und einige mikrobielle Produkte das retikulohistiozytäre System (RHS) aktivieren und die Resistenz gegenüber infektiösen Erregern erhöhen. Seitdem feststeht, daß chemisch-induzierte Tumoren der Maus immunogen sind, wird untersucht, ob eine RHS-Aktivierung Konsequenzen für das Wachstum antigener Tumorzellen hat. Im Tierexperiment läßt sich zeigen, daß das Wachstum von transplantierten Tumorzellen und einigen primären Tumoren durch eine Vorbehandlung der Versuchstiere mit BCG (Bacillus CALMETTE-GUERIN), C. parvum (Corynebacterium parvum, Propionibacterium acnes) oder bestimmten mikrobiellen und synthetischen Substanzen gehemmt werden kann [39—44]. Die Effekte sind jedoch nicht sehr ausgeprägt und betreffen in erster Linie stärker immunogene Tumoren. Durch eine prophylaktische Behandlung mit BCG wird die spontane Entwicklung der virusinduzierten Leukämie von AKR-Mäusen gehemmt bzw. verzögert [39, 45—48]. Man hat auch untersucht, ob die zur Tuberkuloseprophylaxe vorgenommene BCG-Impfung Neugeborener die Rate kindlicher Leukämien senkt. Eine

schlüssige Aussage darüber ist jedoch z. Z. nicht möglich, da die Ergebnisse der epidemiologischen Studien einander widersprechen [49, 50].
Der tumorhemmende Effekt des BCG u. a. Substanzen wird auf deren immunstimulierende Eigenschaft zurückgeführt. Generell gilt, daß z. B. das BCG eine Reihe von immunologischen Reaktionen, die die zelluläre und humorale Immunität betreffen, verstärkt. Einige Befunde weisen aber darauf hin, daß Immunstimulantien durch Aktivierung von Suppressorzellen auch in entgegengesetzter Richtung immunregulatorisch wirken können. Das würde erklären, warum das Tumorwachstum manchmal durch BCG gefördert anstatt gehemmt wird. Wie tierexperimentelle Untersuchungen zeigen, hängt der Effekt des BCG auf das Tumorwachstum von Faktoren wie Dosis, Qualität, Zeitpunkt der Injektion und Applikationsform des BCG sowie Immunogenität und Größe des Tumors ab.

Bei der Therapie tierexperimenteller solider Tumoren zeigt sich der stärkste tumorhemmende Effekt, wenn man das BCG direkt in den Tumorknoten injiziert [42, 44, 51]. Die Regression eines Augenkarzinoms beim Rind nach intratumoraler Injektion einer BCG-Vakzine ist ein besonders eindrucksvolles Beispiel [51].

Auch bei klinischen Studien ergeben sich die überzeugendsten Effekte bei einem direkten Kontakt des Tumorgewebes mit dem BCG oder anderen Immunstimulantien. Beispiele sind Regressionen von kutanen Metastasen des malignen Melanoms oder Mammakarzinoms nach intratumoraler Injektion von BCG [8, 11, 15], eine Senkung der Rezidivrate beim Blasenkarzinom nach Blasenspülungen mit BCG [52—56], sowie ein tumorhemmender Effekt intrapleural applizierten BCG's nach der Resektion eines Lungenkarzinoms [57—60].

Die Beobachtung Mortons, daß ein großer Teil der Hautmetastasen bei Patienten mit einem malignen Melanom nach intraläsionaler BCG-Injektion regressiert [8], ist von mehreren Arbeitsgruppen bestätigt worden [11, 15, 61]. Intraläsionale BCG-Injektionen führen bei etwa $\frac{2}{3}$ der Patienten zu einer Regression kutaner Metastasen, bei ca. $\frac{1}{5}$ der Patienten bilden sich darüber hinaus auch unbehandelte Tumorknoten, die in der Nachbarschaft der behandelten Metastasen liegen, zurück [61]. Voraussetzung für den Antitumoreffekt ist, daß die Patienten bei einem Hauttest mit PPD oder DNCB positiv reagieren. Bei Abwesenheit viszeraler Metastasen, erlebten Patienten nach Elimination der Hautmetastasen ein längeres tumorfreies Intervall [11, 15]. Viszerale Melanommetastasen werden durch die BCG-Behandlung jedoch nicht oder nur wenig beeinflußt.

Bei Patienten mit Harnblasentumoren sind wiederholte Spülungen der Harnblase mit BCG als zusätzliche Behandlung vorgeschlagen worden, um die Rezidivrate nach operativer Tumorentfernung zu verringern, bzw. als alternative Behandlungsform, wenn ein operativer Eingriff nicht möglich ist [52—56]. Blasenspülungen mit BCG bieten den Vorteil einer lokalen Tumorbehandlung bei verringertem Risiko einer BCG-Septikämie, die nach intratumoraler BCG-Injektion eintreten kann. Die Ergebnisse einer Studie an 51 Patienten mit primären oder rezidivierenden Blasenkarzinomen weisen auf eine verminderte Rezidivrate und auf eine Verlängerung des krankheitsfreien Intervalls nach intravesikulärer BCG-Behandlung hin [55].

Die Idee zur Entwicklung einer postoperativen intrapleuralen BCG-Behandlung entsprang der Beobachtung, daß Lungenkarzinompatienten, bei denen sich nach operativer Entfernung des Tumors ein Pleuraempyem entwickelte, länger lebten als Patienten mit einem unauffälligen postoperativen Verlauf [57—59]. Die Ergebnisse einer von McKneally und Mitarbeitern 1973 begonnenen Studie, die 1980 etwa 160 Patienten umfaßte, weisen auf ein verlängertes krankheitsfreies Intervall und eine längere Überlebenszeit bei BCG-behandelten Lungenkarzinompatienten im Stadium I der Erkrankung hin.

Die Rezidivrate 3 Jahre nach Tumorresektion betrug 33% in der BCG-Gruppe und 62% in der Kontrollgruppe [60]. Bei Patienten im Stadium II oder III der Erkrankung ließ sich kein therapeutischer Effekt nachweisen. Eine Bestätigung dieser Ergebnisse durcq andere Arbeitsgruppen ist bisher nicht erfolgt [62], eine postoperative intradermale BCG-Behandlung bei Lungenkarzinompatienten verlief erfolglos [11, 63].

Wie die Ergebnisse zahlreicher immuntherapeutischer Studien zeigen, läßt sich eine merkliche Hemmung des Tumorwachstums nur durch eine lokale BCG-Behandlung erreichen und das in erster Linie bei oberflächlich lokalisierten Tumoren. Hier sind auch diejenigen Erfolge zu nennen, die bei einigen Basalzell- oder Plattenepithelkarzinomen der Haut durch eine lokale Behandlung mit DNCB oder ähnlichen Reizstoffen erzielt worden sind [9—11]. Voraussetzung für das Zustandekommen eines therapeutischen Effektes ist, daß die Tumoren noch relativ klein sind und daß die Patienten den Behandlungsreiz mit einer entzündlichen Reaktion beantworten. Im Gegensatz zu den Erfolgen bei der Behandlung eng umschriebener Tumoren treten therapeutische Effekte bei einer BCG-Behandlung disseminierter Tumoren nur sporadisch auf.

Ein gesondertes Kapitel ist die einer Chemotherapie nachgeschaltete BCG-Behandlung von akuten Leukämien oder Lymphomerkrankungen [12, 64, 65]. Das 1969 von Mathe und Mitarbeitern mitgeteilte Ergebnis einer zusätzlichen immuntherapeutischen Behandlung von Kindern mit ALL [7] ist von anderen Arbeitsgruppen nicht bestätigt worden. Die BCG-Therapie der ALL im Kindesalter ist jedoch fast gegenstandslos geworden, da sich die Behandlungserfolge mit Hilfe einer verstärkten Chemotherapie wesentlich verbessert haben. Verglichen mit der relativ günstigen Prognose bei ALL sind die Behandlungsaussichten bei AML immer noch unbefriedigend. Durch zusätzliche Injektionen von BCG und devitalisierten leukämischen Blasten läßt sich bei Remissionspatienten zwar eine Lebensverlängerung erreichen [65—67], aber die Hoffnung, mit Hilfe der immunologischen Behandlung mehr Patienten ein längeres Überleben zu ermöglichen, erfüllte sich nicht. In Bezug auf die Modalitäten der Immuntherapie ist bedeutsam, daß sich ein vergleichbarer therapeutischer Effekt offenbar auch bei einer alleinigen Behandlung mit BCG — ohne Injektion der leukämischen Blasten — ergibt [68]. Allerdings ist unklar, inwieweit der BCG-Effekt immunologische Ursachen hat. Die „Immuntherapie" beruht hier möglicherweise auf einer Aktivierung hämatopoetischer Stammzellen, was zu einer besseren Verträglichkeit der Chemotherapie führen könnte [67]. Eine Langzeitbehandlung mit BCG ergab bei Patienten mit Hodgkin'scher Erkrankung oder mit einem Non-Hodgkin-Lymphom in der Remissionsphase einen deutlichen therapeutischen Effekt [69, 70]. Auffällig ist, daß eine unspezifische Immunstimulation durch BCG bei der Behandlung des afrikanischen Burkitt-Lymphoms erfolglos blieb [71], obwohl man annehmen sollte, daß das Burkitt-Lymphom aufgrund seiner ausgeprägten Immunogenität ein gutes Behandlungsobjekt für eine Immuntherapie ist

3.4. Levamisol

Levamisol ist das L-Isomer des Tetramisols (2,3,5,6-Tetrahydro-6-phenylimidazo-(2,1-b)-thiazol). Es wurde 1966 als Anthelminthikum in die Human- und Veterinärmedizin eingeführt. Bei tierexperimentellen Untersuchungen wurde zu Beginn der siebziger Jahre ein immunstimulierender und tumorhemmender Effekt des Levamisols bzw. Tetramisols nachgewiesen. Subkutan transplantierte Lewis-Lung-Tumoren wuchsen in Levamisol-behandelten Mäusen langsamer und bildeten weniger Lungenmetastasen als in unbehandelten Kontrolltieren [72]. In Kombination mit einer zytoreduktiven

Therapie erhöhte Levamisol die Heilungsquoten bei einer transplantierten Mausleukämie [73]; bei der Behandlung anderer Tiertumoren erwies es sich jedoch als unwirksam [74, 75]. Der Levamisoleffekt scheint dosisabhängig zu sein, tägliche Gaben von 2 oder 4 mg pro kg hemmten das Wachstum primärer, chemisch-induzierter Mammakarzinome bei Ratten, Dosen von 8 mg pro kg beschleunigten eher das Tumorwachstum [76]. Da ein direkter toxischer Effekt des Levamisols auf Tumorzellen ausgeschlossen werden kann, vermutet man eine ursächliche Beziehung zwischen der immunstimulierenden Wirkung und dem tumorhemmenden Effekt. Mit Hilfe von in-vivo- und in-vitro-Untersuchungen ist gezeigt worden, daß Levamisol eine Reihe zellgebundener Immunreaktionen verstärkt [75, 77]. Die Immunstimulation bezieht sich in erster Linie auf eine Nivellierung subnormaler Reaktionen, z. B. auf das Positivwerden anergischer Krebspatienten bei Hauttests [78, 79]. Die Reaktionslage gesunder Probanden wird dagegen durch Levamisol nicht wesentlich verändert.

Aufgrund seiner immunstimulierenden Wirkung wird das Levamisol zur Therapie derjenigen Erkrankungen eingesetzt, die mit einem Immundefekt einhergehen oder bei denen ein Immundefekt vermutet wird. Im Vordergrund steht die Behandlung rezidivierender Infekte, rheumatischer Erkrankungen und von Krebserkrankungen [80]. Die Möglichkeit der oralen Applikation und die relativ gute Verträglichkeit des Levamisols begünstigen therapeutische Studien. Nicht zu unterschätzen ist jedoch die Gefahr einer Agranulozytose.

Bei der Levamisolbehandlung von Krebspatienten wurden unterschiedliche Ergebnisse erhalten. Während bei Patientinnen mit inoperablem Mammakarzinom eine der Strahlentherapie folgende Levamisolbehandlung das krankheitsfreie Intervall und die Überlebenszeit beträchtlich verlängerte [81], führte eine analoge Nachbehandlung bei Patientinnen mit einem lokalisierten Mammatumor mit axillärem Lymphknotenbefall aber ohne Fernmetastasen zu einer deutlichen Progression der Erkrankung [82]. Auch bei Patienten mit Bronchialkarzinom wurden durch eine adjuvante Levamisolbehandlung nach der Tumorresektion sowohl positive [83, 84] als auch negative Resultate erhalten [85, 86]. Differente Ergebnisse lieferte auch die Behandlung von Patienten mit akuten Leukämien [87].

3.5. *Tumornekrotisierender Faktor und „Coley's Toxin"*

Die Aktivierung unspezifischer Abwehrmechanismen reicht in den meisten Fällen nicht aus, um das Wachstum spontan entstehender Tumoren zu hemmen. Eine Ausnahme ist die Elimination von oberflächlich lokalisierten und nicht zu großen Tumoren durch eine lokale Entzündungsreaktion z. B. nach einer intratumoralen Injektion von BCG oder direkter Behandlung mit chemischen Reizstoffen. Es gibt aber auch Ansatzpunkte zu weiteren Überlegungen über eine immunologische Tumortherapie. Von tierexperimentellen Untersuchungen ist z. B. bekannt, daß die Lipopolysaccharidkomponente bakterieller Endotoxine hämorrhagische Tumornekrosen und gelegentlich eine komplette Tumorregression induzieren kann [88]. Die Regression hat offensichtlich eine immunologische Basis, denn sie trat nur dann ein, wenn die Tumoren antigen und die T-Lymphozyten des Tumorträgers gegen tumorassoziierte Antigene sensibilisiert waren [89, 90]. Einen wesentlichen Beitrag zur endotoxininduzierten Tumorregression leistet vermutlich der tumornekrotisierende Faktor (TNF), auf dessen Wirkung bereits im Abschnitt 2.3. hingewiesen wurde. Der TNF ist ein spezielles Glykoprotein, das von aktivierten Makrophagen nach Kontakt mit einem bakteriellen Endotoxin sezerniert wird. Bei bestimmten, sensitiven Tumoren ruft er Nekrosen hervor, in vitro kann er zytotoxisch oder zytostatisch wirken. Die spezifische Aktivität des gereinigten Faktors läßt sich mit derjenigen des Interferons oder anderer Lymphokine durchaus vergleichen [31]. Der Wirkungsmechanismus des TNF ist noch unbekannt. Vielleicht sind die durch ihn geschaffenen hämorrhagischen Nekrosen die Eintrittspforte, durch die zytotoxische T-Lymphozyten in den Tumor gelangen können [90].

Tumorrückbildungen bei Krebspatienten sind auch gelegentlich bei früheren immuntherapeutischen Versuchen beobachtet worden [1]. Sie wurden als Ergebnis der Immuntherapie gedeutet. Heute nimmt man jedoch an, daß sie eher eine Folge entzündlicher Prozesse waren, die wiederum durch mikrobielle Verunreinigungen in den Tumorvakzinen hervorgerufen wurden. Seit den Untersuchungen des amerikanischen Chirurgen Coley ist bekannt, daß bakterielle Substanzen eine Tumorregression auslösen können. Ausgangspunkt dieser Untersuchungen, die bereits Ende des vorigen Jahrhunderts begannen, war die Beobachtung einer kompletten Regression eines am Hals lokalisierten inoperablen Sarkoms durch ein sich im Tumorgebiet ausbreitendes Erysipel. Von dieser Beobachtung stimuliert, entwickelte Coley — nach mehrjährigen nicht ungefährlichen Versuchen, im Gebiet großer Tumoren ein Erysipel zu erzeugen — aus dem Filtrat von Streptokokkenkulturen ein Präparat, das als „Coley's Toxin" bekannt wurde und mit dem Krebspatienten bis in die Gegenwart hinein behandelt werden [91]. Um die Virulenz zu erhöhen, hatte Coley die Streptokokken mit Prodigiosusbakterien (heute *Serratia marcescens* genannt) kokultiviert. Ohne es damals zu wissen, enthielt also sein Toxin nicht nur das Exotoxin der grampositiven Streptokokken, sondern auch ein Endotoxin gramnegativer Bakterien. Heutigen Kenntnissen zufolge könnte also der tumornekrotisierende Faktor auch an den Behandlungserfolgen, die mit Coley's Toxin bei Patienten mit Weichteil- oder Knochensarkomen in einigen Fällen erzielt werden, beteiligt sein [91].

3.6. *Therapeutische Nutzbarkeit tumorspezifischer Antiseren*

Von einigen Ausnahmen abgesehen, blieben serumtherapeutische Versuche bei Krebspatienten bisher ergebnislos [1, 92]. Für das Versagen gibt es unterschiedliche Gründe. Die ungenügende Spezifität der Antiseren und das zu weit fortgeschrittene Erkrankungsstadium der Patienten sind sicherlich an erster Stelle zu nennen. Es gibt aber auch Hemmnisse prinzipieller Natur, die die Möglichkeiten einer passiven Immuntherapie einengen. Die Tatsache, daß zahlreiche etablierte Tumoren mit immunologischen Methoden bisher nur wenig angreifbar sind, ist nicht zu übersehen. Die Ursachen dafür können z. B. in der mangelhaften Effizienz immunologischer Abwehrmechanismen, in einer ungünstigen Tumorlokalisation oder in der Resistenz der Tumorzellen selbst liegen.

Andererseits sind auf einigen Teilgebieten Fortschritte erzielt worden, die die zukünftigen Aussichten einer Serumtherapie verbessern. Mit der Möglichkeit, monoklonale Antikörper herstellen zu können, hat man in Bezug auf die Spezifität eine Qualitätsstufe erreicht, die nicht zu überbieten ist. Rückblickend seien einzelne historisch bedeutsame Etappen bei der Herstellung tumorspezifischer Antikörper genannt:

1. der von Gorer und Amos 1956 geführte Nachweis, daß Tumorzellen mit Hilfe eines tumorspezifischen Alloantiserums in vivo zerstört werden können [93].
2. die Gewinnung tumorzellspezifischer xenogener Antiseren [92, 94—97],
3. die Präparation monoklonaler Antikörper gegen tumorassoziierte Antigene [31, 98, 99], nachdem G. Köhler und Milstein 1975 erstmals monoklonale Antikörper

durch Fusion antikörperbildender Zellen der Maus mit Plasmozytomzellen hergestellt hatten [100],
4. die Präparation monoklonaler Antikörper humanen Ursprungs gegen Antigene des Mammakarzinoms [101, 102].

Der Spezifitätsgewinn, den monoklonale Antikörper bieten, kommt zweifellos diagnostischen Fragestellungen zugute. Es bleibt abzuwarten, inwieweit er auch therapeutisch nutzbar ist. Tierexperimentelle Studien zeigen u. a., daß syngene oder autologe Antiseren therapeutisch weniger effektiv sind als allogene oder xenogene Antiseren. Ob es sich um ein prinzipielles Handicap syngener bzw. autologer Antikörper handelt ist unklar. Von der Spezifität monoklonaler Antikörper einmal abgesehen, kommt es bei Therapieexperimenten auch darauf an, daß Antikörper einer geeigneten Immunglobulinklasse bzw. -subklasse verwendet werden [103]. Komplementfixierung, Wirksamkeit in der antikörperabhängigen zellulären Zytotoxizität oder eine blockierende Aktivität sind Eigenschaften bestimmter Klassen oder Subklassen der Immunglobuline. Bei tierexperimentellen Studien ließ sich z. B. mit monoklonalen Antikörpern der IgG2a-Subklasse ein therapeutischer Effekt erzielen, nicht aber mit Antikörpern der IgM-Klasse [104, 105].

Durch eine Antiserumbehandlung kann das Auswachsen transplantierter Tumorzellen unterbunden oder zumindest gehemmt werden [92, 93, 95, 106, 107], vorausgesetzt, daß man mit der Antiserumbehandlung spätestens 1 bis 2 Tage nach der Tumorzellinjektion beginnt. Von einem therapeutischen Effekt kann dabei also kaum gesprochen werden. Durch Kombination mit anderen Methoden läßt sich der in-vivo-Effekt jedoch steigern. Ein Teil der Mäuse mit einem Ehrlich-Aszites-Tumor konnte auch dann noch kuriert werden, wenn mit der Kombinationstherapie, bestehend aus Tumorübersäuerung, Hyperthermie und Antiserum erst 3 bis 4 Tage nach Injektion der Tumorzellen begonnen wurde [108]. Bei Mausleukämien ergaben sich nach einer kombinierten Behandlung mit Zytostatika und Antiserum bessere Heilungsquoten als sie jeweils durch das Zytostatikum oder das Antiserum allein erreicht wurden [109, 110]. Für den Therapieerfolg scheint die optimale Dosierung und ein optimaler zeitlicher Abstand zwischen der Zytostatikumgabe und Seruminjektion wichtig zu sein. Wie Ergebnisse von komplementabhängigen Zytotoxizitätstests zeigen, werden Tumorzellen in Gegenwart von Stoffwechselhemmern stärker lysiert als das sonst der Fall ist [111—113]. Allem Anschein nach erhöhen die Zytostatika die Suszeptibilität der Tumorzellmembranen für lytische Prozesse.

Wie man heute weiß, lösen Antikörper nicht nur humorale sondern auch zellgebundene Abwehrvorgänge aus. Im Abschnitt 2.11. wurde die Bedeutung der antikörperabhängigen zellulären Zytotoxizität (ADCC) an einem experimentellen Beispiel erläutert. Danach ist es nur konsequent, wenn man auch bei Antiserumbehandlungen zelluläre Abwehrmechanismen zusätzlich unterstützt. Die gezielte Kombination mit einer Chemotherapie bietet sich auch für diesen Fall an. Da die ADCC-aktiven Effektorzellen proliferationsunabhängig sind und spontan reagieren, sollten sie durch Zytostatika weniger geschädigt werden als die proliferierenden Tumorzellen. Bei NK-Zellen hat man den synergistischen Effekt von Zytostatika bereits nachgewiesen (vgl. Abschnitt 2.9.).

Es wird auch untersucht, inwieweit sich Antikörper als spezifische „Schlepper“ für tumorzytotoxische Drogen und Wirkstoffe eignen. Konjugate von Antikörpern mit Zytostatika, Toxinen, Enzymen oder radioaktiven Isotopen wurden im Tierexperiment oder in vitro getestet [92, 114—116]. Der therapeutische Effekt eines Antikörper-Zytostatikum-Konjugats scheint allerdings nicht größer zu sein als die synergistische Wirkung, die man bei getrennter Applikation von Zytostatikum und Antiserum erhält

[92, 109, 114]. Die Schlepperfunktion des Antikörpers ist jedoch Voraussetzung, wenn Tumorzellen mit Hilfe stark giftiger Toxine, z. B. dem Diphtherietoxin, selektiv zerstört werden sollen [116, 117]. In diesem Fall sollte sich der Vorteil, den monoklonale Antikörper bieten, besonders geltend machen [118].

Durch eine Antiserumbehandlung können Versuchstiere vor der Entstehung virusinduzierter Tumoren geschützt werden [119—122]. Im Abschnitt 1.10. wurde auf die schützende Wirkung FOCMA-spezifischer Antikörper bei der Katzenleukämie hingewiesen. Mit Antiseren, die sich gegen bestimmte Virushüllproteine richten, lassen sich in einigen Fällen sogar therapeutische Effekte erzielen [120]. Wirksam sind auch Seren, die von Mäusen mit einem spontan regressierenden Tumor gewonnen werden [92, 123, 124]. Derartige Regressorseren kompensieren den blockierenden Effekt, den Seren tumortragender Tiere zytotoxischen T-Lymphozyten gegenüber ausüben. Man vermutet, daß die therapeutische Wirkung diesem deblockierenden Effekt zuzuschreiben ist [92, 123 bis 126]. Bei Zytotoxizitätstests im melanomspezifischen System fand man eine deblockierende Aktivität im Blutplasma gesunder Neger. Der Versuch, diese Aktivität für die Behandlung von Melanompatienten zu nutzen, war jedoch erfolglos [127].

Auch bei Patienten mit lymphoproliferativen Erkrankungen verliefen Antiserumbehandlungen bisher wenig erfolgreich, wenn man von einzelnen Fällen einer zeitweiligen Tumorrückbildung oder Senkung der Anzahl leukämischer Blasten absieht [92]. Bei der Behandlung von Patienten mit akuten Leukämien ist u. a. mit dem Phänomen der „antigenen Modulation“ zu rechnen (vgl. Abschnitt 1.12.). ALL-spezifische monoklonale Antikörper lösten zumindest bei einigen Leukämiezellen einen „capping“-Prozeß aus, der zum Verschwinden des ALL-spezifischen Antigens und damit zur Immunresistenz der Leukämiezellen führte [128].

Ungeachtet seiner geringen Effizienz in vivo, läßt sich ein ALL-spezifisches Antiserum, in Kombination mit der autologen Knochenmarktransplantation, auch therapeutisch nutzen. Hierbei versucht man, durch eine in-vitro-Behandlung mit Antiserum Leukämiezellen aus dem zur Transplantation vorgesehenen Knochenmark zu entfernen [129, 130]. Ein analoges Verfahren scheint sich bei der allogenen Knochenmarktransplantation bereits zu bewähren. In diesem Fall gelingt es, mit Hilfe eines T-Zell-spezifischen Antiserums immunkompetente T-Lymphozyten, bei Erhalt der hämatopoetischen Stammzellen, aus dem Spendermark zu eliminieren. Dadurch verringert sich bei den Leukämiepatienten die Gefahr einer schwer zu beherrschenden G-V-H-Reaktion [131, 132].

Abschließend sei auf eine antikörperunabhängige antileukämische Aktivität frischen Blutplasmas hingewiesen [31, 133, 134]. Sie findet sich im Blutplasma unterschiedlicher Spezies, ist aber nicht speziesspezifisch. Bei lymphomkranken Mäusen, Katzen oder Hunden kann durch eine Plasmatransfusion eine beträchtliche Tumorrückbildung erreicht werden. Diese Plasmawirkung bietet auch eine Erklärung für die kompletten oder partiellen Remissionen, die bei Leukämiepatienten nach Frischblutübertragungen beobachtet wurden [135]. Da das Plasma komplementdefizienter Mäuse inaktiv ist, existiert offenbar eine Beziehung zwischen der antileukämischen Aktivität und dem Komplementsystem. Die ursprüngliche Vermutung, daß es sich bei dem antileukämischen Faktor um eine bestimmte Komplementkomponente handeln könnte, scheint jedoch nicht zuzutreffen. Neuere Untersuchungen lassen Parallelen zum kältepräzipitierbaren Fibronektin erkennen [31]. Die Mechanismen, die den antileukämischen Effekt auslösen, sind noch unbekannt.

3.7. *Übertragung von Immunzellen (adoptive Immunität)*

Ungeachtet der quantitativen Differenzen handelt es sich bei der gewebsspezifischen und der tumorspezifischen Transplantationsimmunität um verwandte Phänomene. Hauptsächliche Träger der Immunität sind hier wie dort antigenspezifische T-Lymphozyten. Mit ihrer Hilfe läßt sich die Transplantationsimmunität auf nichtimmunisierte Empfänger übertragen. In einem derartigen Fall spricht man von adoptiv erworbener Immunität oder kurz von adoptiver Immunität [136—140]. Im Hinblick auf die tumorspezifische Immunität bietet die adoptive Immunität eine Alternative, wenn es z. B. nicht gelingt, die Tumorträger aktiv zu immunisieren. Zur Übertragung der Immunität eignen sich Immunzellen syngener, allogener oder auch xenogener Spender. Darüber hinaus sind in-vitro-Techniken entwickelt worden, die es ermöglichen, Lymphozyten des Tumorträgers selbst zu kultivieren, zu vermehren und tumorspezifisch zu aktivieren (vgl. Abschnitt 2.10.). Damit ergeben sich auch für die zelluläre Immuntherapie neue Perspektiven.

Zurückliegende klinische Therapieversuche wurden meistens bei Patienten mit inoperablen Tumoren durchgeführt [92]. Die transfundierten Leukozyten stammten entweder von anderen Tumorpatienten, die mit dem allogenen Tumormaterial immunisiert worden waren oder von normalen allogenen Spendern. In einzelnen Fällen standen autologe Leukozyten zur Verfügung. Eindeutige Therapieerfolge waren selten. Sie beschränkten sich, wie bei anderen immuntherapeutischen Versuchen, im wesentlichen auf Rückbildungen kutaner Melanommetastasen und pulmonaler Metastasen unterschiedlicher Tumoren [92].

Tier experimentelle Untersuchungen gestatten einige Aussagen zu den prinzipiellen Möglichkeiten einer zellulären Immuntherapie. Danach ist eine Übertragung syngener, tumorantigenspezifischer Lymphozyten sinnvoll, wenn der Tumor eine kritische Größe noch nicht überschritten hat und genügend Immunzellen transfundiert werden. Durch Kombination mit einer zytostatischen Behandlung läßt sich der therapeutische Effekt verstärken [141—146]. Mikrometastasen, die nach Exzision des Primärtumors im regionalen Lymphknoten verbleiben, lassen sich bei Meerschweinchen in einigen Fällen immunologisch ausmerzen. Bei größeren Primärtumoren verbessern sich die Heilungsquoten, wenn der Zelltransfer mit einer intratumoralen Injektion von BCG gekoppelt wird [147]. Wie bereits erwähnt sind auch Immunzellen allogener oder xenogener Spender verwendet worden. Durch die immunologische Gegenreaktion des Empfängers ist deren Wirkung jedoch nur von kurzer Dauer.

Es ist weiterhin zu berücksichtigen, daß fremde Immunzellen in Tumorträgern mit stark herabgesetzter Immunkompetenz eine G-V-H-Reaktion auslösen können. Bei der allogenen Knochenmarktransplantation gewinnt diese Problematik eine besondere Bedeutung. Einerseits ist man bestrebt, die Entstehung einer G-V-H-Reaktion in jedem Fall zu verhindern, z. B. durch eine prophylaktische Behandlung des Spendermarks mit einem T-Zell-spezifischen Antiserum (vgl. Abschnitt 3.6.), andererseits stellt man Überlegungen darüber an, inwieweit sich eine G-V-H-Reaktion bei Leukämiepatienten auch therapeutisch nutzen läßt, man denkt hierbei an die Elimination restlicher Leukämiezellen (vgl. Abschnitt 2.10.).

3.8. *Therapie durch „Immun-RNS“?*

Durch Lymphozyten immunisierter Spender lassen sich normale Empfänger passiv immunisieren. Es ist sogar möglich, die Immunantwort zellfrei zu übertragen. Die Übertragung gelingt mit einer Ribonukleinsäure (RNS), die aus dem lymphoretikulären Gewebe immunisierter Spender extrahiert werden kann. Die RNS-Spender können syngener, allogener oder xenogener Herkunft sein. Da die Transferaktivität RNase-empfindlich ist, aber einer Behandlung mit DNase oder Proteasen standhält, scheint eine intakte RNS für die Übertragung erforderlich zu sein. Sie wird häufig als „Immun-RNS“ (I-RNS) bezeichnet.

Vor etwa 20 Jahren ist erstmals gezeigt worden, daß man mit einer derartigen RNS in nichtimmunisierten Empfängern oder deren Lymphozyten eine Antikörperbildung [148—150] bzw. die Abstoßung eines Hauttransplantats [151, 152] auslösen kann. Mit RNS, die aus tumorspezifisch immunisierten Spendern stammte, ließ sich tierexperimentell zunächst ein prophylaktischer Effekt erzeugen: Tumoren wuchsen langsamer, wenn man die Versuchstiere mit I-RNS vorbehandelt hatte [152—155]. Später wurden auch einige therapeutische Effekte erzielt [155—157], z. B. eine Verringerung der Metastasenbildung bei Ratten oder Mäusen nach Exzision eines Tumors [155, 156].

Die Behandlung des Tumorträgers mit I-RNS kann unterschiedlich erfolgen: entweder direkt durch wiederholte Injektionen von I-RNS oder durch eine in-vitro-Inkubation seiner Lymphozyten mit I-RNS und anschließender Reinfusion der Lymphozyten. Bei der direkten Injektion wird die I-RNS mit einem RNase-Inhibitor, z. B. einem hochmolekularen Dextransulfat gemischt, um einem raschen enzymatischen Abbau der RNS in vivo vorzubeugen [155].

Die I-RNS wirkt angeblich tumorspezifisch. Unabhängig davon, ob sie aus einem syngenen, allogenen oder xenogenen Spender stammt [152, 155, 156, 158], soll sie eine Immunreaktion auslösen, die sich gegen ein tumorassoziiertes Transplantationsantigen richtet. Ihre Spezifität ist vor allem in vitro geprüft worden. Zytotoxizitätstests ergaben, daß eine I-RNS, die z. B., aus Lymphozyten von Melanompatienten extrahiert worden war, die lytische Aktivität normaler Lymphozyten gegen Melanomzellen aber nicht gegen Kolonkarzinomzellen erhöhte. Umgekehrt stimulierte eine I-RNS aus Lymphozyten von Kolonkarzinompatienten die lytische Aktivität gegen Kolonkarzinomzellen aber nicht gegen Melanomzellen [158]. Die Ergebnisse deuten an, daß die allogene I-RNS eine Immunantwort überträgt, die sich gegen ein organ- oder gewebstypisches tumorassoziiertes Antigen richtet. Entsprechende Ergebnisse lieferten Tests mit xenogener I-RNS. Um die erforderlichen I-RNS-Präparate zu erhalten, immunisierte man z. B. eine Gruppe Spendertiere (Meerschweinchen oder Schafe) mit den Melanomzellen eines Patienten, eine andere Gruppe aber mit normalen Hautfibroblasten des gleichen Patienten. In diesem Fall ließ sich ein Vergleich anstellen zwischen einer melanomspezifischen I-RNS (I-RNS-MEL) und einer I-RNS, die sich lediglich gegen normale Antigene des Tumorpatienten richtet (I-RNS-NOR). Es zeigte sich, daß beide I-RNS-Präparate eine zytotoxische Reaktion gegenüber Melanomzellen induzierten, wenn man sie auf Lymphozyten eines anderen Spenders einwirken ließ. Sie verhielten sich jedoch unterschiedlich, wenn anstelle der allogenen Lymphozyten die Lymphozyten des Melanompatienten verwendet wurden. In diesem Fall induzierte nur die I-RNS-MEL eine zytotoxische Reaktion, nicht aber die I-RNS-NOR. Untersuchungen in einem mammakarzinomspezifischen System führten zu einem analogen Resultat: die Lymphozyten des Tumorpatienten verwerteten nur die Information der tumorspezifischen RNS, nicht aber die Information der I-RNS-NOR. Eine Immunreaktion gegen „selbst“ wird offenbar unterdrückt [158].

Da die in-vitro-Tests eine tumorspezifische Aktivität xenogener I-RNS erkennen lassen, ist mit klinischen Therapiestudien begonnen worden [155, 159, 160]. Die I-RNS wird aus dem lymphatischen Gewebe tumorimmunisierter Schafe extrahiert [159]. Den Patienten werden wöchentlich 4 bis 8 mg I-RNS intradermal, in Lymphknotennähe, injiziert. Untersuchungen an Patienten mit fortgeschrittener Tumorerkrankung haben gezeigt, daß auch höhere Dosen von I-RNS, über einen längeren Zeitraum verabfolgt, gut vertragen werden. Wegen der geringen Immunogenität der RNS sind allergische Reaktionen unwahrscheinlich. Behandlungen mit I-RNS wurden bisher vor allem bei Patienten mit einem metastasierenden Hypernephrom durchgeführt. Eine randomisierte Studie bei chirurgisch behandelten Patienten mit einem Kolon- oder Rektumkarzinom wurde ebenfalls begonnen. Die Untersuchungen an Hypernephrompatienten zeigen, daß die Behandlung mit I-RNS des öfteren zu einer Regression pulmonaler Metastasen führt [155, 160].

Vielerorts werden die Aussichten einer derartigen Therapie jedoch skeptisch beurteilt, nicht zuletzt deshalb, weil zahlreiche Fragen, die die I-RNS selbst betreffen, noch nicht beantwortet werden können. Die RNS-Natur dieses „Transferfaktors" wird durch seine RNase-Empfindlichkeit zwar hinlänglich bewiesen [149, 150, 161], aber es sind wiederholt Zweifel an der Reinheit der I-RNS geäußert worden. Man vermutet vor allem eine Verunreinigung der RNS durch geringe Mengen an Antigen, zumal bekannt ist, daß RNS-Antigen-Komplexe immunologisch ebenfalls sehr aktiv sind [162, 163]. Zumindest in einigen Fällen ließ sich jedoch nachweisen, daß die Information zur Bildung spezifischer Antikörper durch eine antigenfreie RNS übertragen werden kann [161, 164]. Am überzeugendsten ist der Nachweis, daß die von den Empfängerzellen produzierten Antikörper den Allotyp des Spenders aber nicht den des Empfängers besitzen [165, 166].

Bei der I-RNS handelt es sich wahrscheinlich um eine Messenger-RNS (m-RNS), die von den Lymphozyten immunisierter Spender produziert wird. Da eine I-RNS nicht nur die Antikörperbildung auslösen kann, sondern auch Reaktionen der zellulären Immunität — außer der zellulären Zytotoxizität die Makrophagenmigrationshemmung [167], Leukozytenmigrationshemmung [168] oder Lymphozytentransformation [169, 170] — ist anzunehmen, daß die I-RNS nicht nur von B-Lymphozyten sondern auch von T-Lymphozyten gebildet wird. Die I-RNS der T-Lymphozyten könnte diejenige m-RNS sein, die die Information zur Bildung der antigenerkennenden T-Zell-Rezeptoren enthält.

Antigenspezifische Informationen werden möglicherweise auch unter physiologischen Bedingungen übertragen. Untersuchungen über die adoptive Immunität lieferten einige Befunde, die zusammengenommen vermuten lassen, daß die T-Lymphozyten des immunisierten Spenders ihre Information an Lymphozyten des nichtimmunisierten Empfängers weitergeben (vgl. Abschnitt 2.2.). Angesichts des engen Kontakts, den Immunzellen z. B. in Lymphknoten oder in der Milz miteinander haben, ist ein Informationsaustausch sicherlich ohne weiteres möglich. Inwieweit hierbei eine I-RNS oder andere antigenspezifische Faktoren übertragen werden, ist jedoch noch unbekannt.

Die I-RNS ist offenbar frei konvertierbar. Sie läßt sich, ohne Rücksicht auf Speziesgrenzen, auf andere Lymphozyten übertragen. Könnte sich ihre Konvertierbarkeit nicht auch auf nichtlymphoide Zellen, z. B. Makrophagen, erstrecken? Makrophagen müßten nach Inkorporation einer I-RNS antigenspezifisch reagieren. Ein Experiment mit dieser Zielstellung ist zwar noch nicht durchgeführt worden, aber es gibt einige Hinweise auf eine antigenspezifische „Armierung" von Makrophagen nach Wechselwirkung mit tumorantigenspezifischen Lymphozyten (vgl. Abschnitt 2.3.).

Im Grunde genommen sollte eine I-RNS, die aus tumorimmunisierten Meerschweinchen oder Schafen extrahiert wurde, ebenso unspezifisch reagieren wie ein entsprechendes nichtabsorbiertes, xenogenes Antiserum. Es überrascht daher, daß sich mit xenogener I-RNS offenbar tumorspezifische Effekte erzielen lassen. Die ebenfalls anwesende

I-RNS, die sich gegen spezies- oder gewebsspezifische Antigene der Empfängerzellen richtet, ruft keinen bisher sichtbaren Effekt hervor. Wodurch die Reaktion gegen „selbst" unterdrückt wird, ist unklar [156]. Ehe jedoch nach einem speziellen molekularbiologischen Mechanismus gefahndet wird, sollte eine andere mögliche Ursache ausgeschlossen werden. Es wäre immerhin denkbar, daß die I-RNS zwar „abgelesen" wird, daß aber die produzierten Antikörper sofort von zelleigenen Antigenen abgefangen werden. Träfe diese Annahme zu, müßten sich nach wiederholter Einwirkung von xenogener I-RNS Immunkomplexe intrazellulär anreichern.
Parallel zur präzisen Spezifität monoklonaler Antikörper oder klonierter antigenspezifischer T-Lymphozyten sollten sich aus Hybridomzellen bzw. T-Zell-Klonen „monospezifische" I-RNS-Isolate gewinnen lassen. Mit einem derartigen Ausgangsmaterial ließe sich u. a. feststellen, inwieweit sich I-RNS-Extrakte aus B- oder T-Lymphozyten tatsächlich voneinander unterscheiden.

3.9. *Schlußbemerkungen zu den Ergebnissen immuntherapeutischer Studien*

Klinische Erfolge durch eine Immuntherapie sind noch die Ausnahme. Sie beschränken sich im wesentlichen auf die komplette oder teilweise Rückbildung oberflächlich lokalisierter Tumoren. Zu den reproduzierbaren Effekten gehören Regressionen multipler kutaner Metastasen des malignen Melanoms und Mammakarzinoms nach intraläsionalen BCG-Injektionen sowie die Rückbildung eines beträchtlichen Prozentsatzes von Basalzell- oder Plattenepithelkarzinomen der Haut nach lokaler Behandlung mit DNCB. Als Erfolg einer postoperativen, lokalen BCG-Behandlung zeichnet sich bei Patienten mit einem Lungenkarzinom im Stadium I ein lebensverlängernder Effekt ab, bei Patienten mit einem Harnblasenkarzinom wird offenbar die Rezidivrate eingeschränkt. Die wiederholte systemische Applikation hoher Dosen von BCG oder die aktive Immunisierung mit Neuraminidase-behandelten Tumorzellen bewirkt bei Leukämiepatienten, die die Remissionsphase erreicht haben, eine Verlängerung des rezidivfreien Intervalls. Zusätzliche Einsatzmöglichkeiten ergeben sich für die unspezifische Therapie möglicherweise im Zusammenhang mit einer Nutzung des tumornekrotisierenden Faktors.
Im Hinblick auf die Spezifität von Antikörpern wurden bemerkenswerte Erfolge erzielt, aber greifbare klinische Erfolge sind mit passiven Behandlungsformen bisher eine Seltenheit. Ein Lichtblick ist die Nutzung T-Zell-spezifischer oder leukämiespezifischer Antiseren bei Knochenmarktransplantationen zur Elimination G-V-H-reaktiver Lymphozyten bzw. restlicher Leukämiezellen aus dem zur Übertragung vorgesehenen Knochenmark. Die Übertragung von Immunzellen befindet sich noch im experimentellen Stadium. Das trifft auch für eine Behandlung mit einer „Immun-RNS" zu, aber hier fasziniert die sich in Umrissen abzeichnende Möglichkeit, die Immuntherapie auf einer fast genetisch zu nennenden Ebene durchführen zu können. Genetisch wäre die Immuntherapie erst dann, wenn es z. B. gelänge, die der „Immun-RNS" entsprechende „Immun-DNS" mit Hilfe der Gentechnologie zu isolieren und in Immunzellen eines zu behandelnden Patienten zu überführen.
Versuche, die Immunabwehr von Tumorpatienten durch Behandlungen mit dem Transfer-Faktor [171, 172], Thymusfaktoren [173] oder Vitamin A [174, 175] zu unterstützen, blieben unerwähnt, weil es sich dabei um keine tumorspezifischen Maßnahmen handelt. Darüberhinaus sind therapeutische Effekte bisher nicht erkennbar. Die Interferone

wurden ebenfalls aus den Erläuterungen ausgeklammert [176—180]. Interferone können zwar das Immunsystem erheblich beeinflussen, aber bisher gibt es keinen Anhalt dafür, daß die therapeutischen Effekte der Interferone eine immunologische Basis haben. Die direkte zytostatische Wirkung des Interferons auf die Tumorzellen scheint in jedem Fall ausschlaggebend zu sein.

Literaturverzeichnis

[1] Currie, G. A.: Br. J. Cancer **26** (1972), 141
[2] Southam, Ch. M.: Ann. N. Y. Acad. Sci. **277** (1976), 1
[3] Burnet, F. M.: Br. Med. J. **1** (1957), 841
[4] Thomas, L.: in "Cellular and Humoral Aspects of the Hypersensitivity States", H. S. Lawrence (ed.), P. B. Hoeber, New York (1959)
[5] Burnet, F. M.: Science **133** (1961), 307
[6] Burnet, F. M.: Progr. exp. Tumor Res. **13** (1970), 1
[7] Mathe, G., J. L. Amiel, L. Schwarzenberg, M. Schneider, A. Cattan, J. R. Schlumberger, M. Hayat, F. De Vassal: Lancet I (1969), 697
[8] Morton, D. L., F. R. Eilber, R. A. Malmgren, W. C. Wood: Surgery **68** (1970), 158
[9] Klein, E.: N. Y. State J. Med. **68** (1968), 900
[10] Klein, E.: Cancer Res. **29** (1969), 2351
[11] Goodnight jr., J. E., D. L. Morton: Ann. Rev. Med. **29** (1978), 231
[12] Mathe, G., I. Florentin, L. Olsson, N. Kiger, M. Bruley-Rosset, S. Orbach-Arbouys, J. I. Schulz: Progr. exp. Tumor Res. **25** (1980), 242
[13] Southam, C. M.: Progr. exp. Tumor Res. **9** (1967), 1
[14] Mathe, G.: Cancer Immunol. Immunother. **3** (1977), 1
[15] Goodnight, J. E., D. L. Morton: Progr. exp. Tumor Res. **25** (1980), 61
[16] Sinkovics, J. G.: in "Pathobiology Annual 1978" H. L. Joachim (ed.), Raven Press, New York (1978), 241
[17] "Immunotherapy of Cancer — Present Status of Trials in Man", W. D. Terry, D. Windhorst (eds.), Raven Press, New York (1978)
[18] "Immunotherapy of Human Cancer", University of Texas System Cancer Center M. D. Anderson Hospital and Tumor Inst. Raven Press, New York (1978)
[19] Mitchison, N. A.: Transpl. Proc. II (1970), 92
[20] Czajkowski, N. P., M. Rosenblatt, P. I. Wolf, J. Vasquez: Lancet II (1967), 905
[21] Cunningham, T. J., K. B. Olson, R. Laffin, J. Horton, J. Sullivan: Cancer **24** (1969), 932
[22] Prager, M. D., W. C. Gordon, F. S., Baechtel: Ann. N. Y. Acad. Sci. **276** (1976), 61
[23] Sanford, B. H.: Transpl. **5** (1967), 1273
[24] Bagshawe, K. D., G. A. Currie: Nature **218** (1968), 1254
[25] Weiss, L.: J. Natl. Cancer Inst. **50** (1973), 3
[26] Sanford, B. H.: J. Natl. Cancer Inst. **50** (1973), 1393
[27] Sedlacek, H. H., H. Meesmann, F. R. Seiler: Int. J. Cancer **15** (1975), 409
[28] Sedlacek, H. H., F. R. Seiler: Cancer Immunol. Immunother. **5** (1978), 153
[29] Bekesi, J. G., J. P. Roboz, J. F. Holland: Comparative Leukemia Research 1975, Bibl. Haematol. No. 43, J. Clemmesen, D. S. Yohn (eds.), Karger, Basel (1976), 524
[30] Holland, J. F., J. G. Bekesi, J. Cuttner: in "Immunotherapy of Human Cancer", The University of Texas System Cancer Center M. D. Anderson Hospital and Tumor Institute, Raven Press New York (1978), 237
[31] Old, L. J.: Cancer Res. **41** (1981), 361
[32] Pellis, N. R., H. Yamagishi, D. J. Shulan, B. D. Kahan: Cancer Immunol. Immunother. **11** (1981), 53
[33] Laufs, R.: Nature **249** (1974), 571

[34] Laufs, R., H. Steinke: Nature **253** (1975), 71
[35] Epstein, M. A.: Nature **253** (1975), 6
[36] Maupas, P., A. Goudeau, P. Coursaget, J.-P. Chiron, J. Drucker, F. Barin, J. Perrin, F. Denis, I. Diop-Mar, J. Summers: in "Viruses in Naturally Occurring Cancers", M. Essex, G. Todaro, H. zur Hausen (eds.), Cold Spring Harbor Conf. on Cell. Proliferation Vol. **7** (1980), 481
[37] Coursaget, P., P. Maupas, A. Goudeau, J.-P. Chiron, J. Drucker, F. Denis, I. Diop-Mar: J. Natl. Cancer Inst. **65** (1980), 687
[38] zur Hausen, H.: Dtsch. Med. Wochenschr. **106** (1981), 323
[39] Old, L. J., B. Benacerraf, D. A. Clarke, E. A. Carswell, E. Stockert: Cancer Res. **21** (1961), 1281
[40] Woodruff, M. F. A., J. L. Boak: Br. J. Cancer **20** (1966), 345
[41] Halpern, B. N., G. Biozzi, C. Stiffel, D. Mouton: Nature **212** (1966), 853
[42] Zbar, B., H. J. Rapp: Cancer **34** (1974), Suppl. 1532
[43] Florentin, I.: Cancer Immunol. Immunother. **1** (1976), 7
[44] Silobrčić, V.: Folia biol. (Praha), **26** (1980), 145
[45] Lemonde, P., R. Dubreuil, A. Guindon, G. Lussier: J. Natl. Cancer Inst. **47** (1971), 1013
[46] Blau, H.-J.: Dt. Gesundheitsw. **27** (1972), 1336
[47] Hibbs jr., J. H., L. H. Lambert jr., J. S. Remington: Proc. Soc. exper. Biol. Med. **139** (1972), 1053
[48] Mathe, G., O. Halle-Pannenko, C. Bourut: Exper. Hematol. **1** (1973), 110
[49] Bast, R. C., B. Zbar, T. Borsos, H. J. Rapp: New Engl. J. Med. **290** (1974), 1413
[50] Mastrangelo, M. J., D. Berd, R. E. Bellet: in "Immunocancerology in Solid Tumors" M. Martin, L. Dionne (eds.), Symposia Specialists, Miami, Florida (1976), 155
[51] Kleinschuster, S. J., H. J. Rapp, D. C. Lueker, R. A. Rainer: J. Natl. Cancer Inst. **58** (1977), 1807
[52] Morales, A., D. Eidinger, A. W. Bruce: J. Urol. **116** (1976), 180
[53] Douville, Y., R. Roy, R. Chorrois, A. Kibrite, M. Martin, L. Dionne, L. Coulonval, J. Robinson: Cancer Treatment Rep. **62** (1979), 661
[54] Morales, A.: Cancer Immunol. Immunother. **9** (1980), 69
[55] Lamm, D. L., D. E. Thor, W. D. Winters, V. D. Stogdill, H. M. Radwin: Cancer **48** (1981), 82
[56] Camacho, F., C. Pinsky, D. Kerr, W. Whitmore, H. Oettgen: ICRDB Cancergram Series CT06 No. 80/10 (1980), Abstract No. 22
[57] McKneally, M. F., C. Maver, H. W. Kausel: Lancet I (1976), 377
[58] McKneakly, M. F., C. Maver, H. W. Kausel: Lancet I (1977) 593
[59] McKneally: in "Immunotherapy of Human Cancer" University of Texas System Cancer Center M. D. Anderson Hosp. Tumor Inst. Raven Press, New York (1978), 347
[60] McKneally, M. F., C. Maver, L. Lininger, H. W. Kausel, J. B. McIlduff, T. M. Older E. D. Foster, R. D. Alley: ICRDB Cancergram, Series CT06 No. 81/09 (1981), Abstract No. 10
[61] Mastrangelo. M. J., R. E. Bellet, D. Berd: in "Human Malignant Melanoma", W. H. Clark jr., L. I. Goldman, M. J. Mastrangelo (eds.), Grune & Stratton, Inc. (1979), 355
[62] Lowe, J., P. B. Iles, D. F. Shore, M. J. S. Langman, R. W. Baldwin: Lancet I (1980), 11
[63] Roscoe, P., S. Pearce, S. Ludgate, N. W. Horne: Cancer Immunol. Immunother. **3** (1977), 115
[64] Flad, H. D.: Blut **37** (1978), 235
[65] Vogler, W. R.: Cancer Immunol. Immunother. **9** (1980), 15
[66] Powles, R.: Cancer **34** (1974), Suppl. 1558
[67] Powles, R. L., J. Russel, T. A. Lister, T. Oliver, J. M. A. Whitehouse, J. Malpas, B. Chapuis, D. Crowther, P. Alexander: Br. J. Cancer **35** (1977), 265
[68] Lister, T. A., J. M. A. Whitehouse, R. T. Oliver, R. Bell, S. A. N. Johnson, P. F. M. Wrighley, J. M. Ford, M. H. Cullen, W. Gregory, A. M. Paxton, J. S. Malpas: Cancer **46** (1980), 2142

[69] HOERNI, B., J. CHAUVERGNE, G. HOERNI-SIMON, M. DURAND, C. LAGARDE: Cancer Immunol. Immunother. **3** (1977), 57
[70] HOERNI, B., M. DURAND, P. RICHAUD, A. DE MASCAREL, G. HOERNI-SIMON, J. CHAUVERGNE, C. LEGARDE: Br. J. Haematol. **42** (1979), 507
[71] MAGRATH, I. T., J. L. ZIEGLER: Br. Med. J. **1** (1976), 615
[72] RENOUX, G., M. RENOUX: Nature, New Biol. **240** (1972), 217
[73] CHIRIGOS, M. A., J. W. PEARSON, J. PRYOR: Cancer Res. **33** (1973), 2615
[74] POTTER, C. W., I. CARR, R. JENNINGS, R. C. REES, F. MOGINTY, V. M. RICHARDSON: Nature **249** (1974), 567
[75] SYMOENS, J., M. ROSENTHAL: J. Reticuloend. Soc. **21** (1977), 175
[76] SAMPSON, D., T. G. PETERS, J. D. LEWIS, J. METZIG, B. E. KURTZ: Cancer Res. **37** (1977), 3526
[77] CHIRIGOS, M. A., W. K. AMERY: in "Immunotherapy of Human Cancer" Univ. Texas System Cancer Center, M. D. Anderson Hosp. Tumor Inst., Raven Press, New York (1978), 181
[78] TRIPODI, D., L. C. PARKS, J. BRUGMANS: New Engl. J. Med. **289** (1973), 354
[79] HIRSHAUT, Y., C. PINSKY, H. MARQUARDT, H. F. OETTGEN: Proc. Am. Assoc. Cancer Res. **14** (1973), 109
[80] DE CRÉE, J.: in ,,Beeinflussung immunologischer Vorgänge durch Decaris[R] (Levamisol)-Richter", IV. Arzneimittel-Symposium, 15. Nov. 1977 in Berlin
[81] ROJAS, A. F., E. MICKIEWICZ, J. N. FEIERSTEIN, H. GLAIT, A. J. OLIVARI: Lancet I (1976), 211
[82] Executive Commitee of the Danish breast cancer cooperative group Lancet II (1980), 824
[83] AMERY, W. K.: Br. Med. J. (1975), 464
[84] AMERY, W. K.: Cancer Chemother. Rep. **62** (1978), 1677
[85] MARX, J. L.: Science **191** (1976), 57
[86] van HOUTTE, P., H. BONDUE, P. ROEMANS, J. MICHEL, J. WYBRAN, O. DALESIO, D. BALIKDJIAN, P. VANDERHOEFT, Y. KENIS, R. DEMICHELI: Europ. J. Cancer **16** (1980), 1597
[87] LEHTINEN, M.: Cancer Immunol. Immunother. **9** (1980), 137
[88] OLD, L. J., E. A. BOYSE: Harvey Lectures **67** (1973), 273
[89] BERENDT, M. J., R. J. NORTH, D. P. KIRSTEIN: J. exp. Med. **148** (1978), 1550
[90] BERENDT, M. J., R. J. NORTH, D. P. KIRSTEIN: J. exp. Med. **148** (1978), 1560
[91] SINKOVICS, J. G., C. PLAGER, N. PAPADOPOULOS, M. J. MCMURTREY, J. J. ROMERO, R. WALDINGER, M. M. ROMSDAHL: in "Immunotherapy of Human Cancer" Univ. Texas System Cancer Center, M. D. Anderson Hosp. Tumor Inst., Raven Press, New York (1978), 267
[92] ROSENBERG, S. A., W. D. TERRY: Adv. Cancer Res. **25** (1977), 323
[93] GORER, P. A., D. B. AMOS: Cancer Res. **16** (1956), 338
[94] LEVI, E., R. GOLDEN, R. ZERUBAVEL, J. FISHER: Cancer Res. **26** (1966), part 1, 659
[95] MOTTA, R.: Adv. Cancer Res. **14** (1971), 161
[96] MILLECK, J.: DDR-Medizin-Report **8** (1979), 667
[97] ,,Serologic Analysis of Human Cancer Antigen" S. A. ROSENBERG (ed.), Acad. Press (1980)
[98] KOPROWSKI, H., Z. STEPLEWSKI, D. HERLYN, M. HERLYN: Proc. Natl. Acad. Sci. USA **75** (1978), 3405
[99] YEH, M.-Y., I. HELLSTRÖM, J. P. BROWN, G. A. WARNER, J. A. HANSEN, K. E. HELLSTRÖM: Proc. Natl. Acad. Sci. USA **76** (1979), 2927
[100] KÖHLER, G., C. MILSTEIN: Nature **256** (1975), 495
[101] SCHLOM, J., D. WUNDERLICH, Y. A. TERAMOTO: Proc. Natl. Acad. Sci. USA **77** (1980), 6841
[102] WUNDERLICH, D., Y. A. TERAMOTO, C. ALFORD, J. SCHLOM: Europ. J. Cancer **17** (1981), 719
[103] BERKEN, A.: New York State J. Med. **79** (1979), 849
[104] BERNSTEIN, I. D., M. R. TAM, R. C. NOWINSKI: Science **207** (1980), 68
[105] HERLYN, D., Z. STEPLEWSKI, M. HERLYN, H. KOPROWSKI: Cancer Res. **40** (1980), 717
[106] PASTERNAK, G.: Arch. Geschwulstforsch. **39** (1972), 40
[107] MILLECK, J., G. PASTERNAK: Arch. Geschwulstforsch. **42** (1973), 192
[108] ARDENNE, M. v., R. A. CHAPLAIN, O. PROKOP: Dt. Gesundheitsw. **24** (1969), 1589

[109] DAVIES, D. A. L.: Cancer Res. **34** (1974), 3040
[110] GHOSE, T., A. GUCLU, J. TAI: J. Natl. Cancer Inst. **55** (1975), 1353
[111] SEGERLING, M., S. H. OHANIAN, T. BORSOS: J. Natl. Cancer Inst. **53** (1974), 1411
[112] SEGERLING, M., S. H. OHANIAN, T. BORSOS: Cancer Res. **35** (1975), part 1, 3195
[113] CURRY, R. A., V. QUARANTA, M. A. PELLEGRINO, S. FERRONE: Cancer Res. **41** (1981), 463
[114] RUBIN, R. D.: Lancet I (1974), 498
[115] GHOSE, T., A. H. BLAIR: J. Natl. Cancer Inst. **61** (1978), 657
[116] MOOLTEN, F. L., N. J. CAPPARELL, S. R. COOPERBAND: J. Natl. Cancer Inst. **49** (1972), 1057
[117] MOOLTEN, F. L., N. J. CAPPARELL, S. H. ZAJDEL, S. R. COOPERBAND: J. Natl. Cancer Inst. **55** (1975), 473
[118] GILLILAND, D. G., Z. STEPLEWSKI, R. J. COLLIER, K. F. MITCHELL, T. H. CHANG, H. KOPROWSKI: Proc. Natl. Acad. Sci. USA **77** (1980), 4539
[119] SCHÄFER, W., H. SCHWARZ, H. J. THIEL, E. WECKER, D. P. BOLOGNESI: Virology **75** (1976), 401
[120] SCHÄFER, W.: Klin. Wschr. **55** (1977), 835
[121] LAUFS, R., H. STEINKE: Nature **255** (1975), 226
[122] FISH, D. C., R. V. GILDEN, R. M. BARE, R. M. TRIMMER, R. J. HUEBNER: J. Natl. Cancer Inst. **62** (1979), 943
[123] HELLSTRÖM, I., K. E. HELLSTRÖM: Int. J. Cancer **5** (1970), 195
[124] HELLSTRÖM, K. E., I. HELLSTRÖM: Adv. Immunol. 8 (1974), 209
[125] BANSAL, S. C., H. O. SJÖGREN: Cancer **9** (1972), 490
[126] BANSAL, S. C., H. O. SJÖGREN: Int. J. Cancer **12** (1973), 162
[127] WRIGHT, P. W., K. E. HELLSTRÖM, I. HELLSTRÖM, G. WARNER, R. PRENTICE, R. F. JONES: in "Immunotherapy of Cancer — Present Status of Trials in Man" W. D. TERRY, D. WINDHORST (eds.) Raven Press, New York (1978), 135
[128] RITZ, J., J. M. PESANDO, S. E. SALLAN, L. A. CLAVELL, J. NOHS-MCCONARTY, P. ROSENTHAL, S. F. SCHLOSSMAN: Blood **58** (1981), 157
[129] NETZEL, B., H. RODT, B. LAU, E. THIEL, R. J. HAAS, P. DÖRMER, S. THIERFELDER: Transpl. **26** (1978), 157
[130] NETZEL, B., R. J. HAAS, H. RODT, H. J. KOLB, S. THIERFELDER: Lancet I (1980), 1330
[131] HAAS, R. J., G. JANKA, B. NETZEL, H. RODT, S. THIERFELDER, M. HELMIG, R. EIFE, B. H. BELOHRADSKY, H. J. KOLB: Blut **40** (1980), 387
[132] RODT, H., B. NETZEL, H. J. KOLB, R. J. HAAS, K. WILMS, Ch. BENDER-GÖTZE, P. WERNET, G. JANKA, H. LINK, W. WILMANNS, S. THIERFELDER und Münchner Arbeitsgemeinschaft für KMT: Blut **43** (1981), 113
[133] KASSEL, R. L., L. J. OLD, E. A. CARSWELL, N. C. FIORE, W. D. HARDY, jr.: J. exp. Med. **138** (1973), 925
[134] KASSEL, R. L., L. J. OLD, N. K. DAY, W. D. HARDY jr.: Proc. Soc. exp. Biol. Med. **155** (1977), 230
[135] BESSIS, M.: Blood **4** (1949), 324, zitiert nach [31]
[136] BILLINGHAM, R. E., L. BRENT, P. B. MEDAWAR: Proc. Roy. Soc. (London) B. Biol. Sci. **143** (1954), 58
[137] MITCHISON, N. A.: Proc. Roy. Soc. (London), B. Biol. Sci. **142** (1954), 72
[138] MITCHISON, N. A.: J. exp. Med. **102** (1955), 157
[139] KLEIN, G., H. O. SJÖGREN, E. KLEIN, K. E. HELLSTRÖM: Cancer Res. **20** (1960), 1561
[140] WINN, H. J.: Natl. Cancer Inst. Monogr. **2** (1960), 113
[141] ALEXANDER, P.: Cancer Res. **27** (1967), 2521
[142] ALEXANDER, P., E. J. DELORME: Israel J. Med. Sci. **7** (1971), 1
[143] FEFER, A.: Cancer Res. **29** (1969), 2177
[144] FEFER, A.: Int. J. Cancer **8** (1971), 364
[145] GLYNN, J. P., M. KENDE: Cancer Res. **31** (1971), 1383
[146] BORBERG, H., H. F. OETTGEN, K. CHOUDRY, E. J. BEATTIE jr.: Int. J. Cancer **10** (1972), 539
[147] SMITH, H. G., R. P. HARMEL, M. G. HANNA jr., B. S. ZWILLING, B. ZBAR, H. J. RAPP: J. Natl. Cancer Inst. **58** (1977), 1315

[148] Fishman, M.: J. exp. Med. **114** (1961), 837
[149] Fishman, M., F. L. Adler: J. exp. Med. **117** (1963), 595
[150] Fishman, M., F. L. Adler: Cold Spring Harbor Sympos. Quant. Biol. **32** (1968), 233
[151] Mannick, J. A., R. H. Egdahl: Science **137** (1962), 976
[152] Deckers, P. J., B. S. Wang, J. A. Mannick: Ann. N. Y. Acad. Sci. **277** (1976), 575
[153] Alexander, P., E. J. Delorme, L. D. G. Hamilton, J. G. Hall: Nature **213** (1967), 569
[154] Ramming, K. P., Y. H. Pilch: Science **168** (1970), 492
[155] Pilch, Y. H.: Progr. exp. Tumor Res. **25** (1980), 163
[156] Wang, B. S., S. R. Onikul, J. A. Mannick: Science **202** (1978), 59
[157] Schlager, S. I., R. E. Paque, S. Dray: Cancer Res. **35** (1975), 1907
[158] Kern, D. H., C. R. Drögemüller, Y. H. Pilch: Ann. N. Y. Acad. Sci. **276** (1976), 278
[159] Pilch, Y. H., K. P. Ramming, J. de Kernion: in "Immunotherapy of Cancer: Present Status of Trials in Man", W. D. Terry, D. Windhorst (eds.), Raven Press, New York (1978), 539
[160] Steele, G., B. S. Wang, J. P. Richie, T. Ervin, R. Yankee, J. A. Mannick: Cancer **47** (1981), 1286
[161] Adler, F. L.: Ann. N. Y. Acad. Sci. **207** (1973), 489
[162] Askonas, B. A., J. M. Rhodes: Nature **205** (1965), 470
[163] Gottlieb, A. A., R. H. Schwartz: Cell. Immunol. **5** (1972), 341
[164] Schlager, S., R. E. Paque, S. Dray: Fed. Proc. **33** (1974), 725
[165] Adler, F. L., M. Fishman, S. Dray: J. Immunol. **97** (1966), 554
[166] Bell, C., S. Dray: Cell. Immunol. **5** (1972), 52
[167] Dodd, M. C., M. E. Scheetz, J. L. Rossio: Ann. N. Y. Acad. Sci. **207** (1973)
[168] Han, T.: Clin. exp. Immunol. **19** (1975), 219
[169] Coates, M. R., Y. H. Pilch: Cancer Immunol. Immunother. **3** (1977), 145
[170] Wang, B. S., J. A. Mannick: J. Immunol. **123** (1979), 1057
[171] Lawrence, H. S.: in "Immunotherapy of Human Cancer", The Univ. of Texas System Cancer Center, M. D. Anderson Hospital Tumor Inst., Raven Press, New York (1978), 197
[172] Spitler, L. E.: Progr. exp. Tumor Res. **25** (1980), 178
[173] Goldstein, A. L., G. D. Marshall jr., J. L. Rossio: in "Immunotherapy of Human Cancer", The Univ. of Texas System Cancer Center, M. D. Anderson Hospital Tumor Inst., Raven Press, New York (1978),
[174] Sporn, M. B., N. M. Dunlop, D. L. Newton, J. M. Smith: Fed. Proc. **35** (1976), 1332
[175] Schröder, E. W., P. H. Black: J. Natl. Cancer Inst. **65** (1980), 671
[176] "The Interferon System: A current Review to 1978", S. Baron, F. Dianzani (eds.), Texas Reports on Biol. Med. **35** (1977)
[177] Friedman, R. M.: J. Natl. Cancer Inst. **60** (1978), 1191
[178] „Interferon 1979", Vol. 1 IACR Monograph, I. Gresser (ed.) Academic Press, London (1979)
[179] Krim, M.: Blood **55** (1980), 711
[180] Krim, M.: Blood **55** (1980), 875

4. Immunsurveillance: Pro und Kontra

4.1. *Einführung*

Von Ausnahmen abgesehen ist es bisher nicht gelungen, die Wirksamkeit immunologischer Abwehrmechanismen bei Krebserkrankungen des Menschen nachzuweisen und klinisch zu nutzen. Der Versuch, die klinischen Mißerfolge der Immuntherapie in erster Linie auf die Unkenntnis von optimaler Dosierung und Zeitwahl bei der Behandlung zurückzuführen, überzeugt nicht. Zweifellos sind die gegenwärtig verfügbaren immunologischen Möglichkeiten oft überschätzt worden; Ergebnisse tierexperimenteller Untersuchungen an stark immunogenen Transplantationstumoren mit geringer Metastasierungstendenz haben zu dieser Fehleinschätzung beigetragen. Es ist daher notwendig, sich wieder verstärkt der Grundlagenforschung zuzuwenden und bei tierexperimentellen Studien Modelle zu untersuchen, die den bösartigen Geschwülsten des Menschen adäquater sind [1—3].

Die Frage nach der Immunogenität spontan entstehender maligner Tumoren bleibt weiterhin aktuell. Es läßt sich zwar zeigen, daß die meisten Tumorpatienten gegenüber gewebstypischen, onkofetalen und in manchen Fällen auch individuell distinkten tumorassoziierten Antigenen sensibilisiert sind, aber es ist noch weitgehend unklar, ob diese Antigene eine ausreichende Basis für die — nötigenfalls auch artefizielle — Erzeugung einer effektiven immunologischen Abwehrreaktion darstellen. Wenn man die Erfahrungen berücksichtigt, die z. B. in Bezug auf die in-vitro-Induktion der Immunantwort gemacht wurden, erscheint eine optimistische Einstellung dazu gerechtfertigt. Ehe die Frage endgültig beantwortet werden kann, muß jedoch geklärt werden, warum sogar stark immunogene Tumoren wie z. B. EPSTEIN-BARR-Virus-assoziierte BURKITT-Lymphome (vgl. Abschnitt 1.10.) oder schwangerschaftsbedingte Chorionkarzinome (vgl. Abschnitt 1.12.) von immunologischen Manipulationen nahezu unbeeinflußt wachsen. Die genannten Beispiele weisen darauf hin, daß die Ursachen der immuntherapeutischen Mißerfolge möglicherweise weniger in einer mangelhaften Immunogenität der Tumoren als vielmehr in der Insuffizienz der Effektormechnismen zu suchen sind.

Die Erfolglosigkeit immunologischer Maßnahmen bei Krebserkrankungen hat auch die Revision theoretischer Vorstellungen beschleunigt. Darüber hinaus gibt es eine ganze Reihe experimenteller und klinischer Befunde, die sich mit den Voraussagen der Immunsurveillancehypothese (vgl. Abschnitt 3.1.) nicht in Übereinstimmung bringen lassen [4—13]. Danach zu urteilen, ist das Versagen immunologischer Abwehrmechnismen gegenüber malignen Tumoren keine Ausnahme im Rahmen einer immunologischen Überwachung, sondern eher ein Regelfall. Den unterschiedlichen Aspekten und Ansichten über die immunologische Überwachung trägt die Überschrift dieses Kapitels Rechnung. Sie wurde einem Beitrag von PREHN entlehnt [6].

4.2. *Immunologische Abwehr virusassoziierter Tumoren*

In Bezug auf virusassoziierte Tumorerkrankungen steht die Bedeutung immunologischer Abwehrmechanismen jedoch außer Frage [14—16]. Immunsuppressive Maßnahmen wie neonatale Thymektomie, Injektion von Anti-Lymphozyten-Serum oder Ganzkörperbestrahlung können bei Tieren, die mit onkogenen Viren infiziert sind, zu einer dramatischen Zunahme virusinduzierter Tumoren führen. Das unterstreicht zwar die essentielle Bedeutung des Immunsystems bei der Abwehr infektiöser Erreger, aber es ist nicht richtig, den tumorspezifischen Schutz lediglich mit einer antiviralen Immunität zu erklären. In einigen Fällen konnte nachgewiesen werden, daß sich die immunologische Abwehr in erster Linie gegen virusinduzierte Neoantigene der maligne transformierten Zellen richtet [14—16] (vgl. auch Abschnitt 1.10.).

Bei einigen Wirbeltierspezies führte die ständige Konfrontation mit potentiell onkogenen Viren zur Herausbildung eines immunologischen Abwehrsystems, das der betreffenden Spezies einen ausreichenden Schutz vermittelt [14—16]. Ein derartiges Abwehrsystem ermöglicht z. B. das in der Regel harmlose Nebeneinander von Mensch und EPSTEIN-BARR-Viren (EBV). Die Primärinfektion mit EBV verläuft i. a. klinisch unauffällig. Nach einer massiven Erstinfektion kann sich eine infektiöse Mononukleose entwickeln, die aber in den meisten Fällen glimpflich verläuft, weil EBV-spezifische T-Lymphozyten die EBV-transformierten B-Lymphozyten letztlich unter Kontrolle bringen (vgl. Abschnitt 2.2.) und, wie sich zeigen läßt, offenbar auch ständig unter Kontrolle halten [17—22]. Der Wert der immunologischen Abwehr wird angesichts des fatalen Verlaufs, den die infektiöse Mononukleose bei Patienten mit einem X-Chromosom-gekoppelten lymphoproliferativen Syndrom nimmt, besonders deutlich (vgl. Abschnitt 2.9.).

Es sei dahingestellt, ob die EBV-assoziierten BURKITT-Lymphome und epithelialen Karzinome des Nasen-Rachenraumes die Onkogenität der EBV beweisen (vgl. Abschnitt 1.10.). Im Falle des in tropischen Regionen vorkommenden BURKITT-Lymphoms beschränkt sich die Aktivität der EBV anscheinend auf das Vorfeld der malignen Transformation. Virusinfektion und zusätzliche immunsuppressive Umwelteinflüsse lösen möglicherweise eine chronische Lymphoproliferation aus, die die Basis für die maligne chromosomale Veränderung, eine 8; 14 Translokation, bildet [16, 23]. In einigen Spezies von Neuweltaffen, die sich im Verlauf ihrer Entwicklungsgeschichte nicht mit EBV-ähnlichen Viren auseinandergesetzt haben, rufen EBV offensichtlich unmittelbar bösartige Lymphome hervor [24]. Bisher ist jedoch nicht bekannt, ob diese Lymphome den monoklonalen Charakter eines BURKITT-Lymphoms oder den polyklonalen Charakter der infektiösen Mononukleose besitzen.

Die Balance zwischen Makroorganismus und Viren hat zweifellos komplexere Ursachen als hier dargestellt wurde. Am Beispiel der Beziehung zwischen Mensch und EPSTEIN-BARR-Viren wird jedoch erkennbar, daß eine insbesondere auf T-Lymphozyten gegründete immunologische Abwehr ein integraler Bestandteil arteigener Schutzmechanismen gegenüber virustransformierten Zellen ist.

4.3. *Immunsuppression und Tumorinzidenz*

Ein immunologischer Schutz gegenüber Tumoren, deren Entstehen virusunabhängig erfolgt, scheint nicht zu bestehen [4—13]. Es trifft zwar zu, daß immunsuppressive Maßnahmen [25—28] oder angeborene Immundefekte [29, 30] häufig mit einer erhöhten Tumorinzidenz einhergehen, aber zwei Argumente widersprechen einem unmittelbaren Zusammenhang zwischen Immunsuppression und Tumorinzidenz:

1. das erhöhte Krebsrisiko bezieht sich auf spezielle Tumoren; häufig sind es maligne Lymphome oder Leukämien, also Tumoren des Immunsystems selbst. Die epidemiologisch gravierenden Karzinome des Magen-Darmtraktes, der Lunge oder der Mamma sind jedoch eher seltener.
2. Die Immunsuppression allein scheint die Tumorinzidenz nicht zu erhöhen, ausschlaggebend für die Entstehung lymphoproliferativer Erkrankungen ist offenbar eine Hyperplasie lymphatischen Gewebes oder eine Dysfunktion bei der Hämatopoese.

Für Träger eines Organtransplantats besteht ein erhöhtes Krebsrisiko [25—28]. Der größte Teil der entstehenden Neoplasmen sind epitheliale Tumoren der Haut und, merkwürdigerweise, der Lippen, 20—25% sind maligne Lymphome. Die Lymphomrate ist damit bedeutend höher als unter den Tumoren der Normalbevölkerung. Unterschiede ergeben sich auch, wenn man das Lymphom-Spektrum der Patienten mit und ohne Organtransplantat vergleicht [28]. Ungewöhnlich hoch ist bei Organtransplantatträgern eine ZNS-Beteiligung und der Anteil des „Kaposi-Sarkoms", während die Rate an Patienten mit Morbus Hodgkin wesentlich unter dem sonst üblichen Niveau liegt.
Die Ursachen des hohen Lymphomrisikos sind komplexer Natur. Die Basis ist eine chronische Proliferation von Lymphozyten, die sich im Falle der Organtransplantatträger aus dem Kräftespiel zwischen Immunstimulation einerseits und medikamentös erzeugter Immunsuppression andererseits ergibt. Unklar ist aber z. B., ob für Patienten, die aus anderen Gründen immunsuppressiv behandelt werden, ebenfalls ein erhöhtes Lymphomrisiko besteht [26, 27, 31]. Für Patienten mit bestimmten Autoimmunerkrankungen mag das zutreffen, für andere nicht. Ursächlich scheint das Lymphomrisiko mit der Autoimmunerkrankung und nicht mit der Immunsuppression gekoppelt zu sein, denn es gibt sowohl klinische [32] als auch tierexperimentelle Befunde [33], die eine erhöhte Krebsgefahr bei einer immunsuppressiven Behandlung verneinen. Darüber hinaus existieren eindeutige Hinweise darauf, daß bereits eine Antigenstimulation allein [34, 35] oder eine Autoimmunerkrankung [31, 36] die Lymphominzidenz steigern. Besonders hoch ist die Lymphomrate bei einer tierexperimentell erzeugten chronischen G-V-H-Reaktion [37—43]. Im Tierexperiment ist eine lymphatische Hyperplasie häufig von einer Aktivierung onkogener RNS-Viren begleitet [37, 38, 43]. Auch beim Menschen ist ein derartiger Einfluß nicht ohne weiteres auszuschließen [28, 38]. Näher als Vermutungen über einen möglichen Einfluß onkogener RNS-Viren liegt hier jedoch die Annahme, daß Epstein-Barr-Viren in manchen Fällen eine wesentliche Rolle spielen könnten.
Nach den Vorhersagen der Immunsurveillancehypothese sollte die Rate an spontan entstehenden Tumoren bei Abwesenheit eines thymusabhängigen Abwehrsystems stark zunehmen. Das ist jedoch nicht der Fall. In thymuslosen Nacktmäusen entwickeln sich nicht mehr Karzinome als in normalen Mäusen [44, 45]. Obwohl das folgende Beispiel im Hinblick auf die Rolle der Immunsuppression hinkt, sei hinzugefügt, daß für Patienten, die wegen einer Myasthenia gravis thymektomiert werden, offenbar keine erhöhte Krebsgefahr besteht [46]. Diese Argumentation berücksichtigt jedoch nicht, daß auch für thymuslose Mäuse ein erhöhtes Lymphomrisiko zu bestehen scheint [47]. Darüberhinaus läßt sie außer Acht, daß gerade Individuen mit einem angeborenen oder erworbenen Thymusdefekt — möglicherweise aus kompensatorischen Gründen — über aktive T-Zell-unabhängige Abwehrmechanismen verfügen (vgl. Abschnitt 2.7.). Die ursprüng-

liche Formulierung der Surveillancehypothese konnte natürlich in Unkenntnis derartiger Mechanismen deren Rolle nicht berücksichtigen. Daher folgt man gegenwärtig einer weniger streng formulierten Surveillancekonzeption und bezieht z. B. NK-Zellen und Makrophagen in die Überwachungsfunktion mit ein.

4.4. "Sneaking through" und "concomitant immunity"

Der Surveillancehypothese zufolge wird das Gros der maligne entarteten Zellen bereits kurz nach seiner Entstehung vom Immunsystem erkannt und eliminiert. Aus unterschiedlichen Gründen wird jedoch bezweifelt, daß das Immunsystem dazu fähig ist. Eine derartige Überwachungsfunktion wäre am ehesten den spontan reagierenden Killerzellen zuzutrauen. Es gibt auch einige Anhaltspunkte, die Vermutungen über eine Surveillancefunktion der NK-Zellen stützen, aber sie betreffen letztlich Ausnahmefälle, da die meisten Tumorzellen NK-Zell-insensitiv sind.

Im Widerspruch zur Surveillancehypothese weisen einige Ergebnisse tierexperimenteller Untersuchungen darauf hin, daß das Immunsystem erst reagiert, wenn der Tumor eine gewisse Größe erreicht hat. In einigen Fällen mag auch eine für das Immunsystem ungünstige Lokalisation des Tumors zu dessen „Unsichtbarkeit" beitragen [48]. Der überzeugendste Hinweis auf ein verzögertes Einsetzen der Immunantwort ist das sneaking through-Phänomen. Es besagt, daß Tumorzellen, die man in kleinsten Dosen in Versuchstiere injiziert, zu Tumoren auswachsen können, daß aber dieselben Tumorzellen, höher dosiert, von den Tieren des öfteren abgestoßen werden [49—51]. Zur Erklärung des "sneaking-through" (durch die Immunabwehr schlüpfen) nimmt man an, daß Tumorzellen, die man in kleinsten Dosen appliziert, zunächst unerkannt bleiben und sich daher ungestört vermehren können. Kommt die Immunantwort in Gang, ist es meistens zu spät, weil sich der Tumor bereits organisiert hat und progressiv wächst. Tumorzellen, die man in höheren Dosen verabfolgt, können dagegen abgestoßen werden, weil das Immunsystem sie rascher erkennt [7, 10, 50]. Ob diese Erklärung zutrifft, ist nicht bewiesen. Nur soviel scheint sicher, daß sich die Krebszellen in der vom Immunsystem unbehelligten Latenzphase einen Vorteil verschaffen, der vom Immunsystem später nicht mehr wettzumachen ist. Die entstehenden Immunzellen können zwar das Wachstum des Primärtumors nicht mehr aufhalten, aber sie können u. U. verhindern, daß erneut in den Tumorträger injizierte Tumorzellen Fuß fassen und auswachsen. Das Phänomen, daß ein Versuchstier mit einem progressiv wachsenden Tumor erneut injizierte Zellen desselben Tumors abstößt, ist bereits von Paul Ehrlich beobachtet worden; Bashford hat es 1908 "concomitant immunity" genannt [52] (vgl. Abschnitt 2.1.). Bei frühen und mittleren Stadien des Tumorwachstums ist die concomitant immunity offenbar tumorspezifisch [52—55], in Spätstadien des Tumorwachstums sind es in erster Linie unspezifische Effekte, die das Auswachsen eines Tumorzweittransplantats verhindern können [56—58]. Man vermutet, daß das Wachstum von Metastasen ebenfalls von der concomitant immunity beeinflußt wird. Ein nach Resektion eines Primärtumors einsetzendes verstärktes Metastasenwachstum könnte z. B. auf ein Nachlassen der concomitant immunity zurückzuführen sein [59, 60]. Auch hierbei scheinen sich spezifische und unspezifische Effekte zu überlagern. Der Primärtumor selbst produziert offenbar Substanzen, die das Auswachsen von Metastasen hemmen [58]. In diesem Zusammenhang sei auf die vielfältigen Aktivitäten der Prostaglandine hingewiesen [61, 62]. Es ist bekannt, daß es unter den Prostaglandinen auch solche gibt, die das Wachstum von Metastasen kontrollieren [63].

Ausgangspunkt der Immunantwort auf den Antigenreiz eines in der Peripherie lokalisierten Tumors ist der regionale Lymphknoten. Vom Lymphknoten aus verbreiten Lymphozyten die antigenspezifische Information im gesamten Organismus. Man hat z. B. beobachtet, daß einige Tage nach einer Vakzinierung mit histoinkompatiblen Zellen oder virustransformierten autologen Zellen T- und B-Zell-Lymphoblasten den regionalen Lymphknoten verlassen und über den efferenten Lymphweg in den Blutkreislauf gelangen [64, 65]. Wenig später war die Immunantwort auch im entfernter liegenden lymphatischen Gewebe nachweisbar.

In einigen Fällen läßt sich zeigen, daß antigenspezifische T-Killerzellen in ein histoinkompatibles Transplantat [66, 67] oder in das Gewebe eines virusinduzierten Tumors einwandern [68, 69] und dort den Abstoßungsprozeß einleiten. In bezug auf eine Tumorregression ist die Anwesenheit zytotoxischer T-Lymphozyten jedoch nicht unbedingt erforderlich [70]. Antikörperabhängige zelluläre oder humorale Effektormechnismen können, wie bereits erläutert, ebenfalls eine bestimmende Rolle spielen. Unabhängig von den Details der Effektormechanismen stellt man eine wesentlich geringere Effizienz der Abwehrreaktion fest, wenn man anstatt bestimmter virusinduzierter Tumoren weniger immunogene, spontan entstandene Tumoren untersucht. Die immunologische Abwehrreaktion ist dann in den meisten Fällen nur noch als Zustand einer immunologischen Sensibilisierung andeutungsweise zu erkennen. Dieser qualitative Umschlag wird bereits bei einem Vergleich zwischen spontan regressierenden und progressiv wachsenden virusinduzierten Maustumoren deutlich. Zytotoxische Lymphozyten findet man in progressiv wachsenden Tumoren nicht, Makrophagen sind dort seltener [71, 72] und auch weniger zytotoxisch als in regressierenden Tumoren [73]. Ein entsprechender Wirkungsverlust der Immunantwort wird erkennbar, wenn man die Ergebnisse immunologischer Tests zwischen Patienten mit EBV-assoziierten oder anderen soliden Tumoren miteinander vergleicht. Während Lymphozyten, die aus Burkitt-Lymphomen oder Nasopharyngealkarzinomen isoliert werden, noch des öfteren zytotoxisch reagieren [74, 75], ist das bei Lymphozyten, die z. B. aus Karzinomen der Haut, des Dickdarms oder der Brustdrüse sowie aus testikulären Seminomen stammen, nicht mehr der Fall [76—78]. Befunde, wonach ein hoher Makrophagen- oder Lymphozytengehalt eines Tumors dessen in-vitro-Kultivierbarkeit beeinträchtigen kann [79, 80], deuten darauf hin, daß im Tumorgewebe zwar potentiell wirksame Killerzellen vorhanden sein können, daß aber deren Aktivität durch ein Überangebot an tumorassoziierten Substanzen oder durch Suppressorzellen in vivo neutralisiert wird.

Die Inaktivität der im Tumor befindlichen Leukozyten bei immunologischen Tests steht in einem gewissen Gegensatz zu der Tatsache, daß eine ausgeprägte leukozytäre Infiltration von Tumoren häufig ein prognostisch günstiges Zeichen ist [81—83]. Die Assoziation zwischen einer starken „Stromareaktion", z. B. einer plasmazellulären Infiltration, einerseits und einer relativ günstigen Prognose andererseits, ist beim medullären Typ des Mammakarzinoms besonders augenfällig [84—87]. An diesem Beispiel wird jedoch erkennbar, daß die Ursache-Wirkung-Beziehung hierbei keineswegs eindeutig ist. Da IgA-positive Plasmazellen auch normalerweise im Brustdrüsengewebe vorkommen, könnte deren gehäuftes Auftreten beim medullären Karzinom eher Indiz eines höheren Differenzierungsgrades der Tumorzellen sein als Ausdruck einer immunologischen Abwehrreaktion [87, 88]. Die Plasmazellinfiltration wäre danach nicht die Ursache, sondern nur ein Marker der günstigen Prognose. Ein weiterer Befund — ebenfalls durch histologische Untersuchungen an Mammakarzinomen erhalten — verdeutlicht, wie wichtig es ist, nicht nur die Quantität der Leukozyten im Tumor zu bestimmen, sondern auch deren Herkunft und Subtyp. Mit Hilfe monoklonaler Antikörper gelang der Nachweis, daß die den Tumor infiltrierenden Lymphozyten häufig einem thymusspezifischen Zelltyp zuzuordnen sind, der unter den Lymphozyten im Blut bzw. in den Lymphknoten, Tonsillen oder in der Milz fast nicht vorkommt [89]. Dieser überraschende Befund ist möglicherweise eine Parallele zu den Ergebnissen tierexperimenteller Untersuchungen, denen zufolge progressiv wachsende Tumoren von unreifen, aus dem Thymus stammenden, immunsuppressiv wirkenden Lymphozyten infiltriert werden (siehe Abschnitt 4.7.).

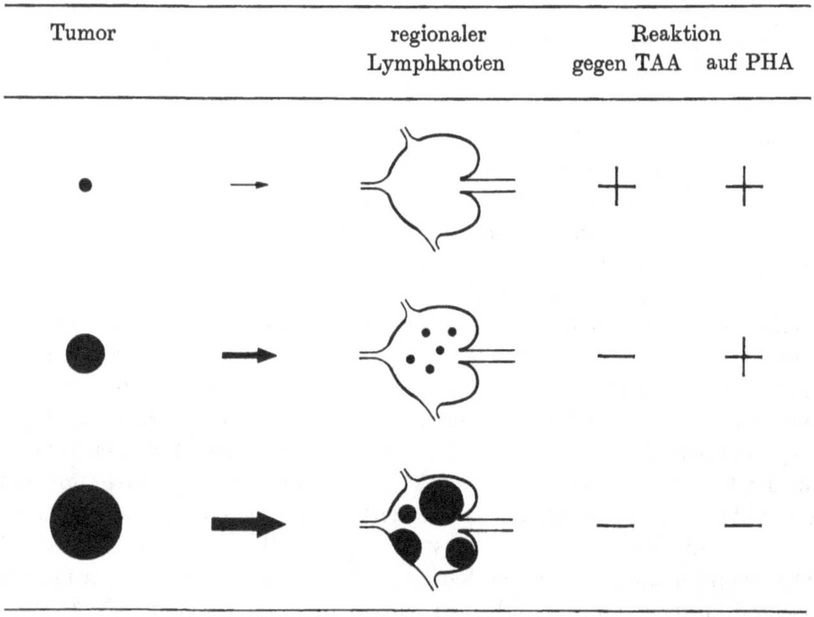

Abb. 12. Tumorstadium und immunologische Aktivität des regionalen Lymphknotens

Wegen der engen Nachbarschaft zum Tumor gelten zahlreiche Untersuchungen den regionalen Lymphknoten. Die Bedeutung des regionalen Lymphknotens – entweder als „Filter" für Tumorzellen oder im Hinblick auf seine immunologische Funktion – ist jedoch des öfteren überschätzt worden [90, 91]. Da auch klinisch unauffällige Lymphknoten häufig Metastasen enthalten, werden sie, soweit das möglich ist, bei Tumorresektionen ebenfalls entfernt. Vom immunologischen Standpunkt ist gegen die Lymphadenektomie wenig einzuwenden. Aus tierexperimentellen Untersuchungen ist bekannt, daß der regionale Lymphknoten zwar bei der Initiation der Immunantwort eine bedeutende Rolle spielt [92, 93], aber nicht mehr, wenn die immunologische Sensibilisierung bereits systemischen Charakter hat [91, 94]. Die immunologische Aktivität der Lymphknotenzellen wird durch das Tumorstadium wesentlich beeinflußt (Abb. 12). In Frühstadien der Tumorerkrankung reagieren die Lymphknotenzellen noch auf spezifische und unspezifische Reize. Mit zunehmender Tumormasse und Dauer der Erkrankung verlieren sie jedoch ihre tumorspezifische Reaktionsfähigkeit, behalten aber zunächst ihre Aktivität gegenüber anderen Antigenen oder Mitogenen [95–99] bis auch diese in Spätstadien verschwindet.

Es wird auch versucht, aus histologischen Merkmalen des regionalen Lymphknotens

Rückschlüsse auf die Prognose der Tumorerkrankung zu erhalten. Aber bisher hat sich weder die Sinushistiozytose [85, 86] noch eine histologische Stadieneinteilung [97, 100] als allgemeingültiges Kriterium durchgesetzt [101, 102].

4.6. *Chorionkarzinom und Schwangerschaft*

Die Insuffizienz immunologischer Abwehrmechanismen gegenüber malignen Tumoren hat unterschiedliche Ursachen. Die mangelhafte Immunogenität, die bei den meisten spontan entstehenden Tumoren auffällt, ist sicherlich ein wesentliches Moment. Aber die Tatsache, daß BURKITT-Lymphome oder schwangerschaftsbedingte Chorionkarzinome ebenfalls progressiv wachsen, zeigt, daß darüber hinaus regulatorische Mechanismen existieren, die sogar die Abstoßung stark immunogener Tumoren unterbinden. Am Beispiel der schwangerschaftsbedingten Chorionkarzinome läßt sich die Kompensation immunologischer Abwehrmechanismen durch immunregulatorische Einflüsse relativ deutlich nachweisen. Schwangerschaftsbedingte Chorionkarzinome sind Epitheliome, die sich häufig im Anschluß an eine Blasenmole entwickeln. Aus immunologischer Sicht sind es neoplastische Allotransplantate, die in den Patientinnen eine z. T. starke Antikörperproduktion hervorrufen [103—107]. Die Existenz immunologischer Abwehrmechanismen gibt sich u. a. dadurch zu erkennen, daß schwangerschaftsbedingte Chorionkarzinome häufiger regressieren als Chorionkarzinome anderer Genese [108, 109] und daß eine chemotherapeutische Behandlung bei schwangerschaftsbedingten Chorionkarzinomen mit einer starken leukozytären Infiltration besser anschlägt als bei Tumoren mit schwacher Stromareaktion [110]. Andererseits weist die verzögerte Abstoßung eines Hauttransplantats des Ehemannes oder des Kindes durch die Tumorträgerinnen [103, 108] auf die Aktivität blockierender Mechanismen hin. Das erinnert an das antikörperabhängige „enhancement-Phänomen", das ja nicht nur bei der Transplantation allogener Tumoren, sondern auch bei der allogenen Hauttransplantation wirksam werden kann [111—113].

Die Beziehung zwischen Tumorträger und Chorionkarzinom ist der Beziehung zwischen mütterlichem Organismus und Embryo weitgehend äquivalent. Das Vorkommen spezifischer Antikörper oder T-Lymphozyten im Wirtsorganismus beweist sowohl die Immunogenität des normalen Embryos als auch die des maligne entarteten Trophoblasten und zeigt, daß der Uterus kein immunologisch privilegierter Ort ist. Vom Standpunkt der Transplantationsimmunologie aus gesehen ist es paradox, daß der Wirtsorganismus weder die Entwicklung des normalen semiallogenen Embryos noch das Wachstum eines Chorionkarzinoms beeinträchtigt. Man vermutet, daß immunregulatorische Vorgänge die transplantationsimmunologischen Abstoßungsmechanismen unterlaufen und damit den Embryo bzw. den Fetus oder das Karzinom schützen [114—116]. Eine wesentliche Schutzfunktion übt die dem mütterlichen Organismus zugewandte Grenzschicht des Embryos, der Trophoblast, aus. Für diese Schutzfunktion scheint es unerheblich zu sein, ob der Trophoblast selbst immunogen ist oder nicht. Entscheidend ist, daß er unter physiologischen Bedingungen immunologisch fast nicht angreifbar ist. Diese Eigenschaft führt man auf die Abwesenheit von Histokompatibilitätsantigenen und auf die immunsuppressive Aktivität bestimmter Trophoblastantigene zurück. Sie beweist sich z. B. bei ektopischen Schwangerschaften und nicht zuletzt durch das metastasierende Wachstum des Chorionkarzinoms.

Über den lokalen Schutz hinaus existieren auch systemische Schutzmechanismen, z. B. Suppressorlymphozyten, die in den Lymphknoten der Uterusregion vorkommen [114].

Eine besondere Bedeutung besitzen offenbar Serumfaktoren, die Effektorfunktionen der zellulären Immunität, z. B. den zytotoxischen Effekt mütterlicher Lymphozyten auf in vitro kultivierte Trophoblastzellen, blockieren [117]. Das Fehlen blockierender Serumfaktoren bei wiederholten Aborten weist auf deren Bedeutung für den normalen Schwangerschaftsverlauf hin [118].
Ein Fazit immunologischer und immungenetischer Untersuchungen ist die Erkenntnis, daß die Immunantwort des mütterlichen Organismus keine potentielle Gefahrenquelle darstellt, sondern im Gegenteil offenbar dazu beiträgt, daß histoinkompatible Nachkommen einen Selektionsvorteil vor den Nachkommen genetisch gleichartiger Eltern erhalten [114, 119]. Bei Trägerinnen eines Chorionkarzinoms wirkt sich ein „immunologisches enhancement" negativ aus. Ein Therapieversuch von immunologischer Seite sollte daher zunächst auf die Entfernung blockierender Serumfaktoren und auf die Ausschaltung von Suppressorzellen ausgerichtet sein.
Ursprünglich bezog sich der Begriff des enhancement auf die Wachstumsförderung eines Tumors in einem allogenen Wirt sowie auf analoge Phänomene bei allogen transplantierten normalen Geweben und bei der G-V-H-Reaktion [111—113, 120]. Die tierexperimentellen Untersuchungen lassen keinen Zweifel daran, daß es sich dabei um ein antikörperabhängiges Phänomen handelt, aber bis heute ist es nicht ganz klar, welche Eigenschaften eines Antikörpers darüber entscheiden, ob ein enhancement zustandekommt oder nicht. Im Hinblick auf die Erzeugung eines „quasi-toleranten" Zustandes hat diese Fragestellung für die Organtransplantation eine erhebliche Bedeutung. Möglicherweise bestimmt die Spezifität des Antikörpers über seine enhancement-Eigenschaften. Im Tierexperiment induzierten Antikörper gegen „Ia-Antigene" ein stärkeres enhancement als Antikörper, die sich gegen die klassische Histokompatibilitätsantigene richteten [121], aber bei analogen Versuchen in der Klinik haben Antikörper gegen HLA-DR-Antigene nicht überzeugt [122].
Anti-idiotypische Antikörper rufen einen starken enhancement-Effekt hervor. Sie unterdrücken die Bildung zytotoxischer T-Lymphozyten und ermöglichen Haut- oder Nierentransplantaten bei Ratten und Mäusen damit ein längeres Überleben [123—125]. Derartige Antikörper leisten offenbar einen wesentlichen Beitrag zur Aufrechterhaltung einer Transplantationstoleranz. Eine künstliche Durchbrechung der Toleranz gelang nur durch die Transfusion einer hohen Dosis an antigensensibilisierten Lymphozyten [126]. Nach einem ähnlichen Rezept müßte man wahrscheinlich verfahren, um dem Zustand des enhancements beim gestationsbedingten Chorionkarzinom entgegenzuwirken.

4.7. *Immunsuppressive und blockierende Faktoren, die die tumorspezifische Abwehr hemmen*

Die ursprüngliche Ansicht, daß Krebs und immunologische Inkompetenz Hand in Hand gehen, ist übertrieben. In dieser Verallgemeinerung trifft sie lediglich für fortgeschrittene Stadien der Tumorerkrankung zu [127]. Dieser Sachverhalt weist darauf hin, daß die immunologische Inkompetenz vor allem als Folgeerscheinung der Erkrankung aufzufassen ist. Ob sie eine spezielle Folge der malignen Entartung ist oder andere Ursachen hat, läßt sich allerdings erst nach einem Vergleich mit Patienten entsprechenden Alters und Gesundheitszustandes sowie mit benigner Erkrankung des entsprechenden Organs oder Gewebes feststellen [128]. Vordergründige Ursachen einer Immunsuppression sollten ausgeschlossen werden. In manchen Fällen könnte sich eine scheinbare Inkompetenz der Lymphozyten bereits daraus ergeben, daß die in vitro untersuchte Fraktion mononukleärer Leukozyten von Krebspatienten, im Gegensatz zu den Kontrollzellen, mehr nichtlymphoide als lymphoide Zellen enthält [129, 130]. Es ist auch zu berücksichtigen, daß die an Hand der Mitogenstimulation ermittelte Immunsuppression nur gradueller Natur ist und oftmals nur bei suboptimalen Testbedingungen sichtbar wird, während sie bei einer optimalen Mitogenkonzentration und verlängerter Inkubationszeit verschwindet [131].

Die immunologische Kompetenz oder Inkompetenz von Krebspatienten bezieht sich sowohl auf die tumorspezifische Antwort als auch auf die Immunantwort gegenüber nichtrelevanten Antigenen oder unspezifisch wirkenden Mitogenen.

Am gründlichsten untersucht ist der Immunstatus von Patienten mit malignem Melanom. Die Ergebnisse von Haut- und in-vitro-Tests werden dahingehend gedeutet, daß mehr als die Hälfte der Patienten tumorspezifisch reagiert [132]. Die immunologische Reaktionsfähigkeit zeigt jedoch keine klare Abhängigkeit vom Stadium der Tumorerkrankung, eine klinische Relevanz der Ergebnisse ist ebenfalls nicht zu erkennen. Klinisch am ehesten verwertbar sind Ergebnisse von Hauttests mit DNCB. Die primär induzierte Hautreaktion läßt eine Abhängigkeit vom Erkrankungsstadium erkennen, für Patienten im Stadium II des malignen Melanoms scheint sie ein prognostisch günstiges Anzeichen zu sein [133—135]. Hauttests mit „recall-Antigenen“ sowie andere in-vitro-Tests liefern im Vergleich dazu Daten ohne klinische Relevanz [135, 136]. Fraglich ist auch die Bedeutung der in vitro bestimmbaren immunologischen Reaktivität bei Patienten mit einem Karzinom der Mamma [137—139], Lunge [140], Prostata [141], Harnblase [142] sowie des Kolons oder Rektums [143]. Eine Ausnahme bilden die Ergebnisse von Blasttransformationstests bei Mammakarzinompatientinnen mit autologen Tumorzellen. Positive Tests signalisieren offenbar einen rezidivfreieren postoperativen Verlauf [144].

Obwohl die biologische Wertigkeit der Immunantwort bei Tumorträgern häufig unklar ist, besteht doch kein Zweifel daran, daß die Effizienz tumorspezifischer Reaktionen durch eine ganze Reihe von immunsuppressiv oder blockierend wirkenden Faktoren beeinträchtigt wird. Das macht sich in unterschiedlichen Bereichen der immunologischen Auseinandersetzung zwischen Wirtsorganismus und Tumor bemerkbar (Abb. 13).

Immunsuppressive Einflüsse gehen bereits von anti-idiotypisch wirksamen Antikörpern und T-Lymphozyten aus. Derartige Antikörper und Lymphozyten sind offenbar für die

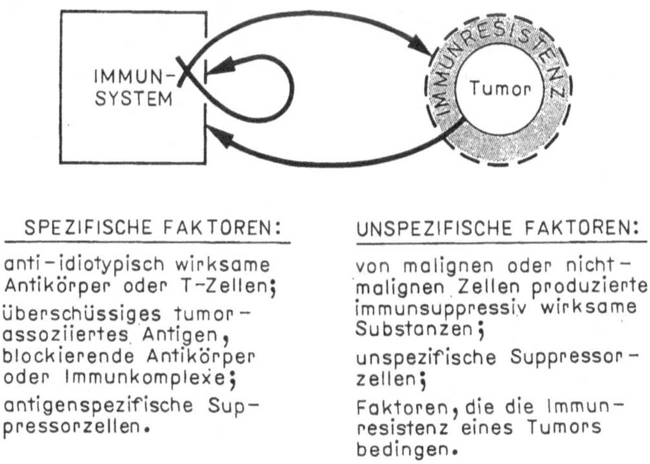

Abb. 13. Faktoren, die die Effektivität der tumorspezifischen Immunantwort hemmen

innerbetriebliche Regulation und Begrenzung einer Immunantwort zuständig [145—147]. Im vorhergehenden Abschnitt wurde darauf hingewiesen, daß ihre Induktion u. a. zur Erzeugung einer Transplantationstoleranz ausgenutzt werden kann. Ein analoges Experiment im tumorspezifischen System führte zur Elimination der tumorspezifischen Transplantationsimmunität [148]. Dieses Ergebnis zeigt, daß anti-idiotypische Mechanismen bei der Manipulation einer tumorspezifischen Immunantwort zu berücksichtigen sind. Bei Melanompatienten gibt es ebenfalls Hinweise auf die Existenz anti-idiotypischer Antikörper. Man vermutet, daß ihre Entstehung mit der Dissemination der Tumoren in Zusammenhang stehen könnte [149].

Untersuchungen sowohl an tierexperimentellen Tumormodellen als auch bei Tumorpatienten zeigen, daß manche Tumorträger über Lymphozyten verfügen, die Tumorzellen in vitro zerstören. Häufig verschwindet der zytotoxische Effekt, wenn man dem Testansatz autologes Serum hinzufügt [150—152]. Man vermutet, daß dieser „blocking-Effekt" auch in vivo eine Rolle spielt und eine Ursache der Insuffizienz zellulärer Abwehrmechanismen sein könnte. Als „blocking-Faktoren" kommen vor allem Antikörper, überschüssiges Tumorantigen und Antigen-Antikörper-Komplexe in Betracht.

Lösliche oder im Nierengewebe abgelagerte Immunkomplexe lassen sich bei zahlreichen Krebspatienten nachweisen [153—156], aber da sie ebenso häufig bei anderen Erkrankungen vorkommen, ist unklar, ob es sich um tumorspezifische Immunkomplexe handelt. Umfangreiche Untersuchungen zeigen jedoch, daß ein Zusammenhang zwischen der Ausweitung der Tumorerkrankung und einem verstärkten Auftreten von Immunkomplexen im Plasma besteht. In einigen Fällen ist es auch gelungen, tumorassoziiertes Antigen als Bestandteil von Immunkomplexen nachzuweisen [154, 157—159].

Angaben über tumorspezifische blocking-Faktoren stammen vor allem aus tierexperimentellen Untersuchungen [151, 152]. Spezifische Hemmfaktoren findet man sowohl im Serum der Tumorträger als auch auf der Oberfläche von Lymphozyten. Sie entsprechen jedoch nicht den herkömmlichen Vorstellungen über blocking-Faktoren. Eigenschaften wie Molekulargewicht unter 70000 D, Tumorspezifität und Bindungsfähigkeit an Tumorzellen oder Antikörper, die sich gegen Ia-Antigene richten, verdeutlichen, daß es sich hierbei um Faktoren, die von T-Suppressorzellen produziert werden, handeln könnte [160—165].

Suppressorzellen billigt man eine bedeutende Rolle bei der Immunregulation zu. Progressives Tumorwachstum scheint ihre Entstehung zu fördern [127, 166, 167]. Sie gehören meistens zu den T-Lymphozyten oder zur Reihe der Monozyten und Makrophagen. Unter den T-Suppressorzellen gibt es antigenspezifisch oder unspezifisch reagierende. Antigenspezifische Suppressorzellen produzieren offenbar nach Kontakt mit dem entsprechenden Antigen einen Suppressorfaktor, der auch die Immunantwort gegen andere Antigene hemmt [168, 169]. Für eine tumorantigenspezifisch ausgelöste Suppression gilt das ebenfalls [170, 171].

Bei der Untersuchung tumortragender Mäuse hat man Suppressorzellen hauptsächlich im Thymus und in der Milz gefunden [172—175]. T-Suppressorzellen stammen möglicherweise aus dem Thymus. Einige Befunde zeigen, daß sie mit fortschreitendem Tumorwachstum den Thymus verlassen und in die Milz — und wahrscheinlich in den Tumor selbst — einwandern [176, 177]. Damit korrespondiert die Beobachtung, daß Thymi in tumortragenden Tieren schrumpfen, die Milzen aber an Umfang gewinnen [178]. Die Infiltration von Mammakarzinomgewebe durch Lymphozyten mit thymusspezifischem Marker (vgl. Abschnitt 4.5.) könnte auf ein analoges Geschehen bei Tumorerkrankungen des Menschen hinweisen.

T-Suppressorzellen sind, zumindest in tumortragenden Mäusen, kurzlebig. Sie verschwinden rasch nach der Tumorresektion [161, 162]. Sie verlieren auch ihre Aktivität nach einer Thymektomie [179–181] oder Röntgenbestrahlung [182, 183]. Wie groß ihr Einfluß in tumortragenden Mäusen ist, zeigen die Tumorregressionen z. B. nach einer Röntgenbestrahlung der Milz [183]) oder nach einer Thymektomie und anschließenden Transfusion von Immunzellen [181]. Mit Hilfe von Lymphozytentransformationstests lassen sich auch im Blut von Krebspatienten mit soliden Tumoren [127, 167, 184–189] oder lymphoproliferativen Erkrankungen [167, 190, 191] Suppressorzellen nachweisen. In einigen Fällen handelte es sich um T-Suppressorzellen, meistens sind es jedoch immunsuppressiv wirksame Monozyten oder Makrophagen. Die T-Suppressorzellen scheinen – in Analogie zu den Suppressorzellen der Maus – ebenfalls kurzlebig und strahlensensitiv zu sein [184, 186]. Bei T-Zell-Leukämien oder Lymphomen können die malignen Zellen selbst immunsuppressiv wirken ([167], siehe Abschn. 5.4.).

Durch die Existenz der Suppressorzellen ergeben sich alternative Möglichkeiten einer immuntherapeutischen Krebsbehandlung. Auf unterschiedliche Art und Weise wird versucht, die Suppressorzellaktivität selektiv zu eliminieren. Dafür gibt es eine Reihe von Ansatzpunkten. Auf die erhöhte Strahlenempfindlichkeit der Suppressorzellen wurde bereits hingewiesen. Spezielle Antigenmarker der Suppressorzellen bieten die Möglichkeit einer Behandlung mit spezifischen Antiseren. Nur wenige Mikroliter eines spezifischen Anti-Ia-Serums reichten bei tumortragenden Mäusen aus, um die Suppressorzellen auszuschalten und die mittlere Überlebenszeit der Tiere deutlich zu verlängern [192]. Das gleiche Antiserum bewirkte aber bei leukämischen Mäusen eine rapide Verschlechterung des Zustandes [193]. Eine Ursache dieses Mißerfolges ist evtl. darin zu suchen, daß das ins Auge gefaßte Markerantigen doch nicht suppressorzellspezifisch ist, sondern auch auf anderen Zellen vorkommt [193].

Die Wirkung von Suppressorzellen kann auch mit pharmakologischen Mitteln neutralisiert werden. Die Existenz von prostaglandinproduzierenden Suppressor-Monozyten, z. B. im Blut von Hodgkinpatienten [191], regte zu Versuchen an, die Suppressorzellaktivität durch eine Hemmung der Prostaglandinsynthese zu eliminieren, etwa durch eine Behandlung mit Indometacin oder Aspirin [194]. Es gibt auch bereits einige erfolgreiche tierexperimentelle Untersuchungen, aber gegenwärtig reichen die Kenntnisse über das Wirkungsspektrum der Prostaglandine noch nicht aus, um auch kontroverse Effekte auszuschließen [194, 195]. Eine weitere Interventionsmöglichkeit ergibt sich aus der Tatsache, daß Suppressorzellen Histaminrezeptoren besitzen [196]. In diesem Fall bietet sich eine Behandlung mit Substanzen an, die die Histaminrezeptoren der Suppressorzellen blockieren. Es hat sich gezeigt, daß „Cimetidin“ im Trinkwasser die Metastasenbildung verringerte und die Überlebenszeit tumortragender Mäuse signifikant verlängerte [197, 198].

Suppressorzellen spielen für die Regulation immunologischer Vorgänge zweifellos eine wichtige Rolle. Ihre Bedeutung bei Krebserkrankungen sollte allerdings nicht überschätzt werden, auch bei anergischen Patienten verläuft die Suche nach Suppressorzellen des öfteren ergebnislos [199]. In derartigen Fällen verweist man auf die immunsuppressive Aktivität des Serums von Krebspatienten [200–202]. Das Serum von Krebspatienten enthält unterschiedliche – von nichtmalignen Zellen aber auch von Tumorzellen produzierte – Substanzen, in deren Gegenwart z. B. die Stimulation normaler Lymphozyten durch Mitogene gehemmt wird [127, 203]. Zahlreiche immunsuppressive Faktoren befinden sich in der Fraktion der α-Globuline [127, 203, 204]. Hierzu gehören u. a. die sogenannten „akute-Phase-Proteine“ [203], ein auch bei der Schwangerschaft auftretendes Makroglobulin [205] sowie weitere Proteine oder Peptide [203, 206]. Das Blut von Tumorträgern enthält auch niedermolekulare Faktoren mit immunsuppressiver

Aktivität, z. B. bestimmte Peptide [206, 207] oder Spaltprodukte des Fibrinogens [208]. Prostaglandine kommen hierbei ebenfalls in Frage. Angesichts der relativ hohen Konzentration blockierend oder immunsuppressiv wirkender Substanzen im Plasma von Krebspatienten scheint die Entfernung dieser Hemmstoffe die Voraussetzung für eine effektive Immuntherapie zu sein [209, 210]. Die Plasmapherese ist ein Versuch in dieser Richtung [203, 211—214]. Obwohl sie zunächst nur bei therapieresistenten Patienten, die sich bereits in einem fortgeschrittenen Erkrankungsstadium befanden, vorgenommen wurde, führte sie überraschenderweise bei einem Teil der Patienten zu objektiv feststellbaren Tumorrückbildungen sowie zu einer verbesserten Ansprechbarkeit in Bezug auf eine Chemotherapie [215, 216]. Hierzu war ein in Abständen von 2 bis 3 Tagen wiederholt durchgeführter Austausch von jeweils 3 bis 5 l Blutplasma erforderlich. Dieser Erfolg wird natürlich auf die Entfernung immunsuppressiver Faktoren zurückgeführt, aber es ist unklar, inwieweit das von gesunden Spendern stammende Blutplasma, das für die Substitution verwendet wurde, einen Anteil an den Tumorrückbildungen hat. Plasmapheresen, bei denen das Blutplasma von Tumorpatienten durch künstliche Plasmaersatzmittel substituiert wurde, verliefen weniger günstig [217]. In einzelnen Fällen hat man auch versucht, die im Blut von Tumorpatienten zirkulierenden Immunkomplexe durch eine extrakorporal vorgenommene Immunadsorption selektiv zu entfernen [218, 219].

4.8. Immunresistenz des Tumors und Blutgerinnung

Aus tierexperimentellen Untersuchungen ist bekannt, daß man das Auswachsen s. c. oder i. m. injizierter Tumorzellen durch ein tumorspezifisches Antiserum oder durch spezifische Immunzellen verhindern kann. Der erwartete Schutzeffekt stellt sich jedoch nur dann ein, wenn die passive Immunisierung nicht zu lange hinausgezögert wird. Beginnt man sie z. B. erst 1 Woche nach der Tumorzellinjektion, ist sie meistens erfolglos, weil die Tumorzellen innerhalb dieser Zeitspanne immunologisch unangreifbarer werden. Die Ursache dafür ist unbekannt. Ausschlaggebend könnte sein, daß sich die Tumorzellen bereits im Gewebe als Tumor etabliert haben und dabei sind, ein sie schützendes „microenvironment" zu schaffen. Man vermutet, daß der Vorgang der Vaskularisierung hierbei eine Rolle spielt. Die vom Tumor ausgelöste Angiogenese korrespondiert zeitlich mit dem Beginn der Immunresistenz [220, 221]. Durch den Anschluß an die Blutzirkulation verbessert der Tumor seine Versorgungslage. Für die Ausprägung maligner Eigenschaften ist der damit gewonnene Zugriff zur Blutgerinnung besonders wichtig. Krebszellen sezernieren Faktoren, die entweder die Koagulation von Bluteiweißen bewirken [222] oder — in umgekehrter Richtung — fibrinolytische Prozesse aktivieren [223, 224]. Das versetzt sie in die Lage, sowohl aus der Gerinnung als auch aus der Fibrinolyse einen Vorteil zu ziehen. Dvorak et al. haben darauf hingewiesen, daß sich manche Tumoren durch die Koagulation von Plasmaproteinen mit einem „Kokon" aus Fibringel umgeben, der sie immunologisch weniger angreifbar macht [225]. Mit Hilfe von Proteasen, die das Plasminogen aktivieren, können Krebszellen das Fibringel lokal auflösen und sich weiter ausbreiten. Lymphozyten, die keine fibrinolytische Aktivität besitzen, sind — im Gegensatz zu aktivierten Makrophagen — nicht in der Lage, aus eigener Kraft die Fibrinbarriere zu überwinden (in Abb. 13 ist die Immunresistenz des Tumors als Grauzone wiedergegeben).
Sind etablierte Tumoren biologisch angreifbar? Im Hinblick auf die hämorrhagischen Nekrosen, die Old und Boyse durch Injektion bakteriellen Endotoxins bei chemisch

induzierten Sarkomen der Maus auslösten, ist diese Frage prinzipiell zu bejahen [226]. Inzwischen weiß man, daß die tierexperimentell erzeugten Tumornekrosen durch einen speziellen Faktor, den aktivierte Makrophagen nach Kontakt mit einem Endotoxin freisetzen, hervorgerufen werden. Darüber hinaus zeigen einige Befunde, daß die Tumorregression, die der Nekrose folgt, eine immunologische Basis hat (vgl. Abschnitt 3.5.). Bei Krebspatienten hat man in einigen Fällen ebenfalls Tumorrückbildungen auslösen können, gemeint sind die partiellen oder kompletten Regressionen, die nach Applikation bakterieller Polysaccharide (Shear 1944, zitiert nach [226]) oder von Coley's Toxin auftraten (vgl. Abschnitt 3.5.).

Der Fibrinmantel eines Tumors ist auch immunologisch angreifbar. Durch Injektion eines gegen das Fibirinfragment E gerichteten Antiserums unter das Tumorbett erzielten Schlager und Dray bei Meerschweinchen eine komplette Regression intradermal transplantierter, progressiv wachsender Hepatome [227]. Eine systemische Behandlung wäre u. a. über tumorspezifische monoklonale Antikörper, an die ein fibrinolytisches Agens gekoppelt ist, vorstellbar.

Die Blutgerinnung begünstigt die Entstehung von Metastasen. Durch eine Behandlung mit Antikoagulantien wird die Metastasierungsrate im Tierexperiment deutlich verringert [228—232]. Auch bei Krebspatienten sind Erfolge einer zusätzlichen Behandlung mit Antikoagulantien erkennbar [233]. Da die Hemmung der Blutgerinnung der zellulären Abwehr offenbar eine raschere Elimination i. v. injizierter Tumorzellen aus dem Lungengewebe ermöglicht [232], scheint es nicht ausgeschlossen, daß Antikoagulantien die Effizienz immuntherapeutischer Maßnahmen erhöhen könnten.

4.9. Schlußbemerkungen zum Thema Immunsurveillance

Es wird allgemein akzeptiert, daß immunologische Mechanismen für die Abwehr virustransformierter Zellen eine essentielle Bedeutung haben. Für Tumoren anderer Genese scheint das jedoch nicht zuzutreffen. G. Klein hat auf einen plausiblen Grund hingewiesen: da der größte Teil der Tumoren die reproduktive Lebensphase nicht beeinträchtigt, existiert auch kein Selektionsdruck, der zu einer natürlichen Auslese effektiver immunologischer Abwehrmechanismen führen könnte [14, 15]. Verfechter der Surveillancekonzeption weisen auf das erhöhte Krebsrisiko bei immunsuppressiven Maßnahmen hin. Dieser Hinweis ist jedoch nur teilweise berechtigt, da sich das erhöhte Krebsrisiko auf Tumoren bezieht, die unter normalen Umständen epidemiologisch nicht ins Gewicht fallen. Die Tatsache, daß es sich häufig um maligne Lymphome handelt, weist auf eine chronische Lymphoproliferation als primären Risikofaktor hin.

Die Auseinandersetzung zwischen Immunsystem und Tumor spielt sich hauptsächlich in der Übergangszone zwischen malignem und normalem Gewebe ab. Eine massive Infiltration des Stromas durch Leukozyten korreliert zwar mit einem relativ günstigen Krankheitsverlauf, aber es bleibt eine Vermutung, daß es sich hier um eine effektive immunologische Abwehrreaktion handelt. Lymphozyten oder Makrophagen, die aus Tumoren des Menschen isoliert werden, sind funktionell untüchtiger als entsprechende Zellen aus dem Blut. Tierexperimentell erhaltene Daten widersprechen auch der Annahme der immunologischen Überwachung eines Tumors in situ. Die Befunde lassen sich besser dahingehend deuten, daß die meisten Tumoren das Immunsystem nicht zu einer effizienten Gegenwehr stimulieren. Diese Feststellung gilt auch für Tumoren des Menschen. Prehn hat diesen Gedankengang in bewußter Kontrastellung zur Surveillancekonzeption noch radikalisiert. Seine Hypothese über die Immunstimulation besagt,

daß das Tumorwachstum durch die Immunantwort des Tumorträgers nicht gehemmt, sondern gefördert wird [5—7]. Obwohl diese Schlußfolgerung durch einige tierexperimentell erhaltene Daten sowie einige klinische Beobachtungen gestützt wird, erscheint sie in ihrer Verallgemeinerung überspitzt. In vielen Fällen reicht es bereits aus, wenn man die Koexistenz immunologischer Effektor- und Suppressormechanismen berücksichtigt und annimmt, daß die immunsuppressiven Prozesse die Oberhand haben. Hinweise auf die Existenz blockierender oder immunsuppressiver Mechanismen, die die Aktivität von Effektorzellen neutralisieren gibt es genug. Inwieweit eine Therapie, die sich primär auf die Elimination immunsuppressiver Faktoren konzentriert, erfolgreicher ist als bisherige Versuche einer Immuntherapie, bleibt abzuwarten.
Sogar für dieExistenz eines wirkungsvollen immunologischen enhancements gibt es überzeugende Beispiele. Von Seiten der Tumorimmunologie ist es vor allem das progressive Wachstum schwangerschaftsbedingter Chorionkarzinome, die ja allogener Natur sind. Wegen der Parallelen zur normalen Embryonal- und Fetalentwicklung sind die malignen Trophoblasttumoren möglicherweise ein Spezialfall unter den Tumoren.
Einige Befunde zeigen, daß auch Faktoren nichtimmunologischer Art zur Immunresistenz etablierter Tumoren beitragen. Die Blutgerinnung scheint dabei eine wichtige Rolle zu spielen. In Verbindung mit gerinnungshemmenden Maßnahmen könnten sich auch neue Zielstellungen für eine Immuntherapie ergeben.
Die immunologische Situation wird durch die Heterogenität eines Tumors zusätzlich kompliziert. Die Existenz von Subklonen mit unterschiedlichen biochemischen oder zellbiologischen Eigenschaften [234] kann dazu führen, daß Metastasen ein anderes Antigenspektrum haben als der Primärtumor [235—238].
Bei Versuchen, die Metastasierung immunologisch zu beeinflussen, sind kontroverse Effekte bisher nicht auszuschließen. Tierexperimentelle Studien zeigen einerseits, daß das Immunsystem das Wachstum von Metastasen hemmt [239, 240], andererseits kennt man aber auch Beispiele für ein immunologisches enhancement der Metastasierung [241—243]. Ein Vergleich verdeutlicht, daß sich der enhancement-Effekt auf i. v. injizierte Tumorzellen bezieht, der immunologische Hemmeffekt jedoch auf bereits im Gewebe existierende Mikroherde maligner Zellen. Demnach liegt eine Ursache kontroverser Effekte offenbar darin, daß eine Manipulation des Immunsystems in unterschiedlichen Bereichen unterschiedliche Reaktionen auslöst.

Literaturverzeichnis

[1] Alexander, P.: Cancer **40** (1977) Suppl. 467
[2] Bartlett, G. L., J. W. Kreider, D. M. Purnell: J. Natl. Cancer Inst. **56** (1976), 207
[3] Martin, D. S., R. L. Stolfi, R. A. Fugmann: Cancer Immunol. Immunother. **2** (1977), 77
[4] Prehn, R. T.: Progr. exp. Tumor Res. **14** (1971), 1
[5] Prehn, R. T.: J. Reticuloendothel. Soc. **10** (1971), 1
[6] Prehn, R. T.: in "Clinical Immunobiology", F. H. Bach, R. A. Good (eds.), Acad. Press, New York (1974), 191
[7] Prehn, R. T.: J. Natl. Cancer Inst. **59** (1977), 1043
[8] Stutman, O.: Adv. Cancer Res. **22** (1975), 261
[9] Möller, G., E. Möller: J. Natl. Cancer Inst. **55** (1975), 755
[10] Howard, J. C.: in "Neoplastic Transformation" H. Koprowski (ed.), Berlin-Dahlem/Konferenzen (1977), 227
[11] Allison, A. C.: Cancer Immunol. Immunother. **2** (1977), 151
[12] Hewitt, H. B., E. R. Blake, A. S. Walder: Br. J. Cancer **33** (1976), 241
[13] Pasternak, G., B. Micheel: DDR-Medizin-Report **5** (1976), 867

[14] KLEIN, G.: Harvey Lectures **69** (1975), 71
[15] KLEIN, G., E. KLEIN: Proc. Natl. Acad. Sci. USA **74** (1977), 2121
[16] KLEIN, G.: Cancer **45** (1980), 2486
[17] THORLEY-LAWSON, D. A., L. CHESS, J. L. STROMINGER: J. exp. Med. **146** (1977), 495
[18] MOSS, D. J., A. B. RICKINSON, J. H. POPE: Int. J. Cancer **22** (1978), 662
[19] RICKINSON, A. B., D. J. MOSS, J. H. POPE: Int. J. Cancer **23** (1979), 610
[20] MOSS. D. J., A. B. RICKINSON, J. H. POPE: Int. J. Cancer **23** (1979), 618
[21] RICKINSON, A. B., D. J. MOSS, J. H. POPE, N. AHLBERG: Int. J. Cancer **25** (1980), 59
[22] RICKINSON, A. B., D. J. MOSS, D. J. ALLEN, L. E. WALLACE, M. ROWE, M. A. EPSTEIN: Int. J. Cancer **27** (1981), 593
[23] KAISER-MCCAW, B., A. L. EPSTEIN, H. S. KAPLAN, F. HECHT: Int. J. Cancer **19** (1977), 482
[24] DEINHARDT, F. W., L. A. FALK, L. G. WOLFE: Adv. Cancer Res. **19** (1974), 167
[25] PENN, I., T. E. STARZL: Transpl. **14** (1972), 407
[26] PENN, I.: Cancer **34** (1974), Suppl 1474
[27] PENN, I.: Surgery **83** (1978), 492
[28] PENN, I.: Transpl. Proc. XIII (1981), 736
[29] GATTI, R. A., R. A. GOOD: Cancer **28** (1971), 89
[30] SPECTOR, B. D., G. S. PERRY III, J. H. KERSEY: Clin. Immunol. Immunopathol. **11** (1978), 12
[31] SODOMANN, C. P., C. GROPP: Internist **20** (1979), 571
[32] MCEWAN, A., L. G. PETTY: Lancet I (1972), 326
[33] PIROFSKY, B., P. J. DAWSON, R. H. REID: Cancer (1980), 2096
[34] WALFORD, R. L., W. H. HILLEMANN: Amer. J. Pathol. **47** (1965), 713
[35] KEAST, D.: Adv. Cancer Res. **11** (1968), 43
[36] ISOMÄKI, H. A., T. HAKULINEN, U. JOUTSENLAHTI: J. Chron. Dis. **31** (1978), 691
[37] ARMSTRONG, M. Y. K., F. L. BLACK, F. F. RICHARDS: Nature, New Biol. **235** (1972), 153
[38] SCHWARTZ, R. S.: Lancet I (1972), 1266
[39] CORNELIUS, E. A.: Science **177** (1972), 524
[40] GLEICHMANN, H.: E. GLEICHMANN: Klin. Wochenschr. **51** (1973), 255
[41] GLEICHMANN, E., H. GLEICHMANN: Klin. Wochenschr. **51** (1973), 260
[42] GRUNDMANN, E., H. P. HOBIK: Z. Krebsforsch. **79** (1973), 298
[43] MELIEF, C. J. M., S. DATTA, S. LOUIE, R. S. SCHWARTZ: Cancer **34** (1974), Suppl 1481
[44] RYGAARD, J., C. O. POVLSEN: Transpl. **17** (1974), 135
[45] SHARKEY, R. E., J. FOGH: Cancer Res. **39** (1979), 833
[46] VESSEY, M. P., R. DOLL, B. NORMAN-SMITH: Br. J. Cancer **39** (1979), 193
[47] OUTZEN, H. C., R. P. CUSTER, G. J. EATON, R. T. PREHN: J. Reticuloend. Soc. **17** (1975), 1
[48] SLEMMER, G.: Natl. Cancer Inst. Monogr. **35** (1972), 57
[49] OLD, L. J., E. A. BOYSE, D. A. CLARKE, E. A. CARSWELL Ann. N. Y. Acad. Sci. **101** (1962), 80
[50] KLEIN, G.: Transpl. Proc. V (1973), 31
[51] BONMASSAR, E., E. MENCONI, A. GOLDIN, G. CUDKOWICZ: J. Natl. Cancer Inst. **53** (1974), 475
[52] BEAN, M. A.: Cancer Res. **37** (1977), 2879
[53] VAAGE, J.: Cancer Res. **31** (1971), 1655
[54] VAAGE, J.: Cancer Res. **33** (1973), 493
[55] DECKERS, P. J., R. C. DAVIS, G. A. PARKER, J. A. MANNICK: Cancer Res. **33** (1973), 33
[56] KEARNEY, R., D. S. NELSON: Austr. J. exp. Biol. med. Sci. **51** (1973), 723
[57] NORTH, R., D. KIRSTEIN: J. exp. Med. **145** (1977), 275
[58] GORELIK, E., S. SEGAL, M. FELDMAN: Int. J. Cancer **27** (1981), 847
[59] GERSHON, R.: Israel J. med. Sci. **10** (1974), 1012
[60] GORELIK, E., S. SEGAL, M. FELDMAN: Int. J. Cancer **21** (1978) 617
[61] PLESCIA, O. J., A. H. SMITH, K. GRINWICH: Proc. Natl. Acad. Sci. USA **72** (1975), 1848
[62] GOODWIN, J. S., G. HUSBY, R. C. WILLIAMS jr: Cancer Immunol. Immunother. 8 (1980), 3
[63] STRINGFELLOW, D. A., F. A. FITZPATRIK: Nature **282** (1979), 76
[64] GRANT, C. K., B. CAMERON: Cell. Immunol. **18** (1975), 58

[65] THEILEN, G. H., N. C. PEDERSEN, J. HIGGINS: J. Natl. Cancer Inst. **63** (1979), 389
[66] TILNEY, N. L., T. B. STROM, S. G. MACPHERSON, C. B. CARPENTER: Transpl. **20** (1975), 323
[67] ASCHER, N. L., R. M. FERGUSON, R. HOFFMAN, R. L. SIMMONS: Transpl. **27** (1979), 254
[68] HOLDEN, H. T., J. S. HASKILL, H. KIRCHNER, R. B. HERBERMAN: J. Immunol. **117** (1976), 440
[69] PLATA, F., B. SORDAT: Int. J. Cancer **19** (1977), 205
[70] BECKER, S., E. KLEIN: J. Natl. Cancer Inst. **65** (1980), 811
[71] STUTMAN, O.: Nature **253** (1975), 142
[72] RUSSEL, S. W., W. F. DOE, C. G. COCHRANE: J. Immunol. **116** (1976), 164
[73] RUSSEL, S. W., A. T. MCINTOSH: Nature **268** (1977), 69
[74] JONDAL, M., E. SVEDMYR, E. KLEIN, S. SINGH: Nature **255** (1975), 405
[75] KLEIN, E., S. BECKER, E. SVEDMYR, M. JONDAL, F. VANKY: Ann. N. Y. Acad. Sci. **276** (1976), 207
[76] NIND, A. P. P., R. C. NAIRN, J. M. ROLLAND, E. P. G. GULI, E. S. R. HUGHES: Br. J Cancer **28** (1973), 108
[77] VOSE, B. M., M. MOORE: Int. J. Cancer **24** (1979), 579
[78] TÖTTERMAN, T. H., E. PARTHENAIS, P. HÄYRY, T. TIMONEN: Cell. Immunol. **55** (1980), 219
[79] CURRIE, G. A., F. LEJEUNE, G. H. FAIRLY: Br. Med. J. **2** (1971); 305
[80] SCHÖNFELDER, M.: Arch. Geschwulstforsch. **45** (1975), 810
[81] UNDERWOOD, J. C. E.: Br. J. Cancer **30** (1974), 538
[82] JOACHIM, H. L.: J. Natl. Cancer Inst. **57** (1976), 465
[83] GRUNDMANN, E.: Verhandlg. Dtsch. Ges. Inn. Med., **79**. Kongreß (1973), 118
[84] BERG, J. W.: Cancer **12** (1959), 714
[85] BERG, J. W.: Cancer **28** (1971), 1453
[86] BLACK, M. M., S. J. CUTLER, T. H. C. BARCLEY: Cancer **29** (1972), 61
[87] RIDOLFI, R. L., P. P. ROSEN, A. PORT, D. KINNE, V. MIKE: Cancer **40** (1977), 1365
[88] HSU, S.-M., L. RAINE, R. N. NAYAK: Cancer **48** (1981), 1368
[89] DAAR, A. S., J. W. FABRE: Lancet II, (1981), 434
[90] CARBONE, P. H.: Cancer Res. **37** (1977), 4239
[91] STRÄULI, P.: Naturwissensch. **64** (1977), 403
[92] FISHER, B., E. R. FISHER: Cancer **27** (1971), 27
[93] FISHER, B., E. R. FISHER: Cancer **29** (1972), 1496
[94] PENDERGRAST jr., W. J., M. S. SOLOWAY, G. H. MYERS, J. W. FUTRELL: Surgery, Gynecol. Obstetr. **142** (1976), 385
[95] VANKY, F., J. STJERNSWÄRD, U. NILSONNE, R. SUNDBLAD: J. Natl. Cancer Inst. **51** (1973), 17
[96] BURK, M. W., S. YU, S. R. RISTOW, C. F. MCKHANN: Int. J. Cancer **15** (1975), 99
[97] TSAKRALIDES, E., V. TSAKRALIDES, H. ASHIKARI, P. P. ROSEN, F. P. SIEGAL, G. F. ROBBINS, R. A. GOOD: J. Natl. Cancer Inst. **54** (1975), 549
[98] BARNA, B. P., S. D. DEODHAR: Cancer Res. **39** (1979), 2711
[99] ALEXANDER, P.: Proc. Roy. Soc. London, Ser. B. **174** (1967), 237
[100] TSAKRALIDES, V., P. OLSON, J. H. KERSEY, R. A. GOOD: Cancer **34** (1974), 1259
[101] FISHER, R. R., E. SAFFER, B. FISHER: Cancer **32** (1973), 104
[102] HEIDENREICH, W., K. JAGLA, J. SCHÜSSLER, P. BÖRNER, F. DEHNHARD, J. DEINHARDT, J. KALDEN, H. H. PETER, H. Deicher: J. Cancer Res. Clin. Oncol. **95** (1979), 65
[103] MATHE, G., J. DAUSSET, E. HERVET, J. L. AMIEL, J. COLOMBANI, G. BRULE: J. Natl. Cancer Inst. **33** (1964), 193
[104] DONIACH, J., J. H. CROOKSTON, T. J. COPE: J. Obstet. Gynecol. Br. Commun. **65** (1958), 553
[105] WUNDERLICH, J. R., E. B. ROSENBERG, J. M. CONOLLY: in "Progress in Immunology", B. AMOS (ed.), Acad. Press, New York (1971) 473
[106] KODERA, Y., M. A. BEAN: Int. J. Cancer **16** (1975), 579
[107] SHAW, A. R. E., M. K. DASGUPTA, T. KOVITHAVONGS, K. V. JOHNY, J. C. LE RICHE, J. B. DOSSETOR: Int. J. Cancer **24** (1979), 586
[108] LI, M. C.: Ann. Int. Med. **74** (1971), 102
[109] BARDAWIHL, W. A., B. L. TOY: Ann. N. Y. Acad. Sci. **80** (1959), 197

[110] ELSTON, C. W., K. D. BAGSHAWE: Br. J. Cancer **28** (1973), 245
[111] KALISS, N.: Cancer Res. **18** (1958), 992
[112] VOISIN, G. A.: Progr. Allergy **15** (1971), 328
[113] BILLINGHAM, R. E., L. BRENT, P. E. MEDAWAR: Transpl. Bull. **3** (1956), 84
[114] BEER, A. E., R. E. BILLINGHAM: Fed. Proc. **37** (1978), 2374
[115] FAULK, W. P.: in "Immunology 80", 4th Int. Congress of Immunology, M. FOUGERAU, J. DAUSSET (eds.), Academic Press (1980), 1093
[116] BEER, A. E.: in "Immunology 80", 4th. Int. Congress of Immunology, M. FOUGERAU, J. DAUSSET (eds.), Academic Press (1980), 1137
[117] TAYLOR, P. V., K. W. HANCOCK: Immunol. **28** (1975), 973
[118] ROCKLIN, R. E., J. L. KITZMILLER, C. B. CARPENTER, M. R. GAROVOY, J. R. DAVID: New Engl. J. Med. **295** (1976), 1209
[119] PALM, J.: Cancer Res. **34** (1974), 2061
[120] KALISS, N.: Transpl. Proc. II (1970), 59
[121] STAINES, N. A., K. GUY, D. A. L. DAVIES: Europ. J. Immunol. **5** (1975), 782
[122] BATCHELOR, J. R.: Transpl. **26** (1978), 139
[123] BINZ, H., H. WIGZELL: Nature **262** (1976), 294
[124] ANDERSON, L. C., H. BINZ, H. WIGZELL: Nature **264** (1976), 778
[125] STUART, F. P., D. M. SCOLLARD, T. J. MCKEARN, F. W. FITCH: Transpl. **22** (1976), 455
[126] RAMSEIER, H.: Europ. J. Immunol. **3** (1973), 156
[127] KAMO, I., H. FRIEDMAN: Adv. Cancer Res. **25** (1977), 271
[128] TEASDALE, C., L. E. HUGHES, R. H. WHITEHEAD, R. G. NEWCOMBE: Cancer Immunol. Immunother. **6** (1979), 89
[129] CURRIE, G. A., D. W. HEDLEY, R. E. NYHOLM, S. A. TAYLOR: Br. J. Cancer **38** (1978), 555
[130] KLUIN-NELEMANS, J. C., H. P. T. VAN HELDEN: J. Clin. Lab. Immunol. **4** (1980), 99
[131] BERNHARD, M. I., R. C. PACE, S. W. UNGER, H. J. WANEBO: J. Immunol. **124** (1980), 964
[132] MASTRANGELO, M. J., R. E. BELLET, D. BERD: in "Human Malignant Melanoma" W. H. CLARK jr., L. I. GOLDMAN, M. J. MASTRANGELO (eds.), Grune & Stratton Inc. (1979), 355
[133] EILBER, F. R., D. L. MORTON: Cancer **25** (1970), 362
[134] EILBER, F. R., A. NIZZE, D. L. MORTON: Cancer **35** (1975), 660
[135] CAMACHO, E.S., C. M. PINSKY, D. W. BRAUN, R. B. COLBEY, J. G. FORTNER, H. J. WANEBO, H. F. OETTGEN: Cancer **47** (1981), 2246
[136] THATCHER, N., M. K. PALMER, N. GASIUNAS, D. CROWTHER: Br. J. Cancer **36** (1977), 51
[137] STEIN, J. A., A. ADLER, S. BEN EFFRAIM, M. MAOR: Cancer **38** (1976), 1171
[138] FISHER, B., J. T. HANTON, J. LINTA, E. R. FISHER: in "Immunotherapy of Cancer: Present Status of Trials in Man", W. D. TERRY, D. WINDHORST (eds.), Raven Press, New York (1978), 621
[139] BARR, R. D., P. M. MCCULLOCH: Canad. J. SURG. **22** (1979), 503
[140] MIKSCHE, M.: Wien. Klin. Wschr. **90** (1978) Suppl. 3
[141] CATALONA, W. J.: Invest. Urology **17** (1980), 373
[142] BROSMAN, S., M. ELHILALI, C. VESCARA, J. FAHEY: J. Urology 121 (1979), 162
[143] WALLER, C. A., P. G. GILL, I. C. M. MACLENNAN: J. Natl. Cancer Inst. **65** (1980), 223
[144] CANNON, G. B., J. H. DEAN, R. B. HERBERMAN, M. KEELS, C. ALFORD: Int. J. Cancer **27** (1981), 131
[145] JERNE, N. K.: Ann. Immunol. (Inst. Pasteur) **125** C (1974), 373
[146] RAFF, M. C.: Nature **265** (1977), 205
[147] EICHMANN, K.: Adv. Immunol. **26** (1978), 195
[148] FLOOD, P. M., M. L. KRIPKE, D. A. ROWLEY, H. SCHREIBER: Proc. Natl. Acad. Sci. USA (1980), 2209
[149] LEWIS, M. G., T. M. PHILIPPS, K. B. COOK, J. BLAKE: Nature **232** (1971), 52
[150] HELLSTRÖM, K. E., I. HELLSTRÖM: Ann. Rev. Microbiol. **24** (1970), 373
[151] HELLSTRÖM, K. E., I. HELLSTRÖM: Adv. Immunol. **8** (1974), 209
[152] HELLSTRÖM, K. E., I. HELLSTRÖM, J. T. NEPOM: Biochim. Biophys. Acta **473** (1977), 121
[153] HEIMER, R., G. KLEIN: Int. J. Cancer **18** (1976), 310

[154] Theofilopoulos, A. N., B. S. Andrews, M. M. Urist, D. L. Morton, F. J. Dixon: J. Immunol. **119** (1977), 657
[155] Theofilopoulos, A. N.: in "Progress in Clinical Immunology" R. S. Schwartz (ed.), Grune & Stratton Inc., Vol. **4** (1980), 63
[156] Robins, R. A., R. W. Baldwin: Cancer Immunol. Immunother. **4** (1978), 1
[157] Kapsopoulos-Dominos, K., F. A. Anderer: Clin. exp. Immunol. **35** (1979), 190
[158] Sulitzeanu, D., Y. Gorky, L. Mugraby, S. Morecki: Fed. Proc. **36** (1977), 1336
[159] Papsidero, L. D., S. R. Harvey, M. O. Snyderman, T. Nemoto, L. Valenzuela, T. M. Chu: Int. J. Cancer **21** (1978), 675
[160] Nepom, J. T., I. Hellström, K. E. Hellström: Proc. Natl. Acad. Sci. USA **74** (1977), 4605
[161] Fujimoto,. S., M. Greene, A. H. Sehon: J. Immunol. **116** (1976), 791
[162] Fujimoto, S., M. Greene, A. H. Sehon: J. Immunol. **116** (1976), 800
[163] Greene, M., S. Fujimoto, A. H. Sehon: J. Immunol. **119** (1977), 757
[164] Perry, L. L., B. Benacerraf, M. I. Greene: J. Immunol. **121** (1978), 2144
[165] Taussig, M. J.: Cancer Immunol. Immunother. **9** (1980), 23
[166] Kirchner, H.: Europ. J. Cancer **14** (1978), 453
[167] Broder, S., L. Muul, T. A. Waldmann: J. Natl. Cancer Inst. **61** (1978), 5
[168] Thomas, D. W., W. K. Roberts, D. W., Talmage: J. Immunol. **114** (1975), 1616
[169] Thomas, D. W., D. W. Talmage, W. K. Roberts: J. Immunol. **115** (1975), 1366
[170] Hellström, K. E., I. Hellström: Int. J. Cancer **27** (1981), 481
[171] Hellström, I., K. E. Hellström: Int. J. Cancer **27** (1981). 487
[172] Umiel, T., N. Trainin: Transpl. **18** (1974), 244
[173] Takei, F., J. G. Levy, D. G. Kilburn: J. Immunol. **116** (1976), 288
[174] Farrar, W. L., K. D. Elgert: J. Immunol. **120** (1978), 1354
[175] Hellström, I., K. E. Hellström, I. D. Bernstein: Proc. Natl. Acad. Sci. USA **76** (1979), 5294
[176] Gabizon, A., M. Small, N. Trainin: Int. J. Cancer **18** (1976), 813
[177] Small, M., M. Lasser-Weiss, V. Daniel: J. Immunol. **123** (1979), 259
[178] Siegler, R., I. Koprowska: Cancer Res. **22** (1962), 1278
[179] Rotter, V., N. Trainin: Transpl. **20** (1975), 68
[180] Reinisch, C. R., S. L. Andrew, S. F. Schlossman: Proc. Natl. Acad. Sci. USA **74** (1977), 2989
[181] Berendt, M. J., R. J. North: J. exp. Med. **151** (1980), 69
[182] Hellström, K. E., I. Hellström, J. A. Kant, J. D. Tamerius: J. exp. Med. **148** (1978), 799
[183] Enker, W. E., J. L. Jacobitz: Int. J. Cancer **25** (1980), 819
[184] Yu, A., H. Watts, N. Jaffe, R. Parkman: New Engl. J. Med. **297** (1977), 121
[185] Zembala, M., B. Mytar, T. Popiela, G. L. Asherson: Int. J. Cancer **19** (1977), 605
[186] Uchida, A., T. Hoshino: Cancer Immunol. Immunother. **9** (1980), 153
[187] Vose, B. M., M. Moore: Cancer Immunol. Immunother. **9** (1980), 163
[188] Han, T., H. Takita: Cancer **46** (1980), 2416
[189] Hersh, E. M., Y. Z. Patt, S. G. Murphy, K. Dicke, A. Zander, M. Adegbite, R. Goldman: Cancer Res. **40** (1980), 3134
[190] Twomey, J. J., A.M. Laughter, S. Farrow, C. D. Douglas: J. Clin. Invest. **56** (1975), 467
[191] Goodwin, J. S., R. P. Messner, A. D. Bankhurst, G. T. Peake, J. Saiki, R. C. Williams jr.: New Engl. J. Med. **297** (1977), 963
[192] Greene, M. I., M. E. Dorf, M. Pierres, B. Benacerraf: Proc. Natl. Acad. Sci. USA **74** (1977), 5118
[193] Meruelo, D., N. Flieger, D. Smith, H. O. McDevitt: Proc. Natl. Acad. Sci. USA **77** (1980), 2178
[194] Goodwin, J. S.: J. Immunopharmacology **2** (1980), 397
[195] Honn, K. V., R. S. Bockman, L. J. Marnett: Prostaglandins **21** (1981), 833
[196] Shearer, G. M., K. L. Melmon, Y. Weinstein, M. Sela: J. exp. Med. **136** (1972), 1302

[197] OSBAND, M. E., P. LAVIN, A. BROWN, R. MCCAFFREY: ICRDB Cancergram Series CT06 No. 82/1 (1982), 4
[198] GIFFORD, R. R., B. V. VOSS, R. M. FERGUSON: ICRDB Cancergram Series CB17 No. 82/1 (1982), 17
[199] BANKHURST, A. D., G. R. KAUFMAN, J. S. GOODWIN, J. H. SAIKI, J. H. SAIERS, R. C. WILLIAMS jr.: J. Clin. Lab. Immunol. **3** (1980), 159
[200] SILK, M.: Cancer **20** (1967), 2088
[201] WHITTAKER, M. G., K. REES, C. G. CLARK: Lancet I (1971), 892
[202] GIULIANO, A. E., D. RANGEL, S. H. GOLUB, E. C. HOLMES, D. L. MORTON: Cancer **43** (1979), 917
[203] ISRAEL, L., R. EDELSTEIN: Israel. J. Med. Sci. **14** (1978), 105
[204] ABLIN, R. J.: Lancet II (1972), 874
[205] STIMSON, W. H.: Lancet II (1975), 989
[206] GLASGOW, A. H., R. B. NIMBERG, J. O. MENZOIAN, I. SAPORESCHETZ, S. R. COOPERBAND, K. SCHMID, J. A. MANNICK: New Engl. J. Med. **291** (1974), 1263
[207] NIMBERG, R. B., A. H. GLASGOW, J. O. MENZOIAN, M. B. CONSTANTIAN, S. R. COOPERBAND, J. A. MANNICK, K. SCHMID: Cancer Res. **35** (1975), 1489
[208] GIRMAN, G., H. PEES, G. SCHWARZE, P. G. SCHEURLEN: Nature **259** (1976), 399
[209] THORNES, R. D.: Lancet I (1975), 626
[210] ISRAEL, L., R. EDELSTEIN: Lancet I (1975), 979
[211] ISRAEL, L., R. EDELSTEIN, P. MANNONI, E. RADOT: Lancet II (1976), 642
[212] ISRAEL, L., R. EDELSTEIN, P. MANNONI, E. RADOT, E. M. GREENSPAN: Cancer **40** (1977), 3146
[213] BROWNE, O., J. BELL, P. D. J. HOLLAND, R. D. THORNES: Lancet II (1976), **96**
[214] HERSEY, P., J. ISBISTER, A. EDWARDS, E. MURRAY, E. ADAMS, J. BIGGS, A. W. MILTON: Lancet I (1976), 825
[215] ISRAEL, L., R. EDELSTEIN, R. SAMAK, J. BAUDELOT, J. MCDONALD, J. L. BREAU, P. MANNONI, E. RADOT: in "Immune Complexes and Plasma Exchanges in Cancer Patients", B. SERROU, C. ROSENFELD (eds.), Elsevier/North-Holland Biomed. Press (1981), 309
[216] SAMAK, R., R. EDELSTEIN, L. ISRAEL, D. BOGUCKI, M. SAMAK: in "Immune Complexes and Plasma Exchanges in Cancer Patients" B. SERROU, C. ROSENFELD (eds.), Elsevier/North-Holland Biomed. Press (1981), 221
[217] CUPISSOL, D., L. GAUCI, B. SERROU: in "Immune Complexes and Plasma Exchanges in Cancer Patients", B. SERROU, C. ROSENFELD (eds.), Elsevier/North-Holland Biomed. Press (1981), 329
[218] LANGVAD, E., H. HYDEN, H. WOLF, N. KROEIGAARD: Br. J. Cancer **32** (1975), 680
[219] BANSAL, S. C., B. R. BANSAL: Cancer **42** (1978), 1
[220] GIMBONE, M. A., S. P. LEAPMAN, R. S. COTRAN, J. FOLKMAN: J. exp. Med. **136** (1972), 261
[221] FOLKMAN, J.: Adv. Cancer Res. **19** (1974), 331
[222] PINEO, G. F., M. C. BRAIN, A. S. GALLUS: Ann. N. Y. Acad. Sci. **230** (1974), 262
[223] ROBLIN, R., I.-N. CHOU, P. H. BLACK: Adv. Cancer Res. **22** (1975), 203
[224] MOSCATELLI, D., D. B. RIFKIN, R. R. ISSEROFF, E. A. JAFFE: in "Proteinases and Tumorinvasion" P. STRÄULI, A. J. BARRETT, A. BAICI (eds.), Raven Press, New York (1980), 143
[225] DVORAK, H. F., N. S. ORENSTEIN, A. M. DVORAK: in "Lymphokines 2" E. PICK (ed.), Acad. Press, New York (1981), 203
[226] OLD, L. J., E. A. BOYSE: Harvey Lectures **67** (1973), 273
[227] SCHLAGER, S. I., S. DRAY: J. Immunol. **115** (1975), 976
[228] FISHER, B., E. R. FISHER: Cancer Res. **27** (1961), 421
[229] CLIFTON, E. E., D. AGOSTINO: Cancer **15** (1962), 276
[230] KUDRJASHOV, B. A., T. M. KALISHEVSKAJA, S. M. KOLIMINA: Nature **222** (1969), 548
[231] Editorial, Br. Med. J. **4** (1971), 641
[232] BROWN, J. M.: Cancer Res. **33** (1973), 1217
[233] ZACHARSKI, L. R.: Current Contents **43** (1981), ISI Press Digest, 16

[234] NOWELL, P. C.: Science **194** (1976), 23
[235] DEICHMAN, G. I., T. E. KLUCHAREVA: J. Natl. Cancer Inst. **36** (1966), 647
[236] SUGARBAKER, E. V., A. M. COHEN: Surgery **72** (1972), 155
[237] PIMM, M. V., R. W. BALDWIN: Int. J. Cancer **20** (1977), 37
[238] FOGEL, M., E. GORELIK, S. SEGAL, I. R. COHEN, M. FELDMAN: Israel J. Med. Sci. **13** (1977), 1032
[239] ECCLES, S. A., P. ALEXANDER: Nature **257** (1975), 52
[240] DAVEY, G. C., G. A. CURRIE, P. ALEXANDER: Br. J. Cancer **40** (1979), 590
[241] WEXLER, H., P. B. CHRETIEN, A. S. KETCHAM: J. Natl. Cancer Inst. **48** (1972), 657
[242] FIDLER, I. J.: CANCER Res. **34** (1974), 491
[243] FIDLER, I. J.: in "Immunotherapy of Human Disease" Univ. Texas System Cancer Center M. D. Anderson Hosp. Tumor Inst., Raven Press, New York (1978), 63

5. Leukämien und maligne Lymphome

5.1. Zellbiologische Charakterisierung von Leukämien und malignen Lymphomen: chromosomale Anomalien und monoklonaler Ursprung

Krebserkrankungen gehören zu den häufigsten Todesursachen im Kindesalter. In der DDR erkranken jährlich etwa 500 Kinder an Krebs, das sind 10 Neuerkrankungen bei 100000 Kindern [1]. 50% der Malignome im Kindesalter sind unreifzellige Leukämien und maligne Lymphome. Unter den Leukämien dominieren die akut verlaufenden lymphoblastischen Leukämien [ALL]. Bei Erwachsenen verringert sich der Anteil an unreifzelligen lymphatischen Leukämien auf Kosten akuter nichtlymphoblastischer Leukämien (ANLL) und der reifzelligeren und chronisch verlaufenden myeloischen Leukämie (CML). Vom 40. Lebensjahr an nehmen lymphoproliferative Erkrankungen, die überwiegend B-Lymphozyten betreffen, in fast dramatisch zu nennender Weise zu [2]. Dazu gehören die solitär entstehenden Lymphome vom Non-Hodgkin-Typ (NHL) sowie die chronisch lymphatischen Leukämien (CLL) und Plasmozytome, die entsprechend der „Kiel-Klassifikation" als NHL mit niedrigem Malignitätsgrad eingestuft werden. Diese Angaben beziehen sich auf Europäer und Amerikaner weißer Hautfarbe. Rassisch bedingte Unterschiede sind zu berücksichtigen. Die CLL z. B., die in Europa mit etwa 30% an den Leukämien der Erwachsenen beteiligt ist, spielt in Japan und China nur eine untergeordnete Rolle [3].

Leukämien entstehen aus maligne entarteten hämatopoetischen Zellen. Die Ursache der Entartung ist in den meisten Fällen unbekannt. Man weiß, daß angeborene genetische Defekte, ionisierende Strahlen oder kanzerogene Substanzen ein erhöhtes Risiko, an einer Leukämie zu erkranken, bedingen. Leukämien im Kindesalter könnten u. a. die Folge einer diaplazentar erfolgten Schädigung des Embryos oder Fetus' sein [3, 4]. Zumindest bei einigen Formen lymphoproliferativer Erkrankungen ist auch eine virale Ursache nicht auszuschließen (vgl. Abschnitte 1.10. und 5.4.).

Zwischen leukämogener Exposition und Entstehung der Leukämie können mehrere Jahre liegen. Bei den Überlebenden des Atombombenabwurfs auf Hiroshima und Nagasaki war die Leukämierate nach 6 bis 7 Jahren am höchsten. Eine vergleichbare Latenzzeit beobachtete man bei Patienten, die wegen der Bechterew'schen Erkrankung strahlentherapeutisch behandelt worden waren [3, 4]. Aus den Kenntnissen, die man bei der Untersuchung chemisch- oder Röntgenstrahlen-induzierter Leukämien der Maus gewonnen hat [5, 6], läßt sich schlußfolgern, daß die „präleukämischen" Zellen bereits kurzfristig nach Einwirkung der leukämogenen Noxe entstehen, aber erst eine mehr oder weniger lange Entwicklungsphase zu durchlaufen haben, ehe es zum Ausbruch der Erkrankung kommt. Die Vorgänge, die die Entwicklung der präleukämischen Zellen beeinflussen, sind weitgehend unbekannt. In den betroffenen Zellen selbst spielen zytogenetische Veränderungen offenbar eine entscheidende Rolle.

Chromosomale Instabilitäten und abnorme Karyotypen lassen sich bei zahlreichen Leukämien und Lymphomen nachweisen [7, 8]. Prototyp einer Chromosomenanomalie in malignen Zellen ist das von NOWELL und HUNGERFORD 1960 in Zellen der CML entdeckte „Philadelphia-Chromosom" [9], das in den leukämischen Zellen bei etwa 85% der CML-Patienten zu finden ist [7, 8]. Das Ph^1-Chromosom besitzt für die Diagnostizierung einer CML nahezu Beweiskraft, es kann jedoch auch in ALL-Zellen und gelegentlich bei ANLL vorkommen [7, 8, 10]. Das winzige Chromosom ist der Rest eines der Chromosomen der Nr. 22. Der andere Teil des Chromosoms findet sich als Folge einer Translokation in den meisten Fällen am Chromosom Nr. 9, manchmal auch an einem anderen Chromosom [7, 8]. Für maligne B-Lymphozyten typisch ist eine Translokation, an der das Chromosom Nr. 14 beteiligt ist [11—13]. Subtypen neoplastischer B-Lymphozyten unterscheiden sich in Details der Translokation. In BURKITT-Lymphomzellen und ALL-Zellen vom BURKITT-Typ findet man eine (8; 14)-Translokation, bei der ein Teil des Chromosoms 8 auf das Chromosom 14 übertragen wird. Bei anderen B-Zell-Lymphomen stammt das zusätzliche Stück am Chromosom 14 nicht vom Chromosom 8, sondern von anderen Chromosomen.

Die Annahme eines ursächlichen Zusammenhanges zwischen zytogenetischer Anomalie und Malignität liegt nahe. Man vermutet z. B. im Fall der B-Zell-Lymphome, daß das Chromosom 14 ein oder mehrere Gene enthält, die die Proliferation von B-Lymphozyten kontrollieren oder zumindest beeinflussen [12, 13]. Aus dem tierexperimentellen Sektor sei auf das Beispiel der Trisomie 15 hingewiesen. Diese Verdreifachung des Chromosoms ist für T-Zell-Leukämien der Maus charakteristisch, unabhängig davon, ob es sich um artefiziell induzierte oder spontan entstandene Leukämien handelt [14—18]. Hier gibt es auch bereits experimentell belegte Hinweise auf einen ursächlichen Zusammenhang zwischen Chromosomenanomalie und leukämischer Entartung [18].

Die Vorgänge, die zur malignen Transformation führen, spielen sich in molekularen Dimensionen ab, d. h. sie müssen nicht unbedingt lichtmikroskopisch sichtbar werden. Bei der malignen Transformation von B-Lymphozyten der Maus durch das murine ABELSON-Leukämievirus z. B., hat man bisher keine sichtbaren zytogenetischen Veränderungen festgestellt. Unmittelbar transformierend wirkende onkogene Viren lösen durch die Übertragung eines „onc-Genes" (vgl. Abschnitt 1.10.) in den befallenen Zellen eine Malignisierung aus, bei der der normale diploide Chromosomensatz offenbar erhalten bleibt [18].

Andererseits muß nicht jede bei Krebszellen sichtbare Anomalie eines Chromosoms für die Malignität essentiell sein. Diese Einschränkung könnte sogar für das Ph^1-Chromosom zutreffen [19]. U. U. ließe sich damit erklären, warum die Erkrankung bei Patienten mit einer Ph^1-negativen CML ungünstiger verläuft als bei den Patienten mit einer Ph^1-positiven CML [8].

Leukämien und maligne Lymphome sind monoklonaler Natur [20—23]. Die Untersuchungen zur Klonalität beruhen auf dem Nachweis des Isoenzymtyps der X-Chromosomen-abhängigen Glukose-6-Phosphat-Dehydrogenase (G6PD). Allerdings funktioniert diese Methode nur bei Frauen, die in bezug auf die G6PD heterozygot sind, eine Konstellation, die bisher vorrangig bei Negerinnen festgestellt wurde [24]. Da in den Zellen weiblicher Individuen jeweils eines der beiden X-Chromosomen inaktiviert wird [25], enthalten die Zellen heterozygoter Trägerinnen nach statistischen Gesichtspunkten abwechselnd entweder das Isoenzym A oder das Isoenzym B der G6PD. An Hand der elektrophoretischen Auftrennung eines normalen Gewebextrakts läßt sich das paritätische Vorhandensein beider Enzyme nachweisen. Im Gegensatz dazu enthalten die Extrakte von Leukämie- oder Lymphomzellen immer nur eines der beiden Isoenzyme. Entsprechendes gilt auch für die bisher untersuchten Fälle von Polycythämia vera, idiopatischer Myelofibrose und sideroblastischer Anämie [20, 23, 26].

Bei immunglobulinproduzierenden Leukämie- oder Lymphomzellen gibt sich der monoklonale Charakter auch dadurch zu erkennen, daß die Immunglobulinmoleküle eines Tumors stets den gleichen L-Kettentyp und Idiotyp besitzen [27—30].
Strenggenommen beweisen derartige Befunde den monoklonalen Charakter eines Tumors zum Zeitpunkt der Untersuchung. Darüber hinaus deuten sie auf die monoklonale Entstehung der malignen Zellen hin [20, 21].

5.2. *Entstehungsorte von Leukämien und Lymphomen, Morbus Hodgkin*

Ausgangspunkte myeloproliferativer Erkrankungen sind hämatopoetische Stammzellen (Abb. 14). Bei unreifzelligen myeloischen Leukämien sind pluripotente Stammzellen der Ausgangspunkt, da erythroide Zellen und leukämische Myeloblasten die gleichen

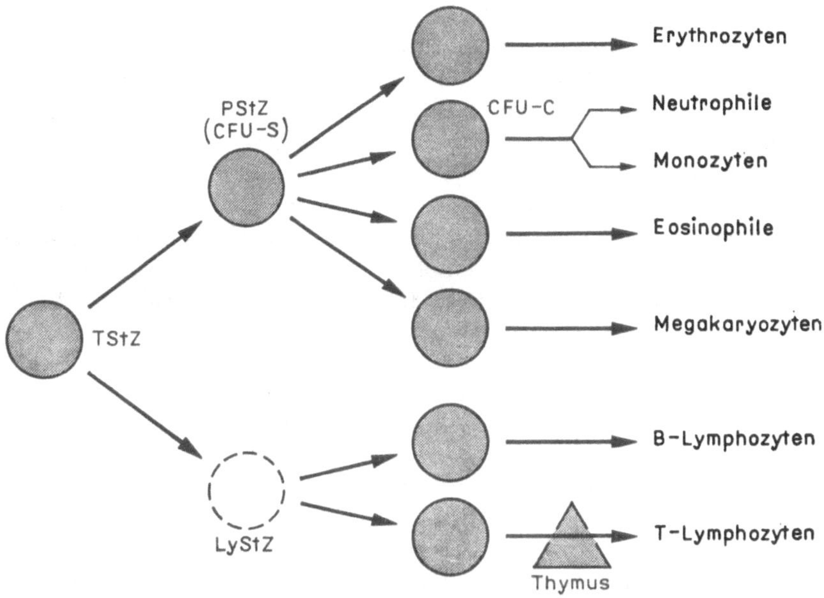

Abb. 14. Stammzellen des hämatopoetischen Systems durch ihre Fähigkeit zur Selbsterneuerung und Differenzierung sorgen hämatopoetische Stammzellen für den notwendigen Nachschub an Erythrozyten und Leukozyten. Die schematische Darstellung verdeutlicht den hierarchischen Aufbau des Stammzellsystems [31—33]. Grob gesehen lassen sich 3 unterschiedliche Stammzellkategorien unterscheiden:

1. totipotente Stammzellen (TStZ), aus denen sämtliche Zelltypen des blutbildenden Systems hervorgehen können [34, 35],
2. pluripotente Stammellen (PStZ) der erythroiden und myeloischen Zellreihe (colony forming units, CFU-S), die in den Milzen bestrahlter Empfänger Zellkolonien bilden [36]. Hinweise auf die Existenz pluripotenter oder totipotenter Stammzellen des Menschen stammen in erster Linie aus Untersuchungen von Patienten mit myeloischen Leukämien [21—23]. Gegenstück zur PStZ myeloischer und erythroider Zellen ist eine lymphozytäre Stammzelle (LyStZ), die sich sowohl zu B- als auch zu T-Lymphozyten entwickeln kann. Ihre Existenz ist noch weitgehend hypothetisch. Manche ALL scheinen diesem Stammzelltyp zu entsprechen.
3. Die auf halbfesten Nährböden koloniebildenden Vorläuferzellen (CFU-C), deren Differenzierungsfähigkeit jedoch bereits auf eine spezielle Zellreihe zugeschnitten ist, z. B. auf diejenige der neutrophilen Granulozyten und Monozyten [32]

zytogenetischen Anomalien [37], oder den gleichen Isoenzymtyp der G6PD aufweisen [38]. Bei der CML und einigen anderen myeloproliferativen Erkrankungen sind offenbar totipotente Stammzellen primär betroffen. In diesen Fällen trifft man das Ph^1-Chromosom und das gleiche Isoenzym in sämtlichen Zelltypen des blutbildenden Systems an [20—23]. Bei etwa einem Drittel der CML-Patienten verläuft die Blastenkrise nicht wie eine akute myeloblastische, sondern wie eine akute lymphoblastische Leukämie. Die überzeugendste Deutung dafür ist mit der Annahme verbunden, daß die leukämische Entartung primär von einer Stammzelle ausgeht, die ihre Nachkommen in sämtliche Richtungen der Hämatopoese schicken kann [22, 23].

Unklar ist, inwieweit lymphatische Leukämien Stammzellcharakter besitzen. Myeloische und erythroide Zellen gehören in den meisten Fällen nicht zum leukämischen Zellklon [23]. Der phänotypische Wechsel von einer lymphatischen in eine myeloische Leukämie ist selten. Es gibt einige Fälle, bei denen eine ALL nach Erreichen der Remission in ein CML-Stadium überwechselt [10,23]. Da es meistens Ph^1-Chromosom-positive ALL-Fälle im Erwachsenenalter betrifft, besteht alternativ die Möglichkeit, daß es sich hierbei nicht primär um eine ALL, sondern um den Blastenschub einer vorher nicht erkannten CML gehandelt hat [23]. Akute myeloische Leukämien, die bei einigen ALL-, CLL- oder Lymphompatienten entstehen, werden im allgemeinen als therapiebedingte Zweiterkrankung angesehen.

Manche ALL leiten sich möglicherweise von einer lymphozytären Stammzelle ab [39]. Ein Überwechseln lymphoblastischer Leukämien zwischen B- und T-Zelltyp kommt zwar nicht vor [40], aber einige ALL-Zellen, die weder T- nochB-Zell-Marker besitzen, können unter artefiziellen Bedingungen, in der Diffusionskammer, sowohl T- als auch B-Zell-Marker ausbilden [41].

Einen Überblick über die Beziehungen unterschiedlicher Leukämie- und Lymphomzelltypen zu einigen markanten Entwicklungsstufen normaler B- und T-Lymphozyten vermittelt Abb. 15. Diese Betrachtungsweise setzt stillschweigend voraus, daß sich Leukämie- und Lymphomzellen widerspruchslos als unmittelbare Abkömmlinge normaler B- oder T-Lymphozyten bzw. deren Vorläufer klassifizieren lassen. Es sei dahingestellt, ob diese Annahme in jedem Fall berechtigt ist.

Der Entstehungsort unreifzelliger Leukämien ist meistens das Knochenmark. Einige Subtypen der ALL entwickeln sich im Thymus. Es ist möglich, daß die Leukämogenese einer Thymus-ALL auch in einer Thymuszelle beginnt. Das muß aber nicht so sein. Untersuchungen über strahleninduzierte Thymusleukämien der Maus haben gezeigt, daß die präleukämischen Zellen aus dem Knochenmark stammen [6]. Bei zahlreichen Lymphomen liegt es nahe, Lymphknotenzellen als Startpunkte der malignen Transformation zu verdächtigen. Der Startpunkt eines Plasmozytoms dürfte jedoch kaum in einer zur Zellteilung unfähigen reifen Plasmazelle liegen. In einigen Fällen hat man den Idiotyp des von den Plasmozytomzellen produzierten Immunglobulins auch im Zytoplasma unreifer B-Lymphozyten nachgewiesen. Danach kämen sogar prä-B-Zellen als Ursprungsort eines Plasmozytoms in Frage.

Man kann unterschiedlicher Auffassung darüber sein, ob der Phänotyp maligner Zellen das Resultat einer mangelhaften Differenzierung entarteter unreifer Zellen oder die Folge einer Entdifferenzierung reiferer Zellen ist. Pathohistologen favorisieren häufig die letztere Auffassung. Die vorliegenden Ausführungen über die Leukämie- und Lymphomzellen folgen der zuerst genannten Ansicht. Ergebnisse experimenteller Untersuchungen zeigen, daß manche Tumorzellen bis zu einem gewissen Grad noch fähig sind, sich zu differenzieren [42], vorausgesetzt, sie werden dazu stimuliert. Beispiele aus dem Sektor tierexperimenteller Leukämien sind die in vitro induzierte Differenzierung virustrans-

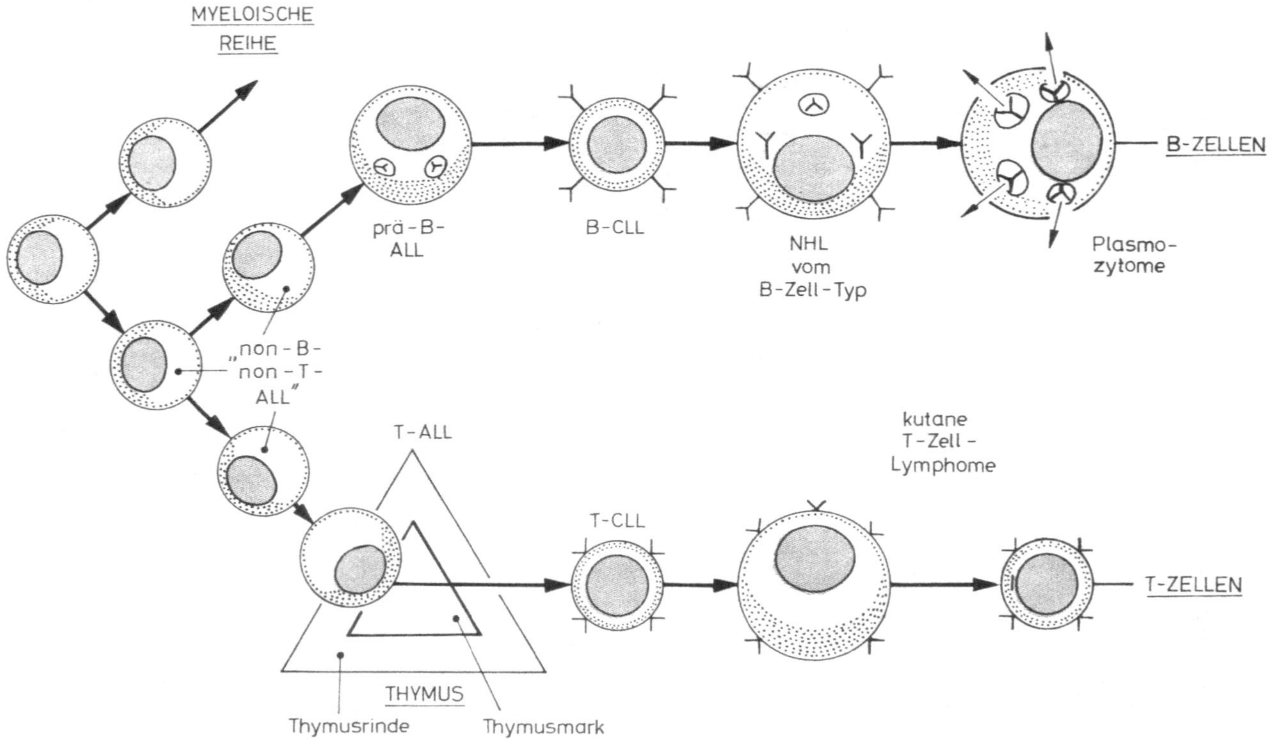

Abb. 15. Die Beziehung von lymphatischen Leukämien und Lymphomen zu Entwicklungsstufen normaler B- und T-Lymphozyten

formierter Erythroblasten der Maus zu normoblastähnlichen Zellen [43, 44] und die teilweise Umwandlung leukämischer Myeloblasten zu Makrophagen oder Granulozyten [45, 46]. Ähnliches gelingt auch manchmal bei myeloischen Leukämiezellen des Menschen [47—51]. Die in vitro kultivierten Leukämiezellen entwickeln sich in Gegenwart geeigneter Stimuli zu Makrophagen [48—50]. Es kommt sogar vor, daß die entstehenden Makrophagen die noch nicht umgewandelten unreifen Leukämiezellen angreifen [51]. Angesichts der schlechten Prognose bei unreifzelligen myeloischen Leukämien sind die genannten Untersuchungen in bezug auf eine therapeutische Nutzanwendung besonders aktuell.

Die folgenden Ausführungen gelten dem Morbus HODGKIN, dessen Ursache und Natur seit vielen Jahren Gegenstand unterschiedlicher Hypothesen und Ansichten ist. An der neoplastischen Natur dieser Erkrankung bestehen kaum noch Zweifel. Die für die Erkrankung typischen einkernigen HODGKIN-Zellen und mehrkernigen Reed-STERNBERG'schen Riesenzellen zeigen unzweideutig Eigenschaften maligner Tumorzellen. Es sind mitotisch aktive, aneuploide Zellen, die nach der Heterotransplantation in thymuslose Nacktmäuse zu Tumoren auswachsen [52—54]. Zu den abnormen Karyotypen gehören häufig auffällige chromosomale Anomalien, die auf einen monoklonalen Ursprung des Tumors hinweisen [54—56]. Mitotisch aktiv sind sowohl die HODGKIN-Zellen [57] als auch die REED-STERNBERG'schen Riesenzellen [52]. Aus Milzen oder Pleuraeffusionen von Hodgkin-Patienten ließen sich in einigen Fällen Zellinien etablieren, die ihren zytomorphologischen Eigenschaften zufolge den HODGKIN- und Reed-STERNBERG-Zellen entsprechen. Sie wachsen nach intrazerebraler Injektion in thymuslose Nacktmäuse ebenfalls zu Tumoren aus [52, 56, 58].

Die Ergebnisse von Lymphangiographien bei HODGKIN-Patienten weisen auf eine unifokale Entstehung der Erkrankung hin. Sie verneinen einen multizentrischen oder systemischen Ursprung [53, 54]. Über die Herkunft der HODGKIN- und REED-STERNBERG-Zellen ist man sich noch nicht im klaren. Man vermutet u. a., daß es sich um Histiozyten handeln könnte [52, 54, 56, 59]. Typische Marker für T- oder B-Lymphozyten fehlen [54, 56, 60]. Das im Zytoplasma mancher HODGKIN-Zellen gespeicherte Immunglobulin ist polyklonalen Ursprungs und muß daher von den Zellen sekundär aufgenommen worden sein [59, 61, 62]. Ergebnisse neuerer Untersuchungen, die mit Hilfe monoklonaler Antikörper durchgeführt wurden, unterstreichen den rätselhaften Charakter der HODGKIN- und REED-STERNBERG-Zellen (H. STEIN et al., V. DIEHL et al. in „Modern Trends in Human Leukemia V", R. Neth et al. (eds.) Springer-Verlag (1983), 407).

5.3. *Serologisch bestimmbare leukämieassoziierte Antigene*

Bei der Antwort auf die Frage, ob es Antigene gibt, die ausschließlich auf Leukämie- oder Lymphomzellen vorkommen, ist man sich noch nicht ganz sicher. Die Ergebnisse der meisten in diese Richtung zielenden Untersuchungen verneinen die Existenz leukämiespezifischer Antigene. Mit sensitiven fluoreszenzserologischen Techniken läßt sich z. B. zeigen, daß ein ursprünglich als ALL-spezifisch deklariertes Antigen auch auf Zellen des gesunden Knochenmarks vorkommt. Im Knochenmark Erwachsener ist der Anteil dieser Zellen an der Population lymphoider Zellen zwar verschwindend klein, aber im fetalen 19 Wochen alten Knochenmark oder in einem juvenilen Mark, das sich noch einer chemotherapeutischen Behandlung regeneriert, besitzen schon mehr als 10% der lymphoiden Zellen das „ALL-spezifische" Antigen [63]. Angesichts dieser Sachlage nimmt man an, daß die bisher bekannten leukämieassoziierten Antigene sämtlich

Differenzierungsantigene sind, die für bestimmte Entwicklungsstufen von Lymphozyten oder myeloischen Zellen typisch sind [64—66]. Antigene auf leukämischen Lymphoblasten z. B. weisen auf deren Verwandtschaft mit lymphatischen Stammzellen, Vorläuferzellen für B- und T-Lymphozyten oder Lymphozyten der Thymusrinde hin [Abb. 15, 16]. Der relativ scharf umrissene Phänotyp zahlreicher Leukämien und Lymphome folgt aus ihrer klonalen Entstehung sowie dem teilweisen oder völligen Verlust der Differenzierungsfähigkeit. Er erinnert an einen „eingefrorenen" Entwicklungszustand normaler Zellen [30].

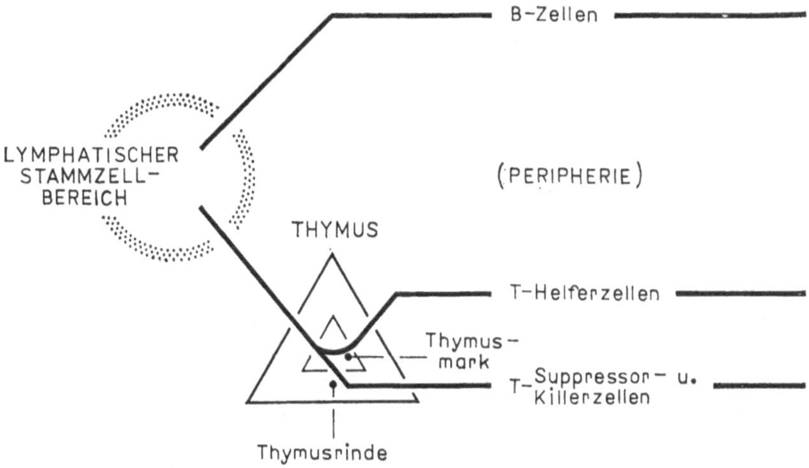

Abb. 16. Stammzellenbereich, Thymus und periphere Lymphozyten

Auf der Oberfläche von Leukämie- und Lymphomzellen lassen sich zahlreiche, mehr oder weniger typische Antigene und Marker nachweisen. Aus Gründen der Übersichtlichkeit und aus inhaltlichen Gründen ist es nützlich, eine gewisse Staffelung vorzunehmen. Die folgende Auflistung nennt einige wichtige Antigengruppen bzw. immunologisch bestimmbare Marker:

a) Indivdual- oder speziesspezifische Antigene, die auf nahezu sämtlichen Zelltypen vorkommen, z. B. HLA-A, B, C-Antigene
b) Antigene, die vorwiegend bei Leukozyten auftreten, aber auch bei anderen Zelltypen anzutreffen sind, z. B. HLA-D/DR-Antigene
c) Leukozytentypische Antigene oder Marker, z. B. ein mit Hilfe von monoklonalen Antikörpern bestimmbares ubiquitäres Leukozytenantigen [67]. An dieser Stelle seien auch die in der Zellmembran unterschiedlicher Leukozyten lokalisierten Fc- und Komplementrezeptoren genannt [68], deren Ausprägung jedoch mit unterschiedlichem Differenzierungsgrad der Zellen wechselt.
d) Differenzierungsantigene, die unterschiedliche Entwicklungsstufen von Lymphozyten oder myeloischen Zellen charakterisieren. Beispiele dafür sind die mit Hilfe monoklonaler Antikörper nachgewiesenen Antigene kortikaler Thymuszellen [69, 70] oder von T-Helfer- bzw. T-Suppressorzellen im Thymusmark und peripheren Blutsystem [71, 72], vgl. Abb. 16. Ein für die Charakterisierung lymphoblastischer Leukämien wichtiger Marker ist die terminale Deoxynucleotidyltransferase (TdT). Dieses Enzym kommt vor allem in kortikalen Thymuszellen und in wenigen Lymphozyten

des Knochenmarks vor. Es ist ein spezielles Enzym unreifer Lymphozyten, sowohl der T- als auch der B-Reihe. Sein Nachweis erfolgt enzymatisch oder mit Hilfe eines spezifischen Antiserums [73, 74]. Beispiele für Differenzierungsantigene myeloischer Zellen sind die gewebstypischen Alloantigene von Granulozyten, Monozyten und Endothelzellen [75, 76] oder die mit xenogenen Antiseren bzw. monoklonalen Antikörpern bestimmbaren Antigene von mononukleären Phagozyten, Granulozyten und Myeloblasten [77—79].

e) Leukämie- oder Lymphomassoziierte Antigene.
Prototyp eines derartigen Antigens ist das von Greaves et al. mit Hilfe eines xenogenen Antiserums entdeckte c-ALL-Antigen [80, 81], das auf den meisten ALL-Zellen vom nonB-nonT-Zelltyp vorkommt [40, 66, 82—84]. Der Begriff „leukämieassoziiertes Antigen" ist vage. Nach einer stillen Übereinkunft bezeichnet man diejenigen Antigene als leukämieassoziiert, die auf den Leukozyten des Blutes und Knochenmarks „üblicherweise" nicht vorkommen. Mit Hilfe monoklonaler Antikörper wurden derartige Antigene bzw. Antigendeterminanten auch bereits bei einigen Lymphomen gefunden [85, 86]. Die Tendenz, lymphomassoziierte Antigene zu entdecken, nimmt zu.
Bei immunglobulinproduzierenden Leukämie- oder Lymphomzellen kann sich der Idiotyp des monoklonalen Immunglobulins wie ein leukämieassoziiertes Antigen verhalten [87, 88]. Im Tierexperiment wirken idiotypische Determinanten als tumorassoziiertes Transplantationsantigen. Xenogene anti-idiotypische Antikörper die in einen Leukämiepatienten infundiert wurden, riefen eine vorübergehende Verringerung der Anzahl leukämischer Zellen im Blut hervor [88].

Die immunologische Typisierung von Leukämie- oder Lymphomzellen dient sowohl diagnostischen als auch therapeutischen Zielstellungen. Bei lymphoproliferativen Erkrankungen wird zunächst nach der B- oder T-Zell-Zugehörigkeit gefragt (vgl. Tabelle 15). Diese Zuordnung ist manchmal problematisch. Es gibt Leukämiezellen, die gleich-

Tabelle 15.
B- und T-Zell-Charakter lymphoproliferativer Erkrankungen

B:	die meisten CLL, zahlreiche NHL, z. B. Burkitt-Lymphome, einzelne ALL-Fälle, Plasmozytome
präB:	einige ALL
T:	einige ALL, LL vom T-Zell-Typ, einige CLL,kutane T-Zell-Lymphome
nonB-nonT:	ALL, ein Teil der Blastenkrisen bei CML

Abkürzungen: akute lymphoblastische Leukämie (ALL), chronische lymphatische Leukämie (CLL), chronische myeloische Leukämie (CML), lymphoblastisches Lymphom (LL), Non-Hodgkin-Lymphom (NHL).
Typische Marker für B-Lymphozyten sind Immunglobuline. Wesentlich ist der Nachweis, daß die B-Lymphozyten das Immunglobulin selbst synthetisieren. Prä-B-Lymphozyten enthalten das Immunglobulin lediglich im Zytoplasma. Der Nachweis von T-Lymphozyten erfolgt mit Hilfe von T-Zell- oder thymusspezifischen Antiseren sowie durch die spontane Rosettenbildung mit Schaferythrozyten. Die Angaben über die Verteilung der B- und T-Zell-Marker stammen aus folgenden Unterlagen: ALL (40, 66, 82), präB-ALL (89), CLL und NHL (30, 90), LL (91, 92).

zeitig B- und T-Zell-Eigenschaften besitzen. Immunglobulinpositive CLL-Zellen haben eine derartige „Zwitternatur“ [30, 93—96].
Eine bei 800 ALL-Patienten in England durchgeführte immunologische Typisierung der Leukämiezellen zeigt, daß über 4/5 der ALL-Fälle dem nonB-nonT-Zelltyp (nonB-nonT-ALL) zuzuordnen sind, die restlichen Fälle sind Thymusleukämien (T-ALL). Fälle von B-ALL treten nur vereinzelt auf [40].
Mit Hilfe von Antiseren oder monoklonalen Antikörpern ist eine Subtypisierung der nonB-nonT-ALL und der T-ALL möglich. Innerhalb der Gruppe der nonB-nonT-ALL lassen sich ALL-Zellen, die ein gemeinsames charakteristisches Antigen (c-ALL) besitzen, von ALL-Zellen, die dieses Antigen nicht haben („Null“-Typ), unterscheiden [40, 66, 82—84]. Dem c-ALL-Typ gehören etwa 75% der ALL-Fälle im Kindesalter und 50% der ALL bei Erwachsenen an [40].
T-ALL-Zellen zeigen meistens Eigenschaften von Lymphozyten der Thymusrinde. Zwischen beiden existiert jedoch ein auffälliger Unterschied. Im Gegensatz zu den HLA-negativen kortikalen Thymuszellen sind T-ALL-Zellen HLA-positiv [70]. Tests mit thymusspezifischen monoklonalen Antikörpern zeigen, daß T-ALL-Zellen überwiegend mit Thymuszellen einer frühen Entwicklungsstufe zu vergleichen sind. Dem üblichen Antigentyp kortikaler Thymuszellen entsprechen lediglich 20% der T-ALL [71, 97].
Bei der ALL im Kindesalter bestehen deutliche Korrelationen zwischen dem Verlauf der Erkrankung bzw. den Behandlungserfolgen und den immunologischen Phänotypen der leukämischen Blasten. Bei T-ALL-Patienten sind die Remissionszeiten kürzer und die Rezidivrate höher als bei Patienten mit einer nonB-nonT-ALL [98—100]. In der Reihe: c-ALL, „Null“-ALL, T-ALL, B-ALL verschlechtert sich die Prognose beträchtlich [40]. Durch eine immunologische Typisierung der Leukämiezellen können Risikofälle rechtzeitiger erkannt und einer intensiveren Behandlung zugeführt werden.
Die folgenden Beispiele sollen die Spezifität xenogener Antiseren gegen ALL-Zellen vom NonB-nonT- oder T-Zelltyp verdeutlichen. Die Untersuchungen wurden mit Hilfe des Komplement-Zytotoxizitätstests durchgeführt [101]. Die Ergebnisse sind in Tabelle 16 zusammengefaßt worden. Sie zeigen, daß sich das non-B-nonT-ALL-Antiserum leukämischen und normalen Zellen gegenüber wie ein c-ALL-spezifisches Antiserum verhielt, d. h. es reagierte ausschließlich mit nonB-nonT-ALL-Zellen aber nicht mit T-ALL oder anderen Leukämien [80—83]. Die direkten Tests und die Absorption des Antiserum mit Fetalgewebe zeigen die Anwesenheit eines gemeinsamen Antigens auf den ALL-Zellen und fetalen Leberzellen. Die komplette Absorption des Antiserums durch fetales Gewebe weist auf den fetalen Ursprung dieses Antigens hin. Früheren Befunden von Greaves et al. zufolge ist die Expression des Antigens auf den fetalen Leberzellen altersabhängig [80]. Fetale Leberzellen aus der 9. Woche der Schwangerschaft sind antigen-positiv, 22 Wochen alte fetale Leberzellen jedoch antigen-negativ. Die hier verwendeten Zellen stammten aus Feten der 9. bis 15. Schwangerschaftswoche.
Das Antiserum gegen T-ALL reagierte unter den Leukämiezellen mit T-ALL-Zellen und einigen ALL-Zellen des nonB-nonT-Typs; unter den nichtmalignen Zellen nur mit Thymuszellen und fetalen Leberzellen. Bisher nahm man an, daß T-ALL- und Thymuszellen einen nahezu identischen Phänotyp besitzen [102, 103], aber diese Annahme trifft nach den heutigen Kenntnissen über die immunologische Heterogenität von T-ALL- und Thymuszellen nur dann zu, wenn sie auf bestimmte Subpopulationen, die zu Minoritäten im Thymus gehören können, eingeengt wird. Die Ergebnisse der Absorptionstests unterstreichen das Gesagte. Sie zeigen, daß das T-ALL-Antiserum 2 Antikörperpopulationen enthielt, eine, die vorrangig mit Thymuszellen reagierte, und eine andere, die sich gegen ein gemeinsames Antigen auf den T-ALL- und fetalen Leberzellen richtete. T-ALL-

Tabelle 16.
Komplement-abhängige Zytotoxizität von Antiseren gegen nonB-nonT-ALL und T-ALL

Antiserum gegen	absorbiert mit	nonB-nonT-ALL	T-ALL	AML CML CLL	PBL	THY	FLZ
nonB-nonT-ALL	E + PBL	10/17(1)	0/4	0/14	0/12	0/2	4/4
nonB-nonT-ALL	E + PBL + FET	0/4	n.g.(2)	n.g.	n.g.	n.g.	0/1
T-ALL	E + MZ	6/14	5/5	0/17	0/38	3/3	6/6
T-ALL	E + MZ + THY	n.g.	2/2	n.g.	n.g.	0/1	1/1
T-ALL	E + MZ + FET	n.g.	0/4	n.g.	n.g.	1/1	0/1

Zur Gewinnung der Antiseren und Durchführung der Zytotoxizitätstests siehe (101). Proben mit mehr als 30% abgetöteter Zellen wurden als positiv bewertet. Die Kontrollen enthielten weniger als 15% tote Zellen.

(1): Anzahl der Patienten mit positiven Tests pro Anzahl der getesteten Patienten
(2): nicht getestet

Folgende Abkürzungen wurden verwendet: akute lymphoblastische Leukämie (ALL), akute myeloblastische Leukämie (AML), chronische lymphatische Leukämie (CLL), chronische myeloische Leukämie (CML), Erythrozyten der Blutgruppe AB (E) fetales Gewebe (FET), fetale Leberzellen (FLZ), Milzzellen (MZ), Blutleukozyten gesunder Spender (PBL) und Thymuszellen (THY)

Zellen besitzen diesen Ergebnissen zufolge ein thymusassoziiertes Antigen und zusätzlich ein T-ALL-assoziiertes fetales Antigen. Dieses Fetalantigen auf den T-ALL-Zellen unterscheidet sich immunologisch von dem fetalen Antigen der ALL-Zellen des nonB-nonT-Typs, da ja beide ALL-Antiseren mit ALL-Zellen subtypspezifisch reagierten. Tabelle 17 enthält das Ergebnis einer immunologischen Typisierung leukämischer

Tabelle 17.
Immunologische Subtypisierung der leukämischen Blasten bei 42 Kindern mit ALL

Immunol. Subtyp	Anzahl der Patienten	%	Ig	E-Ros.	Thy	C-ALL
nonB-nonT-C-ALL⊕	18	43	–	–	–	+
nonB-nonT-C-ALL⊖	13	31	–	–	–	–
T	7	17	–	+	+	–
	3	7	–	–	+	–
B	1	2	+	–	–	–

Die immmnologischen Marker wurden wie folgt bestimmt: Ig durch Reaktion mit einem fluoreszenzmarkierten Anti-Immunglobulinserum, E-Ros. durch Spontanrosettenbildung mit Schaferythrozyten bei 4°C, Thy durch Reaktion mit einem Anti-Thymus-Serum (105) und C-ALL durch Reaktion mit einem ALL-spezifischen Antiserum (vgl. Tab. 16). Die serologischen Tests erfolgten mit Hilfe der komplementabhängigen Zytotoxizität.
Die Untersuchungen wurden in Zusammenarbeit mit der Universitätskinderklinik Jena und der II. Kinderklinik des Städtischen Klinikums Berlin-Buch durchgeführt.

Blasten bei 42 Kindern mit ALL [104]. Die Typisierung schloß die Bestimmung von B- und T-Zell-Markern sowie serologische Tests mit dem Antiserum gegen nonB- nonT-ALL ein. Danach hatten 74% der Patienten eine ALL von nonB-nonT-Typ, 24% eine T-ALL und 1 Patient eine B-ALL. Ein gemeinsames Antigen auf den nonB-nonT-ALL-Zellen (hier ebenfalls „c-ALL" genannt) wurde lediglich bei 43% der Fälle nachgewiesen. Die Ursache dafür könnte darin zu suchen sein, daß der Nachweis nicht mit der Fluoreszenztechnik, sondern mit Hilfe des Zytotoxizitätstests erfolgte.

Tabelle 18 gibt über die Spezifität eines xenogenen Antiserums gegen AML-Zellen Auskunft [106]. Das Antiserum reagierte mit Leukämiezellen unterschiedlichen Typs. Tests mit fetalen Leberzellen (9. bis 12. Schwangerschaftswoche) verliefen ebenfalls positiv. Die Ursache des breiten Reaktionsspektrums sind Antikörper unterschiedlicher Spezifität, die sich durch Absorption mit Leukämiezellen entsprechenden Typs oder Fetalgewebe selektiv entfernen lassen. Im vorliegenden Fall enthielt das Serum Antikörper die sich entweder gegen CLL-Zellen, gegen ein gemeinsames Antigen von ALL- und fetalen Leberzellen oder gegen ein AML-assoziiertes Antigen richteten. Die Entfernung ALL-reaktiver Antikörper durch eine Absorption mit Fetalgewebe bestätigt die Existenz eines ALL-assoziierten Fetalantigens (vgl. Tab. 16). Nach einer kombinierten Behandlung mit CLL-Zellen und Fetalgewebe reagierte das Antiserum nur noch mit AML-Zellen.

Anti-AML-Seren, die entweder von Kaninchen, Mäusen oder Affen stammten, sind wiederholt auf ihre Spezifität hin untersucht worden [107—117]. Die meisten von ihnen reagierten mit unterschiedlichen Leukämiezelltypen und erlangten erst nach mehreren Absorptionen mit Leukämie- und Normalzellen eine gewisse Spezifität. Die Natur des in Frage stehenden AML-assoziierten Antigens ist unbekannt. Wie die vollständige Inaktivierung von AML-Antiseren durch Behandlung mit normalem Knochenmark zeigt, könnte es sich um ein Differenzierungsantigen unreifer myeloischer Zellen handeln

Tabelle 18.
Komplementabhängige Zytotoxizität eines Antiserums gegen AML-Zellen

Anti-AML-Serum absorbiert mit	Targetzellen			
	AML	CLL	ALL	FLZ
E, MZ, PBL	9/9[1]	5/6	8/15	6/6
E, PBL, CLL	5/5	0/2	1/1	1/1
E, PBL, ALL	2/2	n. g.[2]	0/2	n.g.
E, MZ, FET	5/5	2/2	0/4	0/3
E, MZ, AML	0/5	0/2	0/2	1/1
E, PBL, CLL, FET	4/5	0/2	n.g.	0/1

Das Antiserum wurde durch Immunisieren von Kaninchen mit AML-Zellen gewonnen (106). Nach Absorption mit AB-Erythrozyten und Blutleukozyten gesunder Spender oder normalen Milzzellen reagierte es nicht mehr mit normalen Leukozyten. In diesen Nachweis waren auch Lymphozyten aus Blut oder Knochenmark, angereicherte B- oder T-Lymphozyten, PHA-stimulierte Lymphoblasten, Thymuszellen und Leukozyten Neugeborener einbezogen. Die Untersuchungen erfolgten mit Hilfe des Komplement-Zytotoxizitätstests (106). Zur Erklärung der Abkürzungen siehe Tabelle 16.

[1] Anzahl der Patienten mit positivem Test zur Gesamtzahl untersuchter Patienten
[2] nicht getestet

[118]. Andererseits reagierte ein AML-spezifisches Affenserum nur mit leukämischen Blasten, aber nicht mit angereicherten Myeloblasten, Promyelozyten oder Myelozyten aus dem Knochenmark gesunder Spender [119]. Unabhängig von der Herkunft des Antiserums ist beobachtet worden, daß das AML-spezifische Serum nicht nur mit leukämischen Blasten, sondern auch mit nichtblastoiden, normal aussehenden Zellen im Remissionsmark reagiert [113, 120].

5.4. *Spontane Killerzellaktivität von Leukämie- oder Lymphomzellen*

NK- und K-Zellen sind funktionell charakterisierte Leukozyten, die beim Menschen hauptsächlich im Blut, Knochenmark und in der Milz anzutreffen sind (vgl. Abschnitte 2.5. und 2.6.). Bisher ist unklar, ob sie eine einheitiche Zellpopulation bilden oder eher ein Sammelbecken für Leukozyten unterschiedlicher Herkunft sind. Da man sie u. a. für lymphozytäre oder myeloische Vorläuferzellen hält, wurden Patienten mit unreifzelligen Leukämien in die Untersuchungen über NK- und K-Zellen einbezogen. Die Vermutung liegt nahe, daß zumindest einige Patienten NK- oder K-Zell-aktive Leukämiezellen besitzen könnten.

In Abb. 17 und 18 sind die Ergebnisse von NK- und K-Zell-Tests bei unbehandelten Patienten mit ALL oder ANLL zusammengefaßt [121, 122]. Sie zeigen, daß die mononukleären Zellen von Leukämiepatienten in den meisten Fällen NK- oder K-Zell-inaktiv

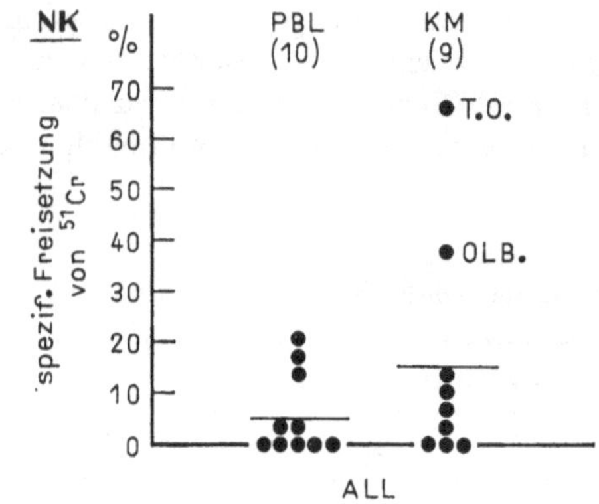

Patient	Alter (Jahre)	Geschlecht	$\frac{WBZ}{mm^3} \times 10^3$	% Blasten (PBL)	% Blasten (KM)
T.O.	3,5	♂	36,5	88	99
OLB.	0,8	♂	5,2	7	63

Abb. 17. NK-Zell-Aktivität mononukleärer Leukozyten aus dem Blut (PBL) oder Knochenmark (KM) von Kindern mit einer akuten lymphoblastischen Leukämie (ALL). Jeder Punkt repräsentiert die zytotoxische Aktivität eines Probanden. Die Zahl in Klammern gibt die Anzahl der untersuchten Probanden an, die Waagerechte das arithmetische Mittel der zytotoxischen Aktivität.
Zur Durchführung des Tests siehe Tabelle 5 (Abschnitt 2.5.). Das Verhältnis von Effektor zu Targetzellen betrug 50 : 1. Für 2 auffällige Patienten wurden die Anzahl der Leukozyten im Blut und der Anteil leukämischer Blasten im Blut und Knochenmark angegeben.

sind [123]. Es gibt jedoch einige Patienten, deren Zellen in den Tests positiv reagieren. Wenn man diejenigen Fälle ausschließt, bei denen entweder der Anteil leukämischer Blasten gering ist (z. B. Patient OLB, Abb. 17) oder bei denen eine Frischbluttransfusion durchgeführt wurde (das betrifft die Patientin I. W., Abb. 18), bleiben 2 Fälle übrig (Patient T. O., Abb. 17 und Patient B. G., Abb. 18), die als Hinweis auf die Existenz leukämischer Killerzellen gewertet werden können. Da die Testproben mehr als 90% Blastzellen enthielten, ist zu vermuten, daß die Leukämiezellen in diesen beiden Fällen selbst NK- bzw. K-Zell-aktiv waren.

Sowohl bei myeloischen als auch bei chronisch lymphatischen Leukämien vom T-Zelltyp gibt es weitere Beispiele leukämischer Killerzellen [124—128]. Danach sind auch maligne Monoblasten NK- und K-Zell-aktiv [124]. Bei den zytotoxischen CLL-Zellen handelte es sich um Fc-(IgG)-Rezeptor-positive T-Lymphozyten (T_G-Zellen), die an Hand ihrer Differenzierungsantigene als T-Suppressorzellen identifiziert werden konnten [126—128]. Die Details sind möglicherweise von Interesse. In einem Fall waren die T-CLL-Zellen NK- und K-Zell-aktiv [128]. Die Zellen waren zytoplasmareich und enthielten azurophile Granula. Da sie mit monzytenspezifischen monoklonalen Antikörpern reagierten, war ihre enge Beziehung zu den normalen NK- und K-Zellen im Blut des Menschen offenkundig (vgl. Abschnitt 2.5.). In dem anderen Fall reagierten die T-CLL-Zellen nur als K-Zellen, waren aber nicht NK-Zell-aktiv [126, 127]. Darüber hinaus fiel auf,

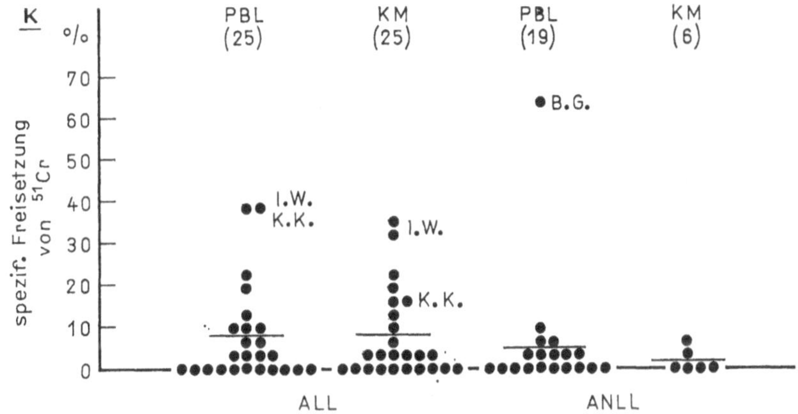

Leukämie-Typ	Patient	Alter (Jahre)	Geschlecht	$\frac{\text{WBZ}}{\text{mm}^3} \times 10^3$	% Blasten (PBL)	(KM)
ALL	I.W.	15	♀	88,3	90	90
ALL	K.K.	6	♀	20,3	85	92
ANLL	B.G.	26	♂	221,0	94	–

Abb. 18. K-Zell-Aktivität mononukleärer Leukozyten aus dem Blut (PBL) oder Knochenmark (KM) bei Kindern mit einer akuten lymphoblastischen Leukämie (ALL) oder akuten nichtlymphoblastischen Leukämie (ANLL). Jeder Punkt repräsentiert die K-Zell-Aktivität eines Probanden. Die Zahl in Klammern gibt die Anzahl der untersuchten Probanden an, die Waagerechte das arithmetische Mittel der zytotoxischen Aktivität. Zur Durchführung des Tests siehe Tabelle 5 (Abschnitt 2.5.). Das Verhältnis von Effektor- zu Targetzellen betrug 50 : 1. Für 3 Patienten, die eine auffällige zytotoxische Aktivität zeigten, wurden grundlegende hämatologische Daten angegeben.

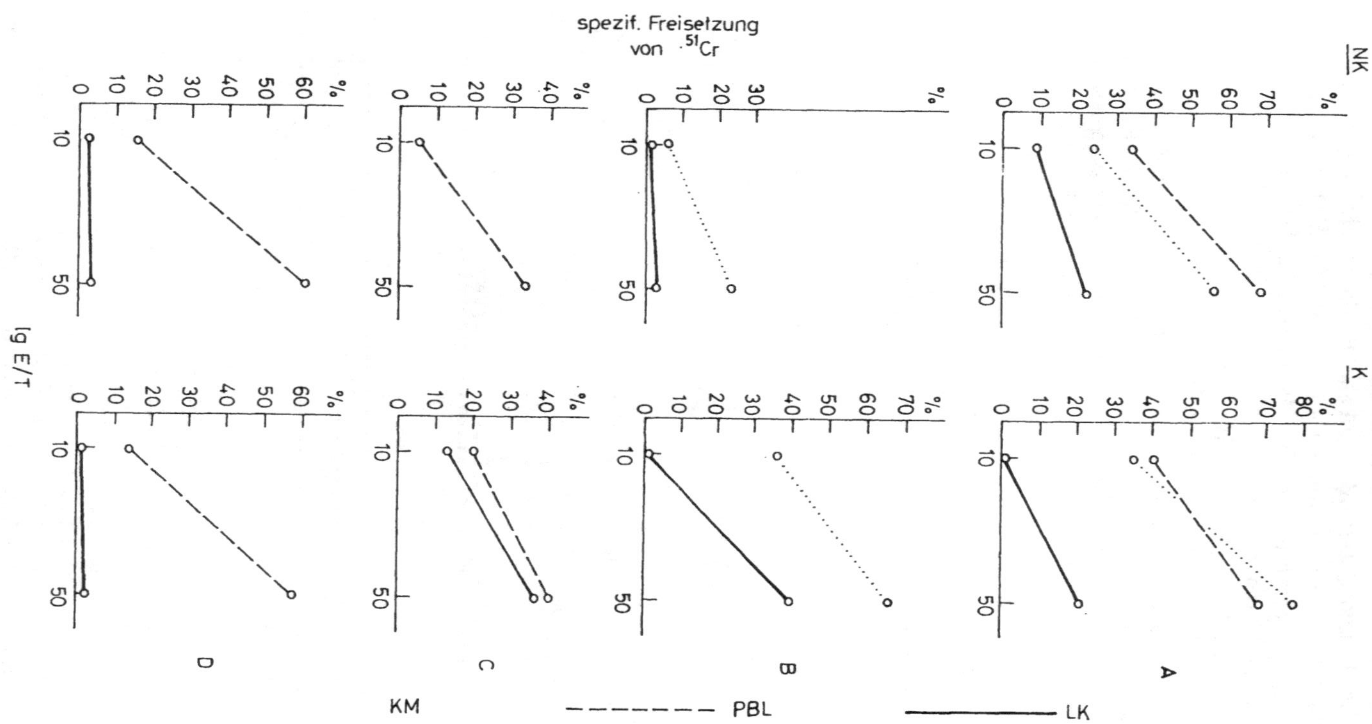

Abb. 19. NK- und K-Zell-Aktivität mononukleärer Leukozyten aus dem Blut (PBL), Knochenmark (KM) oder einem befallenen Lymphknoten (LK) von 4 Patienten mit Non-Hodgkin-Lymphom

(A): Angioimmunoblastische Lymphadenopathie (Lymphogranulomatosis X (B): kutanes T-Zell-Lymphom (Sezary Syndrom), (C. D): zentrozytisch-zentroblastisches malignes Lymphom (Brill-Symmers).

Die zytotoxische Aktivität der Zellen wurde bei einen 50-fachen und 10-fachen Überschuß an Effektorzellen bestimmt. Zur Durchführung der Tests siehe Tabelle 5 (Abschnitt 2.5.)

daß sie kein monozytoides Differenzierungsantigen trugen wie die CLL-Zellen in dem zuerst genannten Beispiel.

Abb. 19 enthält Angaben über die zytotoxischen Aktivitäten von Lymphknotenzellen, die aus Patienten mit Non-HODGKIN-Lymphomen isoliert wurden. Derartige Untersuchungen bieten sich an, da Lymphknotenzellen hämatologisch gesunder Probanden nicht oder nur sehr wenig NK- und K-Zell-aktiv sind (vgl. Tabelle 6, Abschnitt 2.6.). Von den hier dargestellten Beispielen sei lediglich das in Abb. 19B herausgegriffen. Es zeigt, daß die Lymphknotenzellen eines Patienten mit einem SEZARY-Syndrom nur K-Zell-aktiv aber nicht NK-Zell-aktiv waren. Dieser Befund ist insofern überraschend, da es bisher kein Beispiel für K-Zell-aktive Lymphknotenzellen gibt. Versuche, normale Lymphknotenzellen immunologisch zu stimulieren — etwa durch eine Lymphozytenmischkultur — führen nur zu einer Zunahme von NK-Zell-ähnlicher Aktivität aber nicht von K-Zell-Aktivität (vgl. Abb. 9, Abschnitt 2.11.). Angesichts des unnormalen Verhaltens der Lymphknotenzellen ist es nicht zu weit hergeholt, wenn man animmt, daß die Lymphomzellen in dem genannten Fall selbst als K-Zellen fungiert haben.

Zellbiologische und immunologische Aspekte von T-Zell-Leukämien und Lymphomen beanspruchen gegenwärtig starkes Interesse. In-vitro-Tests zeigen, daß leukämische T-Zellen in zahlreichen Fällen Differenzierungsantigene und Eigenschaften von T-Helfer- oder T-Suppressor- und Killerzellen besitzen [127—132]. Es gibt auch leukämische T-Lymphozyten, die sich funktionell und dem immunologischen Phänotyp nach zu urteilen in einem Vorstadium der Suppressorzellen befinden und erst in Gegenwart normaler T-Lymphozyten zu vollwertigen Suppressorzellen ausreifen [133].

Durch die Bestimmung funktioneller und antigener Eigenschaften der beteiligten Zellen hofft man, gründlichere Einblicke in immunregulatorische Vorgänge zu erhalten. Für die klinisch ausgerichtete Forschung geht es u. a. darum, durch eine noch diffizilere Charakterisierung der Leukämien und Lymphome zu prognostisch besser verwertbaren Aussagen zu kommen.

Besonderes Interesse verdienen kutane T-Zell-Lymphome, da es gelungen ist, aus ihnen erstmalig onkogene RNS-Viren humanen Ursprungs zu isolieren [134-136]. Voraussetzung für die Virusisolierung ist die in-vitro-Kultivierung der leukämischen T-Lymphozyten. Sie gelingt im Beisein eines speziellen Wachstumsfaktors, der von normalen T-Lymphozyten produziert wird. Das humane T-Zell-Leukämie (Lymphom)- Virus (HTLV) ist wie das onkogone EPSTEIN-BARR-Virus (EBV) exogener Natur, d. h. der Lymphompatient muß sich zu irgendeinem Zeitpunkt damit infiziert haben. Im Gegensatz zu den weit verbreiteten B-lymphotrophen EBV ist das HTLV nicht ubiquitär und transformiert hauptsächlich T-Lymphozyten. Sequenzen des Virusgenoms kommen nicht nur in reifzelligeren leukämischen T-Lymphozyten, sondern möglicherweise auch in einigen T-ALL vor [135].

5.5. Immunogenität von Leukämie- oder Lymphomzellen im Patienten

Bevor xenogene Antiseren oder monoklonale Antikörper zur Verfügung standen, gab es bereits mehr oder weniger überzeugende Hinweise auf die Existenz leukämieassoziierter Antigene (Tabelle 19). Man hatte festgestellt, daß das Serum von Leukämiepatienten in der Remissionsphase in einigen Fällen Antikörper enthält, die mit den autologen Leukämiezellen, aber nicht mit normalen Leukozyten reagieren [137—141]. Diese Antikörper sind möglicherweise leukämiespezifisch, sie reagieren jedoch immer nur mit den Leukämiezellen einiger aber nicht sämtlicher Patienten. Da Antikörper vergleichbarer Spezi-

Tabelle 19.

Hinweise auf die Existenz leukämieassoziierter Antigene in autologen Nachweissystemen

Nachweise „leukämiespezifischer" Antikörper im Serum des Patienten, auf der Oberfläche leukämischer Blasten oder als Immunkomplex im Nierengewebe
Stimulation von Lymphozyten aus der Remissionsphase durch die autologen leukämischen Blasten
Positive Hauttests bei Leukämie- oder Lymphompatienten mit Extrakten autologer Tumorzellen

fität auch gelegentlich in gesunden Blutspendern angetroffen werden [142—144], ist ihre Bedeutung etwas suspekt. Versuche, im Serum von AML-Patienten AML-spezifische Antikörper nachzuweisen, verlaufen meistens ergebnislos [145, 146]. Dafür sind aber des öfteren Immunglobuline der IgG-Klasse auf der Oberfläche leukämischer Myeloblasten nachgewiesen worden [147—149]. In einem Fall handelte es sich um spezifische Antikörper gegen Antigene der reversen Transkriptase animalischer Typ-C-Viren [149]. Die vermehrte Ablagerung von Immunkomplexen im Nierengewebe von Leukämiepatienten wird ebenfalls als Anzeichen verstärkter Antikörperbildung gegen leukämieassoziierte Antigene, u. U. virale Antigene, aufgefaßt [150]. Das Serum von Burkitt-Lymphompatienten enthält mehr Antikörper gegen EBV-assoziierte Antigene als Seren von gesunden Probanden (vgl. Abschnitt 1.10.). Gewissermaßen als Gegenstück dazu ist der Nachweis von Antikörpern gegen das humane T-Zell-Leukämievirus im Serum einiger Patienten mit kutanem T-Zell-Lymphom zu werten [136].

1969 zeigten Friedman und Kourilsky, daß Remissionslymphozyten durch autologe Leukämiezellen in vitro stimuliert werden können [151]. Dieser, von zahlreichen Gruppen bestätigte Befund, galt lange Zeit als Beweis der Existenz leukämiespezifischer Antigene [152—155]. Diese Beweisführung hat jedoch ihre Tücken. Abgesehen davon daß T-ALL-Zellen und manche ALL vom nonB-nonT-Typ prinzipiell keine Stimulatorwirkung besitzen [156—158], stand sehr bald fest, daß T-Lymphozyten auch durch autologe nichtleukämische Lymphoblasten und sogar durch autologe normale B-Lymphozyten stimuliert werden [159—161]. Um diesem Argument, das sich gegen die Leukämiespezifität richtet, einigermaßen stichhaltig begegnen zu können, bedarf es bereits einer ausgeklügelten Versuchsanordnung [162]. Leukämie- und Burkitt-Lymphompatienten beantworten, vor allem im Stadium der Remission, die intrakutane Injektion des autologen Tumorzellextraktes mit einer lokalen Hautreaktion [163—166]. Patienten mit ALL oder AML reagieren jeweils leukämiespezifisch. Bei ALL-Patienten ließ sich auch mit dem Extrakt eines fetalen Thymus eine Hautreaktion auslösen, was bei AML-Patienten nicht gelang [166].

Es scheint sicher, daß zumindest ein Teil der Leukämiepatienten während der Remissionsphase gegenüber leukämieassoziierten Antigenen sensibilisiert ist. Aus diesem Wissen haben sich jedoch noch keine überzeugenden Ansatzpunkte für eine effektive Immunisierung der Leukämiepatienten ergeben. Die Ansichten über den Nutzen einer Leukämiezellvakzine — mit oder ohne Zusatz von BCG — gehen weit auseinander. Allerdings ist nicht auszuschließen, daß man bei den bisherigen Immunisierungsversuchen etwas falsch gemacht hat. Untersuchungen an der spontan entstehenden Leukämie der AKR-Mäuse zeigen, daß die Population der Leukämiezellen nicht, wie ursprünglich angenommen wurde, homogen ist, sondern Minderheiten immunologisch unterscheidbarer Subzellklone enthält, deren Nichtbeachtung zu Mißerfolgen bei der Immunisierung führt. Die Ergebnisse der Impfungen verbesserten sich schlagartig, als man eine Vakzine benutzte, in der die unterschiedlichen Subklone paritätisch vertreten waren [167]. Tests an in vitro klonierten Zellen werden zeigen, ob diese immunologische Heterogenität auch für Leukämien des Menschen zutrifft.

Die Statistiken sagen aus, daß bei etwa der Hälfte der an ALL erkrankten Kinder Langzeitremissionen über 5 Jahre und sogar Ausheilungen erreichbar sind. Dieser Behandlungserfolg beruht auf einer mehrstufig angelegten Polychemotherapie, die mit einer Schädelbestrahlung und intrathekalen Verabfolgung von Methotrexat zur Bekämpfung leukämischer Herde im Zentralnervensystem gekoppelt wird [168]. Auch bei Fällen von ALL, die mit einem hohen Rezidivrisiko belastet sind, und bei der AML scheinen bessere Behandlungsergebnisse möglich durch eine noch rigorosere Chemotherapie am Behandlungsbeginn [169, 170] oder durch eine Knochenmarktransplantation. Die Knochenmarktransplantation setzt allerdings voraus, daß ein HLA-kompatibler Verwandter als Markspender zur Verfügung steht. Die Behandlungserfolge waren zunächst geringer als erhofft, sie verbessern sich jedoch nach den Erfahrungen des Zentrums für Knochenmarktransplantation in Seattle beträchtlich, wenn die Marktransplantation bereits während der Phase der 1. Remission vorgenommen wird [171, 172].

Die Zielstellung bei der allogenen Knochenmarktransplantation ist, soviel Leukämiezellen als möglich durch eine vorherige supraletale Ganzkörperbestrahlung und Chemotherapie zu vernichten und das letal geschädigte hämatopoetische System durch das gesunde Spendermark wieder instand zu setzen. Immunologische Aspekte spielten in dieser Konzeption bisher eine negative Rolle. Sie betrafen die G-V-H-Reaktion, die die Möglichkeiten der Knochenmarktransplatation sehr einschränkt. Neuerdings versucht man aber die lebensbedrohlichen Effekte der G-V-H-Reaktion durch eine Vorinkubation des Spendermarks mit einem spezifischen Anti-T-Zell-Serum weitgehend auszuschalten [173, 174]. Im Abschnitt 2.10. wurde bereits darauf hingewiesen, daß man gegenwärtig sogar überlegt, wie man G-V-H-ähnliche Effekte für eine Zerstörung von Leukämiezellen, die im Knochenmark des Patienten noch verblieben sind, ausnutzen könnte.

Literaturverzeichnis

[1] AURICH, G., D. FUCHS, H. J. HEROLD, W. PLENERT, F. ZINTL: Arch. Geschwulstforsch. **46** (1976), 116

[2] KERSEY, J. H.: in "Immunological Diagnosis of Leukemias and Lymphomas", S. THIERFELDER, H. RODT, E. THIEL (eds.), Springer-Verlag Berlin, Heidelberg, New York (1977), 379

[3] MILLER, R. W.: in "Modern Trends in Human Leukemia III" R. NETH, R. C. GALLO, P.-H. HOFSCHNEIDER, K. MANNWEILER (eds.) Springer-Verlag Berlin, Heidelberg, New York (1979), 37

[4] ALDERSON, M.: Adv. Cancer Res. **31** (1980), 1

[5] HARAN-GHERA, N.: Nature, New Biol. **246** (1973), 84

[6] HARAN-GHERA, N., A. PELED: Adv. Cancer Res. **30** (1979), 45

[7] ROWLEY, J. D.: Semin. Hematol. **15** (1978), 301

[8] ROWLEY, J. D.: in "Modern Trends in Human Leukemia IV", R. NETH, R. C. GALLO, T. GRAF, K. MANNWELIER, K. WINKLER (eds.), Springer-Verlag Berlin, Heidelberg, New York (1981), 27

[9] NOWELL, P. C., D. A. HUNGERFORD: Science **132** (1960), 1197

[10] CATOVSKY, D.: Br. J. Haematol. **42** (1979), 493

[11] MANOLOV, G., Y. MANOLOVA: Nature **237** (1972), 33

[12] ZECH, L., U. HAGLUND, K. NILSSON, G. KLEIN: Int. J. Cancer **17** (1976), 47

[13] KAISER-MCCAW, B., A. L. EPSTEIN, H. S. KAPLAN, F. HECHT: Int. J. Cancer **19** (1977), 482
[14] DOFUKO, R., J. L. BIEDLER, B. A. SPENGLER, L. J. OLD: Proc. Natl. Acad. Sci. USA **72** (1975) 1515
[15] WIENER, F., S. OHNO, J. SPIRA, N. HARAN-GHERA, G. KLEIN: J. Natl. Cancer Inst. **61** (1978), 227
[16] WIENER, F., S. OHNO, J. SPIRA, N. HARAN-GHERA, G. KLEIN: Nature **275** (1978), 658
[17] WIENER, F., J. SPIRA, S. OHNO, N. HARAN-GHERA, G. KLEIN: Int. J. Cancer **22** (1978), 447
[18] KLEIN, G.: in "Modern Trends in Human Leukemia IV" R. NETH, R. C. GALLO, T. GRAF K. MANNWEILER, K. WINKLER (eds.), Springer-Verlag Berlin, Heidelberg, New York (1981), 3
[19] FIALKOW, P. J., P. J. MARTIN, V. NAJFELD, G. K. PENFOLD, R. J. JACOBSON, J. A. HANSEN: Blood **58** (1981), 158
[20] FIALKOW, P. J.: Biochim. Biophys. Acta **458** (1976), 283
[21] FIALKOW, P. J.: in "Modern Trends in Human Leukemia III", R. NETH, R. C. GALLO, P.-H. HOFSCHNEIDER, K. MANNWEILER (eds.), Springer-Verlag Berlin, Heidelberg, New York (1979), 53
[22] BOGGS, D. R.: in "Modern Trends in Human Leukemia III", R. NETH, R. C. GALLO, P.-H. HOFSCHNEIDER, K. MANNWEILER (eds.), Springer-Verlag Berlin, Heidelberg, New York (1979), 191
[23] BOGGS, D. R.: Blood Cells **7** (1981), 205
[24] LINDNER, D., S. M. GARTLER: Science **150** (1965), 67
[25] LYON, M. F.: Ann. Rev. Genet. **2** (1968), 31
[26] PRCHAL, J. T., D. W. THROCKMORTON, A. J. CARROL III, E. W. FUSON, R. A. GAMS, F. PRCHAL: Nature **274** (1978), 590
[27] FU, S. M., R. J. WINCHESTER, T. FEIZI, P. D. WALZER, H. G. KUNKEL: Proc. Natl. Acad. Sci. USA **71** (1974), 4487
[28] SCHROER, K. R., D. E. BRILES, J. A. van BOXEL, J. M. DAVIE: J. exp. Med. **140** (1974), 1416
[29] SALSANO, F., S. S. FRÖLAND, J. B. NATVIG, T. E. MICHAELSEN: Scand. J. Immunol. **3** (1974), 841
[30] SELIGMAN, M., J.-C. BROUET, J.-L. PREUD'HOMME: in "Immunological Diagnosis of Leukemias and Lymphomas", S. THIERFELDER, H. RODT, E. THIEL (eds.), Springer-Verlag Berlin, Heidelberg, New York (1977), 1
[31] NOWELL, P. C., D. B. WILSON: Am. J. Pathol. **65** (1971), 641
[32] METCALF, D., M. A. S. MOORE: in "Haemopoietic Stemcells", Ciba Found. Sympos. **13** (1973), Elsevier, Exerpta Medica, North Holland, 157
[33] SCHRADER, J. W.: Immunology today **2** (1981), 7
[34] WU, A. M., J. E. TILL, L. SIMINOVITCH, E. A. MCCULLOCH: J. Cell. Physiol. **69** (1967), 177
[35] ABRAMSON, S., R. G. MILLER, R. A. PHILLIPS: J. exp. Med. **145** (1977), 1567
[36] TILL, J. E., E. A. MCCULLOCH: Radiat. Res. **14** (1961), 213
[37] JENSEN, M. K., S.-A. KILLMANN: Acta Med. Scand. **181** (1967), 47
[38] WIGGANS, R. G., R. J. JACOBSON, P. J. FIALKOW, P. V. WOOLEY III, J. S. MACDONALD, P. S. SCHEIN: Blood **52** (1978), 659
[39] JANOSSY, G., M. ROBERTS, M. F. GREAVES: Lancet II, (1976), 1058
[40] GREAVES, M. F.: Cancer Res. **41** (1981), 4752
[41] LAU, B., G. JÄGER, E. THIEL, K. PACHMANN, H. RODT, D. HUHN, S. THIERFELDER, P. DÖRMER: Leukemia Res. **4** (1980), 561
[42] URIEL, J.: Adv. Cancer Res. **29** (1979), 127
[43] FRIEND, C., W. SCHER, J. C. HOLLAND, T. SATO: Proc. Natl. Acad. Sci. USA **68** (1971), 378
[44] MARKS, P. A., R. A. RIFKIND: Ann. Rev. Biochem. **47** (1978), 419
[45] LANDAU, T., L. SACHS: Proc. Natl. Acad. Sci. USA **68** (1971), 2540
[46] SACHS, L.: Br. J. Haematol. **40** (1978), 509
[47] PARAN, M., L. SACHS, Y. BARAK, P. RESNITZLY: Proc. Natl. Acad. Sci. USA **67** (1970), 1542
[48] ROVERA, G., T. G. O'BRIEN, L. DIAMOND: Science **204** (1979), 868

[49] Lotem, J., L. Sachs: Proc. Natl. Acad. Sci. USA **76** (1979), 5158
[50] Koeffler, H. P., M. Bar-Eli, M. Territo: Blood **54** (1979), Suppl. 174
[51] Weinberg, J. B.: Science **213** (1981), 655
[52] Kaplan, H. S., S. Gartner: Int. J. Cancer **19** (1977), 511
[53] Kaplan, H. S.: Cancer **45** (1980), 2439
[54] Kaplan, H. S.: in "Modern Trends of Human Leukemia IV", R. Neth, R. C. Gallo, T. Graf, K. Mannweiler, K. Winkler (eds.), Springer-Verlag Berlin, Heidelberg, New York (1981), 11
[55] Seif, G. S. F., A. I. Spriggs: J. Natl. Cancer Inst. **39** (1967), 557
[56] Diehl, V., H. H. Kirchner, M. Schaadt, C. Fonatsch, H. Stein: in "Modern Trends in Human Leukemia IV", R. Neth, R. C. Gallo, T. Graf, K. Mannweiler, K. Winkler (eds.), Springer-Verlag Berlin, Heidelberg, New York (1981), 229
[57] Peckham, M. J., E. H. Cooper: Cancer **24** (1969), 135
[58] Zamecnik, P. C., J. C. Long: Proc. Natl. Acad. Sci. USA **74** (1977), 754
[59] Kadin, M. E., D. P. Stites, R. Levy, R. Warnke: New Engl. J. Med. **299** (1978), 1208
[60] Stein, H., J. Gerdes, H. Kirchner, V. Diehl, M. Schaadt, A. Bonk, T. Steffen: J. Cancer Res. Clin. Oncol. **101** (1981), 125
[61] Taylor, C. R.: Europ. J. Cancer **12** (1976), 61
[62] Landaas, T. O., T. Godal, T. B. Halvorsen: Int. J. Cancer **20** (1977), 717
[63] Janossy, G., G. E. Francis, D. Capellaro, A. M. Goldstone, M. F. Greaves: Nature **276** (1978), 176
[64] Greaves, M., G. Janossy: Biochim. Biophys. Acta **516** (1978), 193
[65] Greaves, M. F.: in "Tumor Markers: Impact and Prospects" E. Boelsma, Ph. Rümke (eds.), Elsevier North Holland Biomed. Press (1979), 201
[66] Greaves, M. F., J. B. Robinson, D. Delia, J. Ritz, S. Schlossman, C. Sieff, G. Goldstein, P. Kung, F. J. Bollum, P. A. W. Edwards: in "Modern Trends in Human Leukemia IV" R. Neth, R. C. Gallo, T. Graf, K. Mannweiler, K. Winkler (eds.), Springer-Verlag Berlin, Heidelberg, New York (1981), 296
[67] Dalchau, R., J. Kirkley, J. W. Fabre: Eur. J. Immunol. **10** (1980), 737
[68] Dickler, H. B.: Adv. Immunol. **24** (1976), 167
[69] Bradstock, K. F., G. Janossy, G. Pizzola, A. V. Hoffbrand, A. McMichael, J. R. Pilch, C. Milstein, P. Beverley, F. J. Bollum: J. Natl. Cancer Inst. **65** (1980), 33
[70] Bradstock, K. F., G. Janossy, F. J. Bollum, C. Milstein: Nature **284** (1980), 455
[71] Reinherz, E. L., P. C. Kung, G. Goldstein, R. H. Levey, S. F. Schlossman: Proc. Natl. Acad. Sci. USA **77** (1980), 1588
[72] Reinherz, E. L., S. F. Schlossman: Cell **19** (1980), 821
[73] Bollum, F. J.: Blood **54** (1979), 1203
[74] McCaffrey, R., A. Lillquist, S. Sallan, E. Cohen, M. Osband: Cancer Res. **41** (1981), 4814
[75] Lalezari, P.: Transpl. Proc. **12** (1980), Suppl., 12
[76] Cline, M. J., D. W. Golde: Am. J. Med. **64** (1978), 301
[77] Greaves, M. F., J. A. Falk, R. E. Falk: Scand. J. Immunol. **4** (1975), 555
[78] Breard, J., E. L. Reinherz, P. C. Kung, G. Goldstein, S. F. Schlossman: J. Immunol. 124 (1980), 1943
[79] Griffin, J. D., J. Ritz, L. M. Nadler, S. F. Schlossman: J. Clin. Invest. **68** (1981), 932
[80] Greaves, M. F., G. Brown, N. T. Rapson, T. A. Lister: Clin. Immunol. Immunopathol. **4** (1975), 67
[81] Brown, G., N. Hogg, M. F. Greaves: Nature **258** (1975), 454
[82] Greaves, M. F.: in "Modern Trends in Human Leukemia III" R. Neth, R. C. Gallo, P.-H. Hofschneider, K. Mannweiler (eds.), Springer-Verlag Berlin, Heidelberg, New York (1979), 335
[83] Rodt, H., B. Netzel, E. Thiel, G. Jäger, D. Huhn, R. Haas, D. Götze, S. Thierfelder: in "Immunological Diagnosis of Leukemias and Lymphomas", S. Thierfelder, H. Rodt, E. Thiel (eds.), Springer-Verlag Berlin, Heidelberg, New York (1977), 87
[84] Lazarus, H., S. F. Schlossman: Nature **283** (1980), 583

[85] WIELS, J., M. FELLOUS, T. TURSZ: Cancer Immunol. Immunother. **10** (1980), Suppl.
[86] NADLER, L. M., P. STASHENKO, R. HARDY, S. F. SCHLOSSMAN: J. Immunol. **125** (1980), 570
[87] HOUGH, D., R. P. EADY, T. J. HAMBLIN, F. K. STEVENSON, G. T. STEVENSON: J. exp. Med. **144** (1976), 960
[88] HAMBLIN, T. J., A. K. ABDUL-AHAD, J. GORDON, F. K. STEVENSON, G. T. STEVENSON: Br. J. Cancer **42** (1980), 495
[89] VOGLER, L. B., W. M. CHRIST, D. E. BOCKMAN, E. R. PEARL, A. R. LAWTON, M. D. COOPER: New Engl. J. Med. **298** (1978), 872
[90] SELIGMANN, M., J.-C. BROUET, J. L. PREUD'HOMME: Z. Ges. inn. Med. **35** (1980), 66
[91] KAPLAN, J., R. MASTRANGELO, W. D. PETERSON jr.: Cancer Res. **34** (1974), 521
[92] JAFFE, E. S., C. R. BRAYLAN, M. M., FRANK, I. GREEN, C. W. BERARD: Blood **48** (1977), 213
[93] WHITESIDE, T. L., A. WINKELSTEIN, B. S. RABIN: Cancer **39** (1977), 1109
[94] BOUMSELL, L. A., V. BERNARD, L. LEPAGE, L. DEGOS, J. LEMERIE, J. DAUSSET: Eur. J. Immunol. **8** (1978), 900
[95] FOON, K. A., R. J. BILLING, P. I. TERASAKI: Blood **55** (1980), 16
[96] ROYSTON, I., J. A. MAJDA, S. M. BAIRD, B. L. MESERVE, J. C. GRIFFITHS: J. Immunol. **125** (1980), 725
[97] REINHERZ, E. L., S. F. SCHLOSSMAN: Cancer Res. **41** (1981), 4767
[98] DOW, L. W., L. BORELLA, L. SEN, R. J. A. AUR, S. L. GEORGE, A. M. MAUER, J. V. SIMONE: Blood **50** (1977), 671
[99] CHESSELS, J. M., R. M. HARDISTY, N. T. RAPSON, M. F. GREAVES: Lancet II (1977), 1307
[100] SALLAN, S. E., J. RITZ, J. PESANDO, R. GELBER, C. O'BRIEN, S. HITCHCOCK, F. CORAL, S. F. SCHLOSSMAN: Blood **55** (1980), 395
[101] MILLECK, J., H. THRÄNHARDT, F. ZINTL, G. PASTERNAK: Europ. J. Cancer **16** (1980), 601
[102] BORELLA, L., L. SEN, L. W. DOW, J. T. CASPER: in "Immunological Diagnosis of Leukemias and Lymphomas", S. THIERFELDER, H. RODT, E. THIEL (eds.), Springer-Verlag Berlin, Heidelberg, New York (1977), 77
[103] BORELLA, L., L. SEN, J. T. CASPER: J. Immunol. **118** (1977), 309
[104] THRÄNHARDT, H., J. MILLECK, F. ZINTL, M. SCHÖNTUBE, P. JANTSCHEFF, W. PLENERT: Arch. Geschwulstforsch. **50** (1980), 243
[105] THRÄNHARDT, H., F. ZINTL, W. PLENERT: Arch. Geschwulstforsch. **48** (1978), 289
[106] THRÄNHARDT, H., J. MILLECK, F. ZINTL, D. KOPPITZ, W. PLENERT: Folia Haematol., Leipzig **106** (1979), 311
[107] METZGAR, R. S., T. MOHANAKUMAR, D. S. MILLER: Science **178** (1972), 986
[108] MOHANAKUMAR, T., R. S. METZGAR, D. S. MILLER: J. Natl. Cancer Inst. **52** (1974), 1435
[109] BAKER, M. A., R. N. TAUB: Nature, New Biol. **241** (1973), 93
[110] BAKER, M. A., R. N. TAUB: J. imm. Methods **10** (1976), 171
[111] WHITSON, M. E., C. B. LOZZIO, B. B. LOZZIO, C. J. WUST, T. SONODA, B. AVERY: J. Natl. Cancer Inst. **56** (1976), 903
[112] MOHANAKUMAR, T., D. S. MILLER, J. ANDERSON, R. S. METZGAR: Cancer Res. **38** (1978), 716
[113] MOHANAKUMAR, T., E. C. RUSSELL, R. S. METZGAR, N. DUNN, M. PHIBBS, N. B. MCWILLIAMS, H. M. MAURER: J. Natl. Cancer Inst. **62** (1979), 1163
[114] BILLING, R., B. CLARK, P. KOEFFLER, K. A. FOON, P. I. TERASAKI: Clin. Immunol. Immunopathol. **16** (1980), 202
[115] LOZZIO, B. B., C. B. LOZZIO, S. KRAUSS, C. J. WUST, A. GIRARDI: Blood **50** (1977), 115
[116] PISCIOTTA, A. V., C. CRONKITE, S. PRYOR, B. WILSON: in "Alien Histocompatibility Antigens in Cancer", M. M. BORTIN, R. L. TRUITT (eds.), Grune & Stratton, New York (1980), 198
[117] AL-RAMMAHY, A. K., S. SHIPMAN, A. JACKSON, A. MALCOLM, J. G. LEVY: Cancer Immunol. Immunother. **9** (1980), 181
[118] TUPCHONG, L., I. C. M. MACLENNAN: Br. J. Cancer **38** (1978), 481
[119] MOHANAKUMAR, T., M. A. GIEDLIN, M. A. BAKER, D. A. K. RONCARI, R. N. TAUB: Leukemia Res. **5** (1981), 11
[120] BAKER, M. A., J. A. FALK, W. H. CARTER, R. N. TAUB and the Toronto Leukemia Study Group: New Engl. J. Med. **301** (1979), 1353

[121] MILLECK, J., G. PASTERNAK, P. JANTSCHEFF, M. SCHÖNTUBE, H. THRÄNHARDT: in "Advances in Comparative Leukemia Research 1979", D. S. YOHN et. al. (eds.) Elsevier (1980), 247

[122] MILLECK, J., P. JANTSCHEFF, H. THRÄNHARDT, M. SCHÖNTUBE, R. GÜRTLER, D. SEIFART, G. PASTERNAK: in "Modern Trends in Human Leukemia IV", R. NETH, R. C. GALLO, T. GRAF, K. MANNWEILER, K. WINKLER (eds.), Springer-Verlag Berlin, Heidelberg, New York (1981), 351

[123] SCHMIDT, P., H. H. PETER, J. R. KALDEN, H. J. AVENARIUS, H. BODENSTEIN: Klin. Wschr. **56** (1978), 953

[124] HOKLAND, P., M. HOKLAND, J. ELLEGAARD: Blood **57** (1981), 972

[125] HOLM, G., M. BJÖRKHOLM, B. BÖTTIGER, H. MELLSTEDT, D. PETTERSON, C. SIMONSSON-LINDEMALM: Clin. exp. Immunol. **42** (1980), 121

[126] PANDOLFI, F., D. M. STRONG, R. B. SLEASE, M. L. SMITH, J. R. ORTALDO, R. B. HERBERMAN: Blood **56** (1980), 653

[127] STRONG, D. M., F. PANDOLFI, R. B. SLEASE, J. E. BUDD, J. N. WOODY: J. Immunol. **126** (1981), 2205

[128] THIEL, E., K. STUNKEL, E. P. RIEBER, H. RODT, S. THIERFELDER, H. FEUCHT, C. R. MEIER, G. GOLDSTEIN, P. C. KUNG, G. SCHLIMOK: Immunobiol. **159** (1981), 141

[129] BRODER, S., R. L. EDELSON, M. A. LUTZNER, D. L. NELSON, R. P. MACDERMOTT, M. E. DURM, C. K. GOLDMAN, B. D. MEADE, T. A. WALDMANN: J. Clin. Invest. **58** (1976), 1297

[130] HAYNES, B. F., R. S. METZGAR, J. D. MINNA, P. A. BUNN: New Engl. J. Med. **304** (1981), 1319

[131] HATTORI, T., T. UCHIYAMA, T. TOIBANA, K. TAKATSUKI, H. UCHINO: Blood **58** (1981), 645

[132] BRODER, S., T. A. WALDMANN: New Engl. J. Med. **299** (1978), 1335

[133] BRODER, S., T. UCHIYAMA, L. M. MUUL, C. GOLDMAN, S. SHARROW, D. G. POPLACK, T. A. WALDMANN: New Engl. J. Med. **304** (1981), 1382

[134] GALLO, R. C., B. J. POIESZ, F. W. RUSCETTI: in "Modern Trends in Human Leukemia IV", R. NETH, R. C. GALLO, T. GRAF, K. MANNWEILER, K. WINKLER (eds.), Springer-Verlag Berlin, Heidelberg, New York (1981), 503

[135] REITZ jr., M. S., B. J. POIESZ, F. W. RUSCETTI, R. C. GALLO: "Modern Trends in Human Leukemia IV", R. NETH, R. C. GALLO, T. GRAF, K. MANNWEILER, K. WINKLER (eds.), Springer-Verlag Berlin, Heidelberg, New York (1981), 515

[136] GALLO, R. C.: Blood Cells **7** (1981), 313

[137] DORE, J. F., R. MOTTA, L. MARHOLEV, J. HRSAK, H. COLAS de la NOUE, G. SEMAN, F. de VASSAL, G. MATHE: Lancet II (1967), 1396

[138] PASTERNAK, G., B. MICHEEL, L. PASTERNAK, H.-J. BLAU, H. KRUSE: Arch. Geschwulstforsch. **35** (1970), 360

[139] MANN, D. L., B. LEVENTHAL, R. HALTERMAN: J. Natl. Cancer Inst. **54** (1975), 345

[140] GUIBOUT, C., J. F. DORE, G. MATHE: Blood Cells **3** (1977), 655

[141] GARRETT, T. J., T. TAKAHASHI, D. CLARKSON, L. J. OLD: Proc. Natl. Acad. Sci. USA **74** (1977), 4587

[142] BIAS, W. B., G. W. SANTOS, P. J. BURKE, G. M. MULLINS, R. L. HUMPHREY: Transpl. Proc. V (1973), 949

[143] SCHACTER, B., W. B. BIAS, R. L. HUMPHREY: Tissue Antigens **8** (1976), 289

[144] BERTOGLIO, J., J. F. DORE, C. GUIBOUT: Blood Cells **3** (1977), 663

[145] GALE, D. G., I. C. M. MACLENNAN: Br. J. Cancer **35** (1977), 280

[146] JAMES, S. E., C. J. DEAN, P. ALEXANDER: Br. J. Cancer **42** (1980), 385

[147] WITZ, I. P.: CURRENT Topics in Microbiol. Immunol. **61** (1973), 151

[148] COTROPIA, J. P., J. U. GUTTERMAN, E. M. HERSH, G. M. MAVLIGIT: Int. J. Cancer **20** (1977), 520

[149] JAQUEMIN, P. C., C. SAXINGER, R. C. GALLO: Nature **276** (1978), 230

[150] SUTHERLAND, J. C., M. R. MARDINEY jr.: J. Natl. Cancer Inst. **50** (1973), 633

[151] FRIEDMAN, W. H., F. M. KOURILSKY: Nature **224** (1969), 277

[152] POWLES, R. L., L. A. BALCHIN, G. HAMILTON FAIRLEY, P. ALEXANDER: Br. Med. J. **1** (1971), 486

[153] Leventhal, B. G., R. H. Halterman, E. B. Rosenberg, R. B. Herberman: Cancer Res. **32** (1972), 1820
[154] Han, T., J. Wang: Clin. exp. Immunol. **12** (1972), 171
[155] Pauli, C., F. Vanky, R. Hast, C. Lindemalm, A. M. Uden, P. Reizenstein, T. Lehtinen, A. M. Sjögren: Cancer Immunol. Immunother. **5** (1978), 1
[156] Leventhal, B. G., E. Leung, G. Johnson, D. G. Poplack: Cancer Immunol. Immunother. **2** (1977), 21
[157] Han, T., G. A. Gomez, J. Minowada: Immunol. **35** (1978), 299
[158] Han, T., J. Minowada: Immunol. **35** (1978), 333
[159] Green, S. S., K. W. Sell: Science **170** (1970), 989
[160] Knight, S. C., G. E. Moore, B. D. Clarkson: Nature, New Biol. **229** (1971), 185
[161] Opelz, G., R. P. Gale, J. D. McClelland: J. Natl. Cancer Inst. **59** (1977), 95
[162] Reinsmoen, N., J. Kersey, E. J. Yunis: Transpl. Proc. **9** (1977), Suppl. 199
[163] Leventhal, B. G., R. H. Halterman, E. B. Rosenberg, R. B. Herberman: Cancer Res. **32** (1972), 1820
[164] Herberman, R. B.: Fed. Proc. **32** (1973), 160
[165] Herberman, R. B., J. L. McCoy, P. H. Levine: Cancer Res. **34** (1974), 1222
[166] Hollinshead, A. C.: Blood Cells **2** (1976), 257
[167] Olsson, L., P. Ebbesen: J. Natl. Cancer Inst. **62** (1979), 623
[168] Pinkel, D.: in "Modern Trends in Human Leukemia III" R. Neth, R. C. Gallo, P.-H. Hofschneider, K. Mannweiler (eds.), Springer-Verlag Berlin, Heidelberg, New York (1979), 25
[169] Riehm, H., H. Gadner, K. Welte: Klin. Pädiat. **189** (1977), 89
[170] Henze, G., H.-J. Langermann, J. Ritter, G. Schellong, H. Riem: in "Modern Trends in Human Leukemia IV", R. Neth, R. C. Gallo, T. Graf, K. Mannweiler, K. Winkler (eds.), Springer-Verlag Berlin, Heidelberg, New York (1981), 87
[171] Storb, R.: in "Modern Trends in Human Leukemia IV", R. Neth, R. C. Gallo, T. Graf, K. Mannweiler, K. Winkler (eds.), Springer-Verlag Berlin, Heidelberg, New York (1981), 136
[172] Morgenstern, G. R., R. L. Powles: in "Modern Trends in Human Leukemia IV", R. Neth, R. C. Gallo, T. Graf, K. Mannweiler, K. Winkler (eds.), Springer-Verlag Berlin, Heidelberg, New York (1981), 139
[173] Rodt, H., S. Thierfelder, H.-J. Kolb, B. Netzel, R. J. Haas, K. Wilms, C. Bender-Götze: in "Modern Trends in Human Leukämia IV", R. Neth, R. C. Gallo, T. Graf, K. Mannweiler, K. Winkler (eds.), Springer-Verlag Berlin, Heidelberg, New York (1981), 124
[174] Rodt, H., B. Netzel, H. J. Kolb, R. J. Haas, K. Wilms, Ch. Bender-Götze, P. Wernet, G. Janka, H. Link, K. Wilmanns, S. Thierfelder und Münchener Arbeitsgemeinschaft für KMT: Blut **43** (1981), 113

Schlußwort

Tumoren werden zwar vom Immunsystem des Tumorträgers zur Kenntnis genommen, die meisten von ihnen werden jedoch weniger ‚fremd' empfunden als ursprünglich vermutet wurde. Häufig äußert sich die tumorspezifische Immunantwort lediglich als zellgebundene Sensibilisierung gegenüber organtypischen und onkofetalen Antigenen. Anzeichen einer echten Abwehrreaktion sind dagegen ausgesprochen rar. Tumorzytotoxische Reaktionen lassen sich unter artefiziellen Versuchsbedingungen auslösen, aber bei Tumorträgern sind kurative immunologische Effekte bisher Ausnahmen geblieben. Wie das progressive Wachstum auch stärker immunogener Tumoren zeigt, liegen die Ursachen für das Ausbleiben einer effektiven Immunantwort nicht allein bei der mangelhaften Immunogenität von Tumoren, sondern sind vielschichtiger Natur. Die Erfahrung aus zahlreichen Untersuchungen lehrt, daß Tumoren in vivo immunologisch weniger angreifbar sind, als eine vergleichbare Anzahl isolierter Tumorzellen in vitro. Dafür gibt es eine Reihe von Gründen, über deren Wertigkeit jedoch noch keine Klarheit besteht.
Die Neutralisation von Immunzellen durch tumorassoziierte Substanzen im Umfeld eines Tumors mag eine wesentliche Rolle spielen. Spezifische und unspezifische Suppressorfaktoren könnten ebenfalls zur Inaktivierung von Effektorzellen beitragen. Die Tatsache, daß auch kleineren Tumoren immunologisch nur schwer beizukommen ist, hängt vermutlich mit deren Organisiertheit und Verankerung im Gewebe zusammen. Bisher fehlt eine detailliertere Analyse eventuell angreifbarer Schwachstellen von Tumoren; u. a. diskutiert man darüber, ob nicht die Fibrinablagerungen im Tumorgebiet ein ernstzunehmendes Hindernis für tumorspezifische Killerzellen sein könnten. Es ist sicherlich lohnend, einmal zu versuchen, immunologische Abwehrreaktionen und fibrinolytische Prozesse miteinander zu verbinden. Eine Teilaufgabe wäre die Kopplung fibrinolytisch wirksamer Agentien an tumorspezifische Antikörper.
Darüber hinaus ist zu erwarten, daß neue Ergebnisse und Erkentnisse der immunologischen Grundlagenforschung zu Fortschritten in der Krebsbehandlung führen werden. Monoklonale Antikörper verbessern die Qualität diagnostischer Untersuchungen bereits spürbar. Berechtigterweise hofft man, die exzellente Spezifität von Antikörpern oder klonierten Immunzellen in nicht allzuferner Zukunft auch therapeutisch nutzen zu können. Untersuchungen über die Regulation der Immunantwort und über die Mechanismen von Abwehrreaktionen verfolgen das Ziel, Ansatzpunkte für eine wirksame Manipulation des Immunsystems aufzuzeigen. Es ist auch bereits abzusehen, daß Methoden der Gentechnologie das tumorimmunologische Repertoire beträchtlich erweitern werden. Dieser Ausblick in Zukünftiges unterstreicht die Möglichkeiten, die in der Tumorimmunologie noch stecken. Um auf das „ärztliche Bulletin" im Vorwort Bezug zu nehmen: kein Zweifel, daß der Patient T. I. kränkelt, aber nach Meinung zahlreicher behandelnder „Ärzte" hat er eine reelle Chance, gesund zu werden.

Erläuterungen zu einigen immunologischen und onkologischen Begriffen

adoptive Immunität – eine Form der Immunität, die nicht durch eine aktive Immunisierung entstanden ist, sondern durch Übertragung von Lymphozyten eines immunisierten Spenders „adoptiv" erworben wurde.

allogen – kennzeichnet den genetisch bedingten Unterschied zwischen einzelnen Individuen der gleichen Art. Träger der immunologisch erfaßbaren Differenzen sind die entsprechenden Alloantigene. Die ältere Bezeichnung ist „homolog".

antigen – kennzeichnet die Fähigkeit einer Substanz, eine ↗ *Immunantwort* induzieren zu können (↗ *immunogen*) oder meint doch wenigstens die Eigenschaft, von Antikörpern spezifisch gebunden werden zu können. Substanzen mit entsprechenden Eigenschaften werden „Antigene" genannt. Ein einzelnes Antigen ist meistens ein größeres Molekül mit bestimmten, strukturell ausgezeichneten Bezirken (Antigendeterminanten), die vom Immunsystem als fremd erkannt werden. Für niedermolekulare Substanzen, die zwar von Antikörpern spezifisch gebunden werden, selbst aber nicht imstande sind, eine Immunantwort auszulösen, gibt es den Begriff „Hapten". Durch Kopplung an ein höhermolekulares Trägermolekül wird das Hapten zu einem „Vollantigen" (Immunogen).

Antigenerkennung – eine Leistung des ↗ *Immunsystems*. Sie erfolgt über präformierte antikörperähnliche Rezeptoren, die in der Membran der Lymphozyten verankert sind. Nach dem ausgedehnten Spektrum natürlicher und künstlich erzeugter Antigendeterminanten zu urteilen, verfügen höher entwickelte Wirbeltiere über ein außerordentlich umfangreiches Repertoir an antigenerkennenden Rezeptoren. Zumindest für ↗ *B-Lymphozyten* scheint sicher, daß jede Zelle nur Rezeptoren einer Spezifität besitzt. Dieses klonale Verteilungsprinzip liegt den meisten immunologischen Theorien und Hypothesen zugrunde.
Die Rezeptoren der B-Lymphozyten entsprechen monomeren Untereinheiten von IgM-Antikörpern. Die der ↗ *T-Lymphozyten* enthalten ebenfalls einen antikörperähnlichen Anteil, sind jedoch komplizierter aufgebaut als diejenigen der B-Lymphozyten. Über ihre Struktur besteht noch keine Klarheit. T-Lymphozyten reagieren auf fremde Antigendeterminanten offenbar erst dann, wenn ihnen gleichzeitig ein Antigen des ↗ *MHC* angeboten wird. Daher sind in den Prozeß der A. weitere Zellen, z. B. Makrophagen, eingeschaltet, die den Lymphozyten das Antigen in entsprechender Form zu bereiten und – mit einem MHC-Antigen kombiniert – präsentieren.
Die Vielfalt antigenerkennender Rezeptoren hat zwar eine genetische Basis, man entdeckte jedoch daß die betreffenden Immunglobulingene erst während der Individualentwicklung ihren letztlichen „Zuschnitt" erhalten. Somit sind die Rezeptoren das Produkt ererbter und somatisch erworbener Genstrukturen. Externe Antigenstimuli spielen bei ihrer Entstehung keine Rolle.

Antikörper – von ↗ *B-Lymphozyten* nach Antigenstimulation produzierte Proteine, die das betreffende Antigen spezifisch binden. Der übergeordnete Begriff ist Immunglobulin (Ig). A. bestehen aus paarweise miteinander verknüpften Polypeptidketten höheren (H-Ketten) und niederen (L-Ketten) Molekulargewichts. Unterschiedlichen Typen von H-Ketten entsprechend, lassen sich A. einzelnen Ig-Klassen zuordnen, beim Menschen sind das die Klassen M, G, A, E und D. Innerhalb der IgG-Klasse werden 4, bei IgM- und IgA-A. jeweils 2 Subklassen unterschieden. Die L-

Ketten der A. liegen entweder als Kappa ($\varkappa$)- oder Lambda (λ)-Typ vor. Klassen, Subklassen und L-Kettentypen sind strukturell und immunologisch voneinander unterscheidbar.
Vergleicht man H- und L-Ketten mehrerer A. miteinander, fällt auf, daß jede Kette aus 2 unterschiedlichen Regionen besteht: einer Region, in der die Aminosäuresequenz von A. zu A. beträchtlich variiert (V-Region) und einer relativ konstanten Region mit geringerer Sequenzvariabilität (C-Region). Die V-Regionen enthalten „hypervariable" Bezirke, aus denen sich nach Verknüpfung der H- und L-Ketten die antigenspezifischen Bindungsstellen formieren. Die größeren Moleküle der IgM-A. besitzen 5 verfügbare Bindungsstellen, A. der anderen Ig-Klassen sind meistens bivalent. Bindungsstelle und Antigendeterminante sind komplementäre Strukturen, je besser eine Bindungsstelle der Antigendeterminante angepaßt ist, desto stärker die Bindungskraft oder „Affinität" des A.-moleküls. Die C-Region der H-Ketten enthält Bezirke, die weitere Funktionen der A. erfüllen, z. B. die ↗ *Komplementbindung* oder die unspezifische Anlagerung von A.n an Zellmembranen (↗ *zytophile A.*).

antikörperabhängige zelluläre Zytotoxizität — engl. Abk. ADCC, eine Variante der zellulären Zytotoxizität, bei der ↗ *Targetzellen* in Gegenwart targetzellspezifischer Antikörper durch Leukozyten zerstört werden. Die Spezifität der Reaktion kommt durch die Mitwirkung der Antikörper zustande. Die Effektorzellen selbst reagieren unspezifisch, sie binden sich über ihre Fc-Rezeptoren an die mit Antikörpern beladenen Targetzellen und zerstören diese innerhalb weniger Stunden.

Autoimmunkrankheiten — durch Immunreaktion gegen körpereigne Gewebsstrukturen bedingte Erkrankungen. Allerdings ist bei einigen der als A. deklarierten Syndrome nicht klar, ob die nachgewiesenen Autoantikörper bzw. autoreaktiven T-Lymphozyten Ursache oder Resultat der Erkrankung sind.

autolog — bezeichnet die genetische Übereinstimmung bei unterschiedlichen Organen, Geweben oder Zellen eines Individuums

beige Mäuse — Mausmutante; der zugrunde liegende vererbbare Gendefekt führt zu Granulationsanomalien und Funktionsverlust bei neutrophilen Granulozyten, Melanozyten und anderen Zelltypen, entspricht dem ↗ *Chediak-Higashi-Syndrom* des Menschen

B-Lymphozyten — diejenigen Lymphozyten, die ↗ *Antikörper* produzieren bzw. zur Antikörperproduktion vorgesehen sind. Ihr wichtigstes äußerliches Merkmal ist membranständiges oder intrazytoplasmatisches Immunglobulin. Im Gegensatz zu den ↗ *T-Lymphozyten* verläuft ihre Entwicklung thymusunabhängig. Sie entwickeln sich aus Stammzellen zunächst in der fetalen Leber, später im Knochenmark. Vögel besitzen mit der Bursa fabricii, einem lymphoepithelialen Organ in der Kloakenregion, ein spezielles Entwicklungszentrum für B-Lymphozyten. Die Bezeichnung „B"-Lymphozyt ist eine Kurzfassung von „bone marrow-derived lymphocyte" bzw. „Bursa-derived lymphocyte".

Burkitt-Lymphom — Vom britischen Arzt D. Burkitt beschriebenes malignes Lymphom, vorwiegend bei Kindern und Jugendlichen in Äquatorialafrika und Neuguinea (afrikanischer Typ des B.). Sehr viel seltener in anderen Teilen der Welt. Der afrikanische Typ des B. ist meistens mit Epstein-Barr-Viren assoziiert. Man vermutet, daß diese Viren und die Malaria Faktoren sind, die an der Entstehung des afrikan. B. mitwirken.

capping — engl., beschreibt das Phänomen, daß zunächst homogen über die gesamte Zelloberfläche verteilte Immunkomplexe zu einem größeren Aggregat zusammenfließen und eine „Kappe" bilden, die letztlich durch Endozytose ins Zellinnere aufgenommen oder nach außen abgestoßen wird. Das c. ist ein aktiver Prozeß, der vom Zytoskelett ausgelöst wird. Es kann zu einem zeitweiligen Verschwinden beteiligter Membranantigene auf der Zelloberfläche führen („antigene Modulation").

Chediak-Higashi-Syndrom — Von dem Kubaner CHEDIAK und dem Japaner HIGASHI beschriebene seltene, familiär auftretende Granulationsanomalie neutrophiler Granulozyten und einiger anderer Zelltypen. Histologisch auffällig sind riesige Granula, die als Mißbildungen lysosomaler Granula gedeutet werden und offensichtlich zum Funktionsverlust der betroffenen Zellen führen. Klinische Symptome sind rezidivierende z. T. schwere pyogene Infektionen, Pigmentstörungen und Blutungsanomalien, häufig entwickelt sich eine lymphoproliferative Erkrankung.

Chorionkarzinom — maligner Tumor, meistens schwangerschaftsbedingt und in diesem Fall von Epithelzellen des ↗ *Trophoblasten* bzw. von der Plazenta ausgehend. Trotz seines ↗ *allogenen* Charakters rasch metastasierend. Kommt in Europa selten aber in Südostasien häufiger vor.

endogenes Virus — an die physiologischen Verhältnisse der Wirtszellen weitgehend angepaßtes Virus, dessen Genom auch in den Keimzellen des Wirtes vorhanden ist und daher auf die Nachkommen vererbt wird. Die Bezeichnung „endogen" betont den Gegensatz zu den als „exogen" klassifizierten infektiösen Viren, die, durch körperlichen Kontakt oder aerogen nur horizontal übertragen werden.

Endotoxin — In den Zellwänden gramnegativer Bakterien enthaltener und extrahierbarer Lipopolysaccharid-Protein-Komplex. Die Polysaccharidkomponente ist Träger der serologisch erfaßbaren, hitzestabilen Antigendeterminanten z. B. der der Enterobacteriaceae, die Lipoidkomponente hat toxische Eigenschaften. Gereinigtes Lipopolysaccharid wirkt fiebererzeugend, stimuliert Makrophagen zu zytotoxischen Aktivitäten und regt Lymphozyten, in erster Linie B-Lymphozyten, zur Blastenbildung an.

enhancement — engl., immunologisch begünstigtes Überleben oder Wachstum eines ↗ *allogenen* Transplantats. Bei dem Transplantat kann es sich um normales oder um Tumorgewebe handeln. Ursache des e. sind ↗ *Antikörper*, die die Lymphozyten des Transplantatempfängers daran hindern, das fremde Gewebe zu erkennen und/oder zu zerstören.

Epstein-Barr-Virus — Von dem britischen Wissenschaftler M. A. Epstein und seiner Mitarbeiterin Y. M. Barr 1964 in Zellen des ↗ *Burkitt-Lymphoms* entdecktes und aus entsprechenden Zellkulturen isoliertes DNS-Virus. Gehört zur Gruppe der Herpesviren und gilt als auslösendes Agens der ↗ *infektiösen Mononukleose.*

GVH-Reaktion — übersetzt: Reaktion des Transplantats gegen den Wirt, Krankheitsbild, das sich nach Transfusion immunkompetenter Lymphozyten in einem histoinkompatiblen, immunologisch geschwächten Wirtsorganismus entwickelt, z. B. nach einer allogenen Knochenmarktransplantation. Die mit dem Spendermark übertragenen ↗ *T-Lymphozyten* erkennen die fremden ↗ *Histokompatibilitätsantigene* und greifen das sie umgebende Gewebe an. Das ↗ *Immunsystem* des Empfängers ist seinerseits, infolge Bestrahlung und Chemotherapie, nicht in der Lage die fremden Zellen zu eliminieren. Die klinischen Symptome können, in Abhängigkeit vom genetischen Unterschied zwischen Spender und Empfänger und von der Dosis der übertragenen Lymphozyten, erheblich variieren. In schweren Fällen kann die Erkrankung tödlich verlaufen.

Histokompatibilitätsantigene, HLA-Antigene — H. sind Zelloberflächenantigene, die nach einer Gewebsverpflanzung vom ↗ *Immunsystem* des Empfängers als fremd erkannt werden und eine Reaktion auslösen, die zur Abstoßung des Transplantats führt. Sie werden daher auch Transplantationsantigene genannt. Die stärksten H., z. B. beim Menschen die HLA-Antigene und bei der Maus die H-2-Antigene, werden von Genen des ↗ MHC kodiert. Zum HLA-Komplex gehören 4 serologisch oder mit Tests der zellulären Immunität unterscheidbare Antigentypen, die den Genorten entsprechend als HLA-A, B, C und D/DR-Antigene bezeichnet werden. Es sind Glykoproteine, deren Antigendeterminanten ausschließlich im Proteinanteil zu liegen scheinen. Antigene des Typs HLA-A, B, C unterscheiden sich strukturell und bezüglich ihrer Gewebsverteilung von Antigenen des Typs D/DR. Während erstere auf nahezu allen kernhaltigen Zellen vorkommen, sind letztere nur auf bestimmten Zelltypen zu finden, insbesondere auf mononukleären Phagozyten, B-Lymphozyten, Endothelzellen und einigen anderen Zelltypen.
Über die physiologische Bedeutung der H. wird seit langem spekuliert. Ihr ausgeprägter antigener Polymorphismus könnte bereits bei einfachen Vielzellern die Grundlage primitiver Erkennungsmechanismen sein. Ihre Rolle, die sie als Transplantationsantigene bei den hochentwickelten Wirbeltieren spielen, dürfte jedoch wegen des artefiziellen Charakters der Gewebsverpflanzungen kaum ihrer „natürlichen Bestimmung" entsprechen. Konkrete Hinweise auf den physiologischen Stellenwert der H. lieferten — völlig unerwartet — Experimente, in denen die Leistungsfähigkeit von ↗ *T-Lymphozyten* in ↗ *syngenen* und ↗ *allogenen* Systemen miteinander verglichen wurde. Hierbei zeigte sich, daß T-Lymphozyten in allogenen Systemen bestimmten funktionellen Ein-

schränkungen unterliegen, die sämtlich von H. diktiert werden. Aus diesen „MHC-Restriktionen", die die ↗ *Antigenerkennung*, die zytotoxische Aktivität von T-Killerzellen und die Kooperation von T-Helferzellen und ↗ *B-Lymphozyten* betreffen, läßt sich indirekt der Schluß ziehen, daß T-Lymphozyten nur dann einen Antigenreiz verarbeiten, wenn die in Frage stehenden Antigendeterminanten in Kombination mit H. angeboten werden. Warum das so sein muß und wie T-Lymphozyten diese komplexe Erkennung bewerkstelligen, sind bislang ungeklärte Fragen.

Idiotyp — in der Immunologie versteht man darunter eine spezielle Antigendeterminante des Antikörpermoleküls bzw. des antigenerkennenden Rezeptors. Der I. ist im hypervariablen Bezirk des Antikörpermoleküls lokalisiert und repräsentiert häufig, aber nicht immer, die antigenbindende Gruppe selbst. Idiotypen und gegen sie gerichtete anti-idiotypische Antikörper bzw. T-Lymphozyten sind offenbar wichtige Regulatoren der ↗ *Immunantwort.*
Andere Antigendeterminanten des Antikörpermoleküls liegen in der sogenannten konstanten Region und charakterisieren entweder die Immunglobulinklasse (Isotyp) oder den individuellen Typ des Trägers (Allotyp).

Immunantwort — Reaktion des ↗ *Immunsystems* auf einen antigenen Reiz. Sie ist weitgehend spezifisch und kann im Wiederholungsfall rascher erfolgen und verstärkt ablaufen (↗ *immunologisches Gedächtnis*). Die Hauptakteure sind ↗ *T- und* ↗ *B-Lymphozyten,* die jedoch in engen Wechselbeziehungen zu anderen, auch nichtlymphoiden Zellen stehen.
In der Anfangsphase der I. teilen sich diejenigen Lymphozyten, die das Antigen erkannt haben und bilden eine Population antigensensibilisierter T- und B-Lymphozyten. Die B-Lymphozyten entwickeln sich zu antikörperproduzierenden Plasmazellen. Die Aktivität der T-Lymphozyten ist zellgebunden und wird erst bei erneutem Kontakt mit dem betreffenden Antigen deutlich erkennbar, z. B. bei Hauttests als Reaktion der ↗ *verzögerten Überempfindlichkeit* oder in vitro durch Freisetzung von ↗ *Lymphokinen,* neuerlichen Zellteilungen (Blasttransformation) oder Entstehung von antigenspezifischen T-Killerzellen
Im Regelfall wird die I. gut ausbalanciert. Großen Anteil daran haben u. a. spezielle T-Helfer- und T-Suppressorzellen. Auch bei gleichem Antigen und gleichem Applikationsmodus kann die I. zweier Individuen der gleichen Art beträchtlich variieren. Die Ursachen sind z. T. genetischer Natur. Tierexperimentelle Untersuchungen zeigen, daß die Stärke der I., gemeint ist z. B. der Antikörpertiter im Serum, durch Gene des ↗ MHC maßgeblich beeinflußt wird. Da es offenbar dieselben Gene sind, die auch bei der ↗ *Antigenerkennung* bzw. der Wechselwirkung zwischen Lymphozyten und antigenpräsentierenden Zellen eine dominierende Rolle spielen, vermutet man, daß die bessere oder schlechtere Eignung der MHC-kodierten Histokompatibilitätsantigene für die Präsentation eines Antigens darüber mitentscheidet, ob die I. gegen dieses Antigen stärker oder schwächer ausfällt.
Die I. ist darauf gerichtet, den antigenen Reiz zu neutralisieren und das Antigen zu beseitigen. Lösliche Toxine z. B. können durch Antikörper spezifisch gebunden und als Immunkomplex eliminiert werden. Um jedoch mit einer Vielzahl pathogener Mikroorganismen oder mit körpereigenen virustransformierten Zellen fertig zu werden, bedarf es einer Abwehr, die sich sowohl auf die Wirkung von Antikörpern und T-Lymphozyten als auch auf die Effizienz der phylogenetisch älteren, unspezifischen Resistenzfaktoren stützt. Üblicherweise wird dabei zwischen humoralen und zellulären Mechanismen unterschieden. Hervorgehoben seien der zytotoxische Effekt von Antikörper und ↗ *Komplement,* eine durch Antikörper und Komplementfaktoren gesteigerte Phagozytose, der zytotoxische Effekt antigenspezifischer T-Killerzellen und die ↗ *antikörperabhängige zelluläre Zytotoxizität.*

immunogen — bezeichnet die Fähigkeit einer Substanz, eine ↗ *Immunantwort* induzieren zu können.

immunologisches Gedächtnis — resultiert aus der Anwesenheit antigensensibilisierter langlebiger Lymphozyten („Gedächtniszellen"), die auf Grund eines zurückliegenden Antigenkontakts entstanden sind und sich bei erneuter Berührung mit dem betreffenden Antigen „erinnern", d. h. eine meßbare ↗ *Immunantwort* rascher zustande bringen als Lymphozyten eines noch nicht sensibilisierten Individuums.

Immunsystem — bei Wirbeltieren die Gesamtheit der Zellen und Organe, die an der ↗ *Antigenerkennung* und ↗ *Immunantwort* beteiligt sind. Im engeren Sinn das lymphatische System. Charakteristische Merkmale sind Antigenspezifität und ↗ *immunologisches Gedächtnis*. Beides ist an die Existenz immunkompetenter Lymphozyten gebunden. Man unterscheidet zwischen thymusabhängigen ↗ *T-Lymphozyten* und thymusunabhängigen ↗ *B-Lymphozyten*. Erstere absolvieren eine Etappe ihrer Entwicklung im ↗ *Thymus* und zeichnen für die sogenannte zellvermittelte Immunität verantwortlich, letztere sind für die Antikörperproduktion zuständig. Unter den T-Lymphozyten kommt es zu weiteren Subspezialisierungen z. B. zu T-Helfer- und T-Suppressorzellen, die die Immunantwort regulieren oder zu T-Killerzellen, die einen zytotoxischen Effekt verursachen. Das Gros der reifen Lymphozyten siedelt in den in der Peripherie gelegenen lymphatischen Organen, wie z. B. Lymphknoten, Tonsillen und Milz. Dort vor allem werden durch Vermittlung weiterer Zellen antigene Reize wahrgenommen und verarbeitet.
Das I. unterscheidet nicht nur zwischen „eigen" und „fremd" — dazu sind wahrscheinlich auch phylogenetisch ältere Zellsysteme, z. B. Phagozyten, in der Lage — sondern ermöglicht darüber hinaus eine Differenzierung unterschiedlicher körperfremder und unterschiedlicher körpereigener Strukturen. Mit Hilfe seiner T-Lymphozyten- und antikörperabhängigen Effektormechanismen und gestützt auf die älteren, bereits bewährten Mechanismen der unspezifischen Abwehr ist das I. damit imstande, Schutz und Integrität der höher entwickelten Lebewesen zu gewährleisten.

infektiöse Mononukleose — meistens gutartig verlaufende lymphoproliferative Erkrankung, die sich bei Kindern und Jugendlichen nach dem Erstkontakt mit ↗ *Epstein-Barr-Virus* entwickeln kann. Die ältere Bezeichnung ist Pfeiffer'sches Drüsenfieber.

Interferon — von Leukozyten oder Fibroblasten produzierter Faktor, der Zellen vor einer Virusinfektion schützt, 1957 von A. ISAAKS und J. LINDENMANN in England entdeckt. Man unterscheidet heute eine Reihe unterschiedlicher Interferone: mehrere, von Leukozyten und Fibroblasten gebildete Alpha- und Beta-Interferone sowie das von immunkompetenten Lymphozyten stammende Gamma-I. Induktoren der Interferone sind nicht nur Viren, sondern auch andere Mikroorganismen, Mitogene, Polynukleotide sowie synthetische Substanzen und im Fall des Gamma-I. auch Antigene, die von den Lymphozyten spezifisch gebunden werden. Interferone wirken nicht unmittelbar, sondern lösen in den Zellen die Bildung eines Proteins aus, das die Virusvermehrung hemmt. Weiterhin ist bekannt, daß sie die Proliferation von Krebszellen hemmen können und bestimmte Phasen der Immunantwort beeinflussen.

Inzuchtlinie — eine durch kontinuierliche Bruder-Schwester-Kreuzung über mindestens 15—20 Generationen entstandene Population von Mäusen, Ratten, Hamstern u. a. Versuchstieren. Die Mitglieder einer I. sind untereinander histokompatibel.

Komplement — Komplex von 11 im Serum enthaltenen Proteinen, der sowohl für die unspezifische Abwehr als auch für immunologische Prozesse große Bedeutung hat. Als Folge von Antigen-Antikörper-Reaktionen aber auch durch Stimuli nichtimmunologischer Art kann das K. aktiviert werden. Darunter versteht man einen Prozeß, in dem sich die einzelnen K-Komponenten in einer streng geordneten Abfolge nacheinander enzymatisch aktivieren und eine Reihe unterschiedlichster Effekte hervorrufen, z. B. die Anlagerung von K.-Komponenten an Immunkomplexe, die Lyse von Zellen und die Freisetzung chemotaktisch und anaphylaktisch wirksamer Faktoren.

Lymphokine — von Lymphozyten nach Kontakt mit Antigenen oder Mitogenen produzierte Substanzen, die die Aktivität anderer Leukozyten beeinflussen. Derartige Mediatoren wirken antigenunspezifisch. Der übergeordnete Begriff ist „Interleukine" (IL), er steht für analog wirkende Substanzen sämtlicher Leukozyten. Beispiele sind der von Lymphozyten gebildete Makrophagenmigrations-Hemmfaktor „MIF", das von Makrophagen produzierte IL-1, das Lymphozyten aktiviert, oder das von T-Lymphozyten erzeugte IL-2, das die Proliferation von T-Lymphoblasten unterhält.

MHC — engl. Abk. für Haupthistokompatibilitätskomplex. Genkomplex, der die stärksten ↗ *Histokompatibilitätsantigene* determiniert, beim Menschen ist es der auf dem Chromosom 6 liegende HLA-Komplex mit den Genorten A, B, C und D/DR. MHC-Gene werden kodominant, meist en bloc als „Haplotyp“ — darunter versteht man den von der Mutter bzw. den vom Vater ererbten Gensatz — an die Nachkommen weitergegeben. Genetische Rekombinationen im MHC-Bereich, die zu veränderten Haplotypen führen, sind relativ selten, ihre Häufigkeit ist, im Fall des HLA geringer als 1%. Der MHC hat unter allen bekannten genetischen Systemen den höchsten Grad an Komplexizität. Die Folge ist ein ausgeprägter antigener Polymorphismus, der u. a. dazu führt, daß es kaum 2 nichtmiteinander verwandte Individuen gibt, die völlig histokompatibel wären.

monoklonale Antikörper — von einem einzelnen Zellklon produzierte und daher funktionell und strukturell homogene Population von ↗ *Antikörpern.*

Prostaglandine — Parmakologisch wirksame Substanzen, die offenbar von sämtlichen Zelltypen gebildet werden können und z. B. bei Entzündungsreaktionen freigesetzt werden. Sie entstehen aus der Arachidonsäure, einer mehrfach ungesättigten Fettsäure. Den Namen verdanken sie ihrer Entdeckung im Prostatasekret. Man kennt eine ganze Reihe dieser Zellhormone, die sich im Wirkungsspektrum z. T. erheblich voneinander unterscheiden. Sie haben u. a. Einfluß auf die glatte Muskulatur, den Blutdruck, die Aggregation von Thrombozyten und auf Immunreaktionen.

recall-Antigene — Bezeichnung für mikrobielle Antigene, die — bei zurückliegenden Infekten — bereits zu einer antigenspezifischen Sensibilisierung des Organismus geführt haben und deshalb geeignet sind, das ↗ *immunologische Gedächtnis* bzw. die T-Zell-Immunität zu prüfen. Sie lösen nach intradermaler Injektion eine Reaktion vom Typ der ↗ *verzögerten Überempfindlichkeit* aus. Zu Testzwecken benutzt man eine ganze „Batterie“ derartiger Antigene, wie „PPD“, das ist ein gereinigtes Protein aus Tuberkelbakterien, Mumpsvirusimpfstoff, Candidaantigene und Tetanustoxoid.

syngen — bezeichnet die genetische Übereinstimmung bei eineiigen Zwillingen oder bei ↗ *Inzuchtlinien* von Versuchtstieren, die ältere Bezeichnung ist isogen

Targetzellen — übersetzt: Zielzellen, diejenigen Zellen, die durch die immunologische Reaktion zerstört werden

Teratokarzinome — maligne Tumoren, die sich aus embryonalen Zellen, meist in den Keimdrüsen entwickeln. In bestimmten Mausstämmen lassen sich derartige Tumoren durch Transplantation embryonalen Gewebes auch experimentell erzeugen. Die embryonalen Karzinomzellen besitzen Eigenschaften von Stammzellen und können sich, unter geeigneten Umständen, noch zu unterschiedlichen Zelltypen entwickeln.

Thymus — lymphoepitheliales Organ der Wirbeltiere, das für die Entwicklung immunkompetenter ↗ *T-Lymphozyten* und damit für die zelluläre Immunität von ausschlaggebender Bedeutung ist. Der Thymus entwickelt sich aus einer epithelialen Organanlage, die im Verlauf der Ontogenese von lymphoiden Stammzellen besiedelt wird. Die eingewanderten Zellen vermehren sich und reifen zu immunkompetenten T-Lymphozyten heran. Ihre Prägung erfolgt offensichtlich unter dem Einfluß hormonähnlicher Substanzen, die vom Thymusepithel produziert werden. Ein Teil der gereiften T-Lymphozyten gelangt über den Lymphweg in die Blutzirkulation und besiedelt die peripheren lymphatischen Organe. Der Thymus erreicht seine maximale Größe in der Pubertät, später atrophiert er, bleibt aber funktionell intakt. Morphologisch unterscheidet man im Thymus Rinden- und Markzone. Während in der Rinde unreife Zellen vorherrschen, enthält das Mark überwiegend reife T-Lymphozyten.

thymuslose Nacktmäuse — Mausmutante mit einem vererbbaren Gendefekt, der sowohl Thymuslosigkeit als auch Haarlosigkeit bedingt. Da sich wegen des fehlenden Thymus keine immunkompetenten T-Lymphozyten entwickeln, werden fremde Haut- oder Tumortransplantate von diesen Tieren akzeptiert.

T-Lymphozyten — Abk. für thymusabhängige oder Thymus-geprägte Lymphozyten. Immunkompetente T-L. entwickeln sich unter dem Einfluß des ↗ *Thymus* aus unreifen Vorläuferzellen. Sie siedeln, zusammen mit ↗ *B-Lymphozyten,* in den peripheren lymphatischen Organen. Als rezirkulierende Lymphozyten kommen sie auch in den Lymph- und Blutbahnen vor. T-L. sind Träger der zellulären Immunität. Funktionell lassen sich Helfer-, Suppressor- und Killerzellen unterscheiden. Helferzellen fördern die ↗ *Immunantwort*, Suppressorzellen hemmen sie, offenbar durch Inaktivierung der Helferzellen.

Trophoblast – derjenige Teil des Embryos, der den Keimling vor dem direkten Kontakt mit dem mütterlichen Organismus abschirmt und seine Ernährung sicherstellt. T. und angrenzendes mütterliches Gewebe entwickeln sich zur Plazenta.

verzögerte Überempfindlichkeit – immunologische Reaktion, die im Gegensatz zur allergischen Sofortreaktion erst nach 24 bis 48 Stunden ihr Maximum erreicht und lokal begrenzt bleibt. Sie wird z. B. durch intradermale Injektion von ↗ *recall-Antigenen* provoziert. Die Tuberkulinreaktion gilt als klassisches Beispiel. Voraussetzung für eine Immunantwort dieses Typs sind antigenspezifische T-Lymphozyten, die bei dem erneuten Antigenkontakt ↗ *Lymphokine* freisetzen und damit eine entzündliche Reaktion einleiten.

xenogen – kennzeichnet die genetisch bedingte Ungleichheit unterschiedlicher Arten. Die ältere Bezeichnung ist „heterolog".

XLP – durch einen Defekt am X-Chromosom entstandenes lymphoproliferatives Syndrom. Seltenes, familiär auftretendes Syndrom, an dem nur die männlichen Familienmitglieder erkranken. Die Patienten gehen entweder an einer fatal verlaufenden ↗ *infektiösen Mononukleose* zugrunde oder leiden unter einem chronischen Krankheitsverlauf, in dessen Gefolge sich häufig maligne Lymphome entwickeln. Ursache der Erkrankung ist eine genetisch bedingte Abwehrschwäche, die die Betroffenen insbesondere gegen das ↗ *Epstein-Barr-Virus* wehrlos macht.

zytophile Antikörper – Antikörper, die nicht antigenspezifisch mit Zellen reagieren, sondern sich mit Hilfe ihres „Fc-Teils" an Zellmembranen anlagern und dadurch zellgebundene Antigen-Antikörper-Reaktionen auslösen können. Ein bekanntes Beispiel ist die Anlagerung von IgE-Antikörpern an Mastzellen und basophile Granulozyten, die bei entsprechender Antigenexposition zur allergischen Sofortreaktion führt.

Sachverzeichnis

FSC
www.fsc.org
MIX
Papier | Fördert
gute Waldnutzung
FSC® C083411

Zeitfracht Medien GmbH
Ferdinand-Jühlke-Straße 7
99095 Erfurt, Deutschland
produktsicherheit@kolibri360.de